- 비법을 알려드립니다 -

교과서에서는 가르쳐 주지 않는

소화기 내시경 Tips

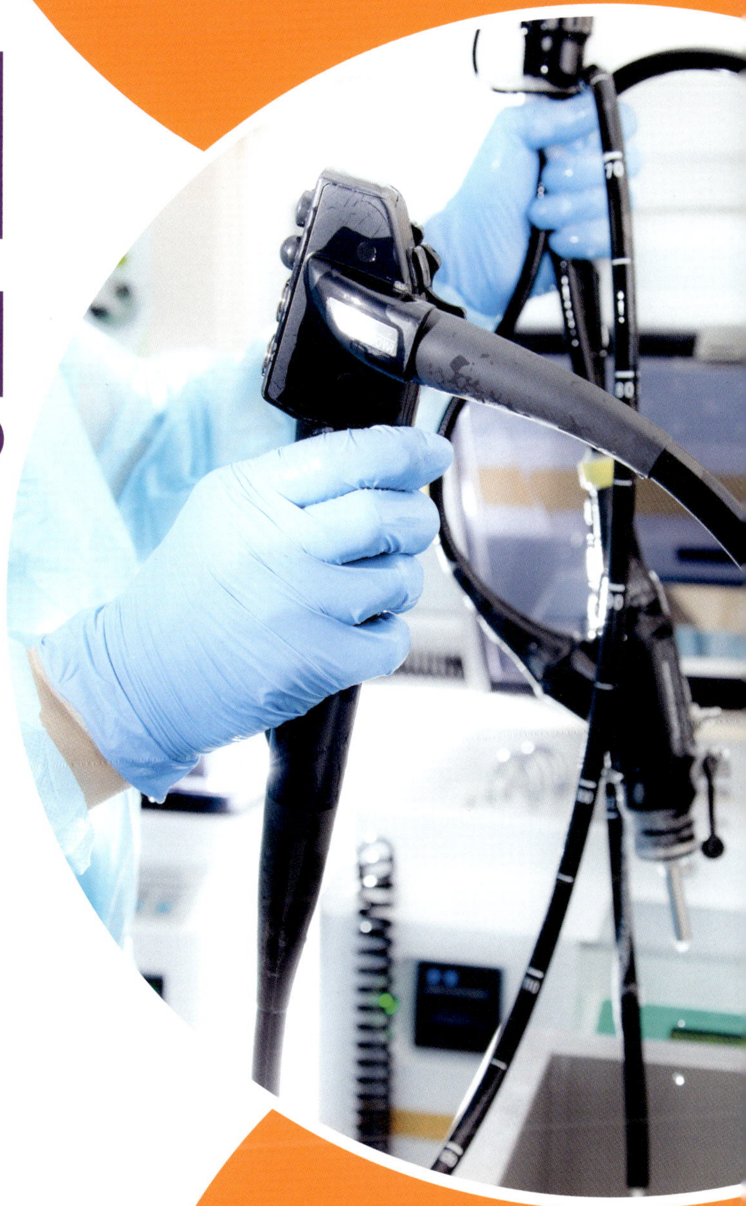

My Secrets of Endoscopy

저 : Satoshi Ono

역 : 은종렬

MEDIAN
메디안북

Authorized translation from the japanese language edition, entitled
教科書では 教えてくれない！ 私の 消化器内視鏡 Tips とっておきの“コツ”を 伝授します
ISBN 978–4–260–03642–9
編 集：小野 敏嗣

교과서에서는 가르쳐 주지 않는

나의 소화기내시경 Tips

My Secrets of Endoscopy

2023년 7월 14일 1판 1쇄 인쇄
2023년 7월 24일 1판 1쇄 발행

저 자 | Satoshi Ono
역 자 | 은종렬
발 행 인 | 김용덕
발 행 처 | 메디안 북
편 집 | 최수정
등 록 | 제 2010–000051호
주 소 | 서울특별시 마포구 마포대로 63–8, 818호(도화동 삼창프라자 빌딩)
전 화 | 02–732–4981
팩 스 | 02–711–4981
홈페이지 | www.mcbooks.co.kr

ISBN | 979–11–90450–90–4 93510
가 격 | 45,000원

머리말

"젊은 내시경 의사가 읽고 싶어질 만한 기획은 없을까?"

의학 서원의 의학잡지 편집실에 근무하는 옛 친구 O군으로부터 상담을 받은 것은 2015년 여름이다. 이미 많은 세련된 잡지와 교과서가 있어 젊은이의 흥미를 일으킬 만한 기획이 어려울 것 같았지만, 유명 중진 선생님들이 확고한 에비던스에 기반하여 정리한 교과서와는 다른 스타일로 편하게 읽을 수 있는 기획은 할 수 없을까 생각하였다. 전자 서적 전성 시대에 인터넷을 중심으로 한 웹서비스를 시작하였다. 우선 모 백과사전 사이트를 흉내 내어「Gastropedia」로 명명한 것은 좋았으나 핵심 콘텐츠가 떠오르지 않았다. O군과 의논을 거듭하던 중에 지난해 종료한 오후의 장수 프로그램이 떠올랐다. 매회 등장하는 게스트가 다음 회의 게스트에게 직접 전화하여 출연을 의뢰하여 반강제로「좋아」라는 답을 얻어 다음 회로 이어지도록 하는 토크 프로그램이다. 결국 그 프로그램의 토크 폼은 그대로 가지고 오고, 일상 임상에 괜찮은 요령을 소개해 보면 어떨까 생각하게 되었다.

이렇게 시작한 젊은 내시경의에 의한 릴레이 기획「교과서에서는 가르쳐 주지 않는 나의 내시경 Tips」는 많은 선생님들의 후원에 힘입어 계속할 수 있었고 이번에 무사히 책으로 출간하게 되었다.

전국 방방곡곡 총 89기관의 선생님들로부터 받은 옥고는 gastropedia 미공개 원고를 포함하여 140개에 달하고 그 모두 당장 내일부터 진료에 적용할 수 있는 것들이다. 물론 대부분은 에비던스를 가지고 있지는 않지만 이제부터 검증될지도 모르는 것들, 검증은 어려울지도 모르지만, 모두가 직감적으로 유효하다고 느끼는 것들 등, 말하자면「avidence의 씨앗」이라고도 할 수 있는 것들이다. 매일 바쁜 내시경 임상에서 태어난 씨앗들 가운데 3년 후, 5년 후에는 빛을 발하여「avidence의 꽃」을 피우게 될 것을 포함하고 있을지도 모른다. 그리고 그 꽃을 키우는 것은 이 책을 읽는 젊은 선생님들일지 모른다. 이 책을 완성하도록 본 기획에 협조하여 주신 전국의 선생님들께 다시 한 번 감사드린다.

2018년 8월
Satoshi Ono

역자 서문

저는 간을 전문으로 진료하고 있으나 일반적인 소화기질환도 같이 진료하고 있습니다. 종병에 근무하므로 루틴 내시경검사와 치료 내시경도 같이 하고 있습니다. 제가 하고 있는 내시경 행태를 돌아보고자 내시경 서적을 검색하던 중 '교과서에서는 가르쳐 주지 않는 나의 소화기 내시경 Tips'라는 책을 발견하고 읽게 되었습니다. 처음에는 가벼운 마음으로 읽으려고 하였는데 기초적 술기부터 고급까지 인상적인 내용들이 많아 내시경을 처음 시작하는 초심자 뿐만 아니라 중급 이상의 전문가를 지향하는 내시경의에게도 도움이 될 것으로 생각하여 번역 출간하게 되었습니다. 일본 내시경 고수들의 원포인트 레슨들이 함축되어 있습니다. 부디 여러분의 내시경 술기 향상에 도움이 되었으면 좋겠습니다.

2023년 6월
은 종 렬
명지병원 소화기내과 교수

목차 Contents

머리말 iii

역자 서문 iv

관찰의 **Tips** Observation Tips

No. 1	우아한 내시경을 위한 오른손 사용법?	002
No. 2	'지난번보다 편했다'라고 듣는 상부 소화관내시경 검사란?	003
No. 3	환자를 괴롭지 않게「く」자세로 보다 편하게 목넘기기	004
No. 4	진정 스코어로 쾌적하고 안심하는 내시경을 하고 있는가?	005
No. 5	"검사한 거예요?"라고 듣는 내시경 진정법	006
No. 6	상부 내시경에서 트림을 억제하는 셀릭수기(Sellick's maneuver)	007
No. 7	스콥이 빠질 때는 배와 왼손목을 사용!	008
No. 8	「미끌미끌」한 스콥을 잡고 있지는 않은가?	009
No. 9	좌우앵글을 능숙히 사용하는가?	010
No. 10	능숙한 후드 사용법	011
No. 11	"병변이 보이지 않네…"이어도 조금만 생각하면 해결!	012
No. 12	Cleash®를 아는가? 렌즈오염과 물방울 부착이 극적으로 개선!	013
No. 13	확대 내시경 검사시 의외의 맹점; 자신이 ESD 술자라는 기분으로!	014
No. 14	확대 관찰이 어려운가? 스콥 고정법의 괜찮은 요령	015
No. 15	NBI 확대 관찰시 큰 리그볼 양성 깁스?	016
No. 16	확대 관찰 요령; 사소한 더러움에「송수버튼」?	017
No. 17	인두암과 경부식도암을 놓치지 않기 위하여	018
No. 18	식도세정의 포인트 "오른쪽으로! 넣고 되돌린다!"	019
No. 19	목 위화감(이물감)은 역류성 식도염?	020
No. 20	식도와 두경부암 위험은 요오드 색소내시경으로 평가를!	021
No. 21	「염색 얼룩」이 적은 식도 루골살포법	022
No. 22	체위 변환으로 대만을 관찰한다!	023
No. 23	위 관찰은 위축성 위염의 진단부터	024
No. 24	위암 경계진단과 확인이 망설여지면 L-menthol 제제와 페퍼민트 오일을 위암 자체에 뿌려볼 것!	025

No. 25 스크리닝과 응급내시경은 관찰법이 다르다; 응급내시경 검사법 026
No. 26 황색조 위암을 찾아라! 027
No. 27 의외로 잊고 있는 백색광 관찰의 포인트 028
No. 28 백색광 관찰에서 중요한 것 029
No. 29 통상관찰, 놓치지 않고 관찰할 수 있는가? 파트 1 030
No. 30 통상관찰, 놓치지 않고 관찰할 수 있는가? 파트 2 031
No. 31 인디고칼민은 없어지지 않는다. 확대 내시경? 그 전에! 032
No. 32 내시경 관찰은 기본이 중요 얕보지 마라 인디고칼민 033
No. 33 주사기 하나로 위장 전체에 인디고를 살포하는 방법 034
No. 34 인디고칼민 전에 초산을 살포해 보자 035
No. 35 위암 범위 진단에 초산 + 인디고칼민 살포 관찰을 시행하는 경우에는… 036
No. 36 오늘 EUS 화질이 나쁘네~ (T_T) 그럴 때는 이것을 체크!! 037
No. 37 LCI로 보이지 않던 것이 보일 수 있다! 038
No. 38 연성내시경은 낚싯대와 마찬가지 039
; 위 확대 내시경 관찰, best position으로의 approach 비법
No. 39 위 확대 내시경 요령 040
No. 40 위 확대 관찰에서 침수법은 주사기 2개를 권장!! 041
No. 41 NBI 병용 확대 내시경 관찰(침수법)의 full zoom 요령 042
No. 42 확대 관찰 곤란 증례의 full zoom 요령(충만법) 043
No. 43 구멍(pit)과 홈(groove)의 기묘한 관계; 확대 내시경 이미지 044
No. 44 십이지장 표면형 종양을 발견했다면 045
No. 45 5년에 2회 대장내시경 검사; 적정 대장내시경 검사 빈도는? 046
No. 46 전처치가 불충분한 하부소화관 내시경 시행시의 아이디어 047
No. 47 대장내시경 검사, 다리를 꼬고 검사하고 있지 않은가? 048
No. 48 꽤 도움이 되는 대장내시경 jet 활용법 049
No. 49 무통 대장내시경이「아픈」검사가 되지 않도록 050
; 굴곡부는 푸시하여도 나쁘지 않다. 모두 환자를 위한 것이므로
No. 50 대장내시경 삽입, 여느 때와 다르다… 그럴 때는 051
No. 51 S상결장에서 루프를 만들지 않는 대장내시경 삽입; 침수법에 의한 단축법의 실현 052
No. 52 침수법에 의한 대장내시경 삽입 053
No. 53 횡행결장 γ-loop 해제방법의 필수 포인트 054
No. 54 대장내시경 삽입과 치료에서 의외의 복병; 장간막유잔 증례에 대한 대응 055
No. 55 대장 확대 내시경 관찰에서 도움이 되는 앵글락 056
No. 56 대장 확대 내시경,「압착봉?」이 있으면 두렵지 않다 057
No. 57 「비틀림 대책」대비하면 걱정 없다 058

No. 58 SBE 삽입시에는 슬라이딩 튜브에 텐션을 걸자 059
No. 59 담도 협착, 췌관 협착을 잘 통과하는 데는 유두와의 거리가 중요! 060
No. 60 초음파 내시경하 천자술(EUS-FNA)의 핵심은 제 3의 손에 있다! 061
No. 61 EUS-FNA, 종양은 이 부분을 겨냥하여 찌를 것! 062
No. 62 EUS-FNA의 천자 루트에 혈관이 있을 때는 「크랭크법」을 이용할 것! 063

진단의 **Tips** Diagnosis Tips

No. 63 의외로 가까이서 만날지도 모르는 「식도 아칼라지아」 066
No. 64 식도 아칼라지아의 내시경 진단에는 ST short hood 장착을! 067
No. 65 심달도 진단에는 요령이 있다! 068
No. 66 조기 위암 심달도 진단의 기본중의 기본 069
No. 67 위병변 생검할지 고민될 때의 한수; MCDL을 알고 있는가? 070
No. 68 "선생님! 이 stomach NET, ESD 해도 좋겠습니까?"
; 위 NET 진료에서 알아두었으면 하는 것 071
No. 69 고작 생검? 그래도 생검, 생검을 얕보지 마라 072
No. 70 내시경치료 후 검체는 전사씰 벗기듯 쉽게 고정 074
No. 71 돈을 별로 들이지 않고 좋아하는 장소에서 깨끗하게 표본사진을 찍는 방법 075
No. 72 진행암을 발견했다면 076
No. 73 미소위암에 대한 진료 문제점과 요령 077
No. 74 담관 brush 세포진의 한 가지 고안 078

치료의 **Tips** Treatment Tips

No. 75 국소주사는 소프트크림 이미지로 080
No. 76 주사의 「생명」 081
No. 77 감히 종양을 관통하는 주사 082
No. 78 스테로이드 주사는 나이프의 water-jet으로 즐겁게! 083
No. 79 모르면 손해! 식도 ESD 후 협착 예방의 요령;
협착과 steroid에 의한 협착 예방의 기전을 세포 레벨에서 이해하자 084
No. 80 글러브 M사이즈 이상에 한정? Two-fingers method;
"누가 스콥 좀 잡아!"라고 말하고 싶은 분에게 085
No. 81 손이 작은 사람을 위한 앵글 활용법 086
No. 82 ESD에서는 오른손이 스콥을 잡을 것인가, 기구를 잡을 것인가 087
No. 83 왼손 약지에 일을 맡길 것! 088

No. 84 ESD는 페달조작이 중요! 089
No. 85 날지 못하는 펭귄에게도 날 수 있는 날이 오길... 090
No. 86 의자에 앉아 대장 ESD를 해 보지 않겠는가? 091
No. 87 위 ESD, 근접하기 어려울 때는 배를 눌러보자; 복부압박송달법 092
No. 88 내시경 선단의 움직임을 이미지할 수 있는가? 093
No. 89 병변과 스콥의 위치관계를 의식하는가? 094
No. 90 ESD 등 내시경 치료를 위해 일상 진료에서 할 수 있는 간편한 트레이닝 095
No. 91 ESD 시작 단계에서 좌절하지 않기 위하여; precut은 신중하게 096
No. 92 깨끗한 마킹으로 쾌적한 식도 ESD를! 097
No. 93 대장 ESD시 주변 절개는 주사구멍을 마킹 대신으로 098
No. 94 스피디한 대장 ESD를 목표로 099
No. 95 선단세경형 투명후드의 장착이 ESD 난이도를 낮춘다 100
No. 96 ESD 후 출혈에서 궤양저에 붙은 혈괴를 어떻게 떼는가? 101
No. 97 대장 ESD 초심자를 위한 안전한 countertraction; ring 실을 이용하여 102
No. 98 대장 ESD 표본의 새로운 회수법 「TED법」 103
No. 99 병변을 흡인 회수할 수 없을 때 도움이 되는 한가지 고안 104
No. 100 대장 EMR에서 병변의 구축을 남기지 않는 snaring 요령 105
No. 101 큰 대장 종양을 일괄 절제하기 위한 한가지 고안;
Tip-in EMR, simply modified EMR 106
No. 102 내가 시행하고 있는 cold snare polypectomy를 소개한다 107
No. 103 Cold polypectomy 할 때 확대 내시경을 사용하는가? 108
No. 104 이익을 보는 EST와 쇄석술; 「く」자 모양으로 스트레스 없는 EST를 109
No. 105 EST 절개가 잘 안될 때는 유두의 위치를 재확인! 110
No. 106 비유두부 십이지장 종양의 내시경치료는 대장용 스콥을 사용해 보지 않겠는가? 111
No. 107 가이드 와이어는 손가락 바닥으로 돌려! 보조자 스페셜리스트를 목표로 112
No. 108 Balloon catheter는 180(one-eighty) method로 간단히 조절할 수 있다 113
No. 109 첫 초음파 내시경하 cyst drainage (EUS-CD)는 트러블 연속 114
No. 110 시작부터 좌절하지 않기; Plastic stent 발거의 2가지 포인트 115
No. 111 담관 멀티스텐팅 요령 116
No. 112 게실 출혈은 게실 내부의 관찰이 중요 117
No. 113 게실 출혈을 현행범으로 잡았다면 유치 snare로 결찰하자 118
No. 114 "잘하네!"라고 칭찬 듣는 클립지혈술 119
No. 115 대장 게실 출혈의 출혈점에 대한 cliping 요령 120
No. 116 클립 다시 죄는 3단계법으로 성공률 UP 121
No. 117 Large mucosal defect의 클립봉합은 면만들기가 열쇠 122

No. 118 "기분 좋게"하는 보조를 위하여; 지혈클립 방향 123
No. 119 새로운 경비 ileus tube 삽입법「선단벌룬법」 124

마음가짐의 Tips　Mental Attitude Tips

No. 120 내시경은 내 친구 126
No. 121 치료술기는 얼마나 이미지 할 수 있는가가 중요 127
No. 122 나의 마음에 새긴 말씀 3가지 128
No. 123 내시경의「축」 129
No. 124 술자 관찰의 요령; 기술은 보고 훔쳐라 130
No. 125 여러분은 간호사와 정보 공유하고 있는가?「브리핑」도입의 권장 131
No. 126 미국에서 ESD를 실천하기 위한 요령 132
No. 127 암을 한군데 발견했다면 두 번째를 찾자! 133
No. 128 정신론; 대장내시경의 마음가짐 134
No. 129 하부 소화관내시경 숙달요령 135

타과로부터의 조언과 메시지　Advice & Message

No. 130 소화기 전문 병리의는 내시경의가 가르친다 138
No. 131 병리의로서 기쁜 병리검사 의뢰서 139
No. 132 신경과의가 내시경의에게; 조금 전향적인 메시지 140
No. 133 Benzodiazepine이 기이반응을 일으켰다면; 정신건강의학과의의 조언 141
No. 134 내시경 진정은 어렵다; 마취통증의학과의의 조언 142
No. 135 항혈전제 투여 중인 환자에서 내시경전 대응의 변천; 순환기내과의의 조언 143
No. 136 안전한 검사를 위하여; 내분비내과의의 조언 144
No. 137 진지한 환자의 드문 이야기? 신장내과의의 조언 145
No. 138 고작 게실 출혈? 그래도 게실 출혈; 방사선과의의 조언 146
No. 139 대장내시경 검사시 항문부 시진 · 촉진 · 항문 관찰의 권장; 대장항문외과의의 조언 147
No. 140 확대 내시경이 자궁경부암의 조기진단에 도움이 된다?; 산부인과의의 조언 148

찾아보기

찾아보기 149

Ob

Observation Tips

관찰의 Tips

우아한 내시경을 위한 오른손 사용법?

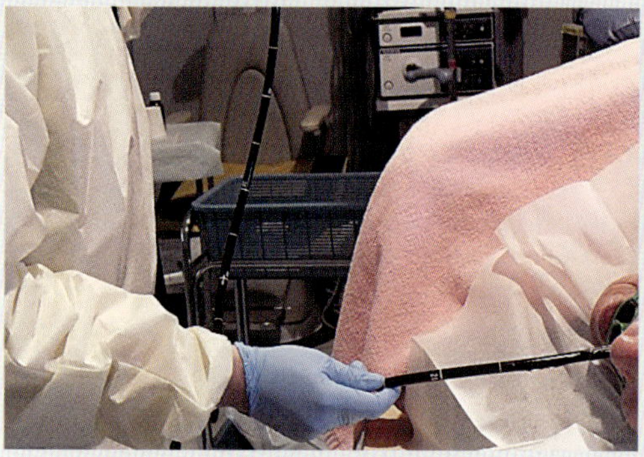

Fig.1. 상부 소화관내시경 검사에서는 선단으로부터 20 cm 남짓 부근을 오른손으로 잡을 것을 권장한다.

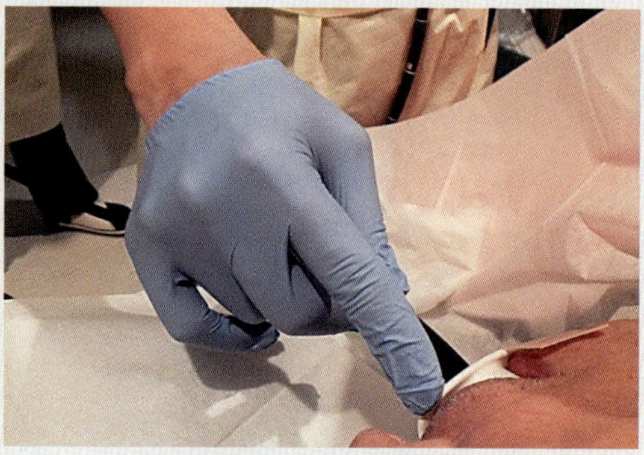

Fig.2. 인두를 관찰할 때는 가능한 한 입 가까이 내시경을 오른손으로 잡고 「오른손 검지」의 끝이 마우스피스에 닿도록 고정하여 엄지, 중지, 약지로 내시경을 가볍게 잡고 천천히 움직인다.

통상의 상부 소화관내시경 검사에서는 왼손으로 조작부를 잡고 조작하므로 오른손은 스콥에 닿는 정도로 부드럽게 잡는다.

오른손으로 내시경을 강하게 잡으면 내시경이 뻣뻣해지게 되고 환자의 고통이 커지게 될 수 있어 기본적으로 오른손은 별로 사용하지 않는다.

또 일반적으로 상부 소화관내시경 검사에서는 식도 삽입시에 손을 떼었다 다시 잡지 않도록 선단으로부터 20 cm 남짓 부근을 오른손으로 잡을 것을 권장한다(**Fig.1**).

최근 음주 · 흡연과 관련한 고위험군 환자(자세한 것은 Tips No. 20을 참조)에서는 식도 삽입전에 NBI 등의 특수광을 사용하여 인후두를 계통적으로 관찰할 것을 권장한다.

인두의 상세한 관찰은 살살 작은 움직임으로 관찰하지 않으면 인두반사를 일으키기 쉽고, 한 번 반사를 일으키면 상세한 관찰이 어렵게 된다.

나는 인두를 관찰할 때에는 가능하면 입에 가까이 위치하여 내시경을 오른손으로 잡는다. 또한 「오른손 검지」의 끝을 마우스피스에 대어 고정하고, 엄지, 중지, 약지로 내시경을 가볍게 잡고 천천히 움직인다(**Fig.2**).

이렇게 함으로써 특히 인두반사가 강한 환자에서 자세한 인두관찰이 쉽게 되어 tip으로 권하는 바이니 시험해 보기 바란다.

'지난번 보다 편했다'라고 듣는 상부 소화관내시경 검사란?

Ob
Observation Tips

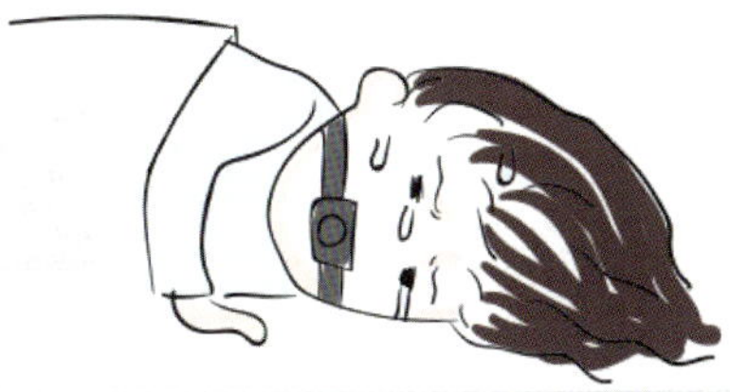

Fig.1. "선생님, 위내시경 힘들었습니다. 이제 집에 가도 됩니까?"

상부 소화관내시경 검사는 내시경의에게는 가장 기본적인 술기이지만 환자에게는 큰 이벤트이다(Fig.1). 검사 빈도가 많으므로 고통없는 검사를 시행하면 의사에 대한 신뢰감과 평가가 올라간다. 지금까지 선배의사들에게서 배운 흥미로운 괜찮은 요령을 소개한다.

① 인두벽에 닿지 않는다

삽입시 공간이 없는 경우는 '아~'하고 발성시켜 목젖을 거상시켜 공간을 넓힌다. 중하인두에서는 조금 up을 걸어 바싹 후벽(배측)을 따라 삽입하면 스콥이 인두벽에 접촉하지 않고 구토반사가 줄어든다.

② 공기는 8할만

관찰시 공기를 넣고 검사하는 것은 중요하지만 체위 변환(앙와위)으로 대만 주름은 넓어진다. 다른 부위에서도 위장을 빵빵하게 해서 환자를 괴롭게 하지 않고도 공기는 8할로 충분히 관찰 가능하므로 검사 중에는 작은 흡인을 병행하자.

③ 위전정부로의 삽입

유문륜으로 향해갈 때 심호흡 또는 연동에 맞추어 가볍게 힘을 약간만 주어도 자연적으로 스콥은 전진한다. 엉성하게 무리하여 밀어 넣으면 구토반사가 촉발되므로 천천히, 그리고 쓸데없는 동작을 하지 않는 것이 중요하다.

④ 한 번쯤은 피검자가 되어보자

자신만만한 젊은 의사에게 검사를 받아보자. 환자의 기분을 알게 되고 환자에세 작은 배려를 할 수 있게 될 것이다.

상기 포인트를 조금 의식하는 것만으로 무진정 환자로부터도 '지난번 보다 편했다'는 최고의 칭찬을 듣게 될 것이다.

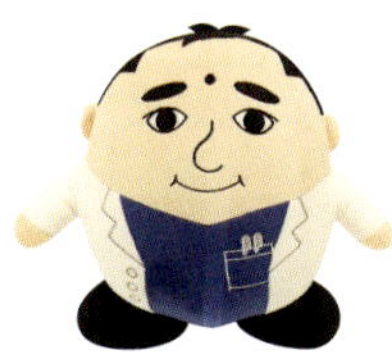

이마가와 내과병원
공인 캐릭터
「아츠란선생」

문헌

1) 藤城光弘, 他. はじめての上部消化管内視鏡ポケットマニュアル. 南江堂, 2014

환자를 괴롭지 않게 「く」 자세로

보다 편하게 목넘기기

Ob
Observation Tips

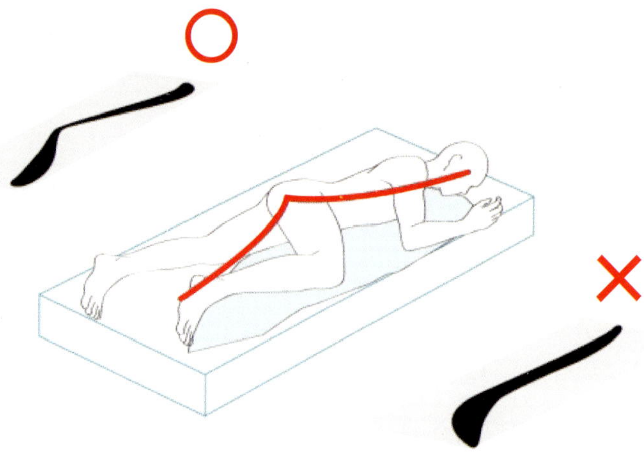

Fig.1. 몸의 축이 검사대 위에서 「く」 자가 되게 하는 이미지로 옆으로 눕는다.

상부 소화관내시경 검사를 처음 시작할 때 최초의 벽은 「목 넘기기」라고 생각하지만, 초심자뿐만 아니라 경험을 쌓은 술자에서도 목넘기기 어려운 환자가 있다.

그럴 때는 환자 체위를 고쳐보면 잘될 때가 있다.

교과서에는 「환자를 좌측 와위로 하고 우대퇴를 조금 전굴시키고 오른쪽 무릎을 굴곡시킨다」고 되어있지만 한 번 생각해 보기 바란다.

많은 환자는 검사대로 안내하면 몸의 장축이 검사대의 장축과 평행하게 옆으로 눕게 된다.

위에서 보면 일본어 히라가나의 「し」 같은 느낌이다.

그렇게 하면 얼굴 방향은 검사대의 장축과 직각이 되어 내시경의는 직각에 가까운 예각의 커브를 통과하여 좁은 식도 입구부를 통과해야만 한다.

그래서 술자위치에서 보아 허리를 검사대 맞은편, 머리와 발을 검사대 앞쪽으로 하여 몸의 축이 검사대 위에 「く」 글자처럼 옆으로 눕게 하면 자연스럽게 턱이 올라가 앞으로 돌출되어 소위 sniffing position(냄새 맡는 자세, 기도삽관시 자세)이 된다(**Fig.1**).

입에서 식도입구부에 걸쳐 커브가 완만해지고, 좌이상함요(Lt pyriform sinus)와 식도입구부의 틈도 넓어져 목을 통과하기 쉽게 되니 꼭 시험해 보기 바란다.

진정 스코어로 쾌적하고 안심하는 내시경을 하고 있는가?

Ob
Observation Tips

Table1. 진정 스코어

스코어	반응
1	불안, 초조, 안정되지 못함
2	협조적, 평온, 지남력 있음
3	명령에만 반응
4	졸림, 미간을 가볍게 칠 때 또는 강한 청각자극에 즉시 반응
5	졸림, 미간을 가볍게 칠 때 또는 강한 청각자극에 완만한 반응
6	자극에 반응없음

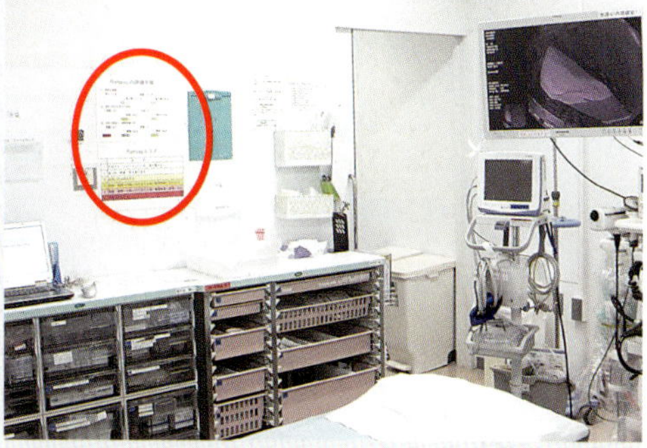

Fig.1. 내시경실 벽에 붙어 있는 진정 스코어.

내시경 검사와 치료에 의한 고통 완화를 위해 진정이 사용되는 기회가 늘고 있다.

그런 상황에서 과진정의 위험이 있는 한편, 진정이 불충분하여 환자가 만족하지 못하는 경우 및 몸부림으로 검사와 치료를 계속하기 곤란한 경우도 경험한다.

그래서 본 과의 경험으로부터 진정 스코어 도입에 의한 쾌적하고 안심하는 내시경을 제안한다.

진정스코어 기록은 학회로부터 권장되고는 있지만 제가 파악하는 한은 결코 많은 기관에서 도입하고 있지는 않은 것 같다.

본 과에서는 진정방법(약제)이 통일되어 있지 않아 통일하기 위한 전 단계로서 진정 스코어를 도입하였는데, 스코어 도입으로 진정 관련 문제가 감소하였고 현재 진정방법의 통일을 추천하는 이유도 되겠다.

본 과의 검토에서는 진정 스코어 도입으로 ERCP때 격한 몸부림으로 손으로 억제를 요하는 빈도가 감소하고 진정약제 사용량도 감소하는 효과가 나왔다. 이것은 ESD에서도 마찬가지인 것 같다.

또 정보를 공유함으로써 술자와 간호사와의 커뮤니케이션도 원활해져 술자의 스트레스 경감, 팀의 일체화에도 큰 효용성이 있다고 실감한다.

본 과에서는 시험적인 진정 스코어와 RASS(진정 스케일)를 기록하여 보았는데, 간편하게 5분마다 진정 스코어를 기록, 보고하도록 운용하고 있다.

진정 스코어는 Table1을 참고하고 있는데, 본 과에서는 상부 처치는 스코어 3~4, 하부 처치는 스코어 2~3을 목표로 하고 있다(Fig.1).

"검사한 거예요?"라고 듣는 내시경 진정법

Ob
Observation Tips

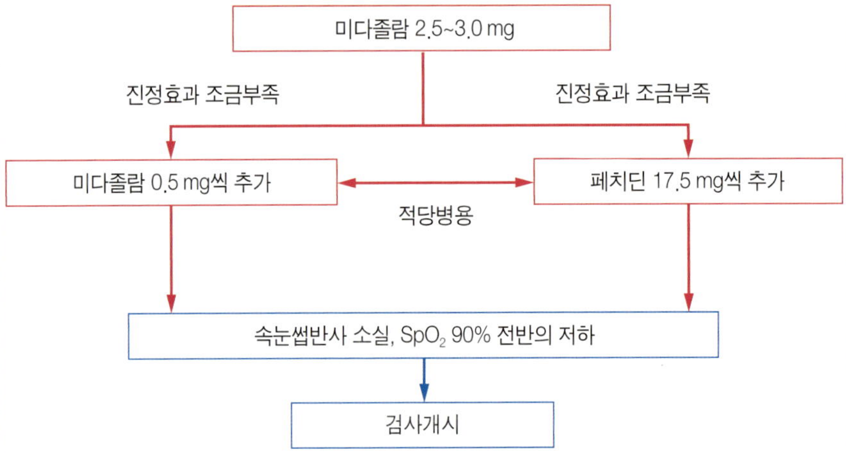

Fig.1. 나의 내시경 진정 Flow.

환자가 가능한 편하게 검사를 받을 수 있도록 매일 정진을 거듭하는 것은 내시경의에게 중요하다.

신중한 조작과 말을 거는 것이 중요함은 말할 것도 없다.

거기다 진정제을 사용함으로써 압도적으로 검사만족도를 높일 수 있다.

진정약제로는 미다졸람, 디아제팜, 페치딘, 펜타조신 등이 사용되는 경우가 많다고 생각한다.

나는 미다졸람 2.5~3 mg을 기준으로 0.5 mg씩 적당하게 추가하고 효과가 불충분하면 페치딘도 병용하고 있다(**Fig.1**).

적정한 진정이 얻어졌는지의 지표로는 속눈썹반사 소실을 확인하는 것이 간편하고 유용하다. SpO_2(경피적동맥혈 산소포화도) 90% 전반정도를 목표로 한다.

고령자에서는 호흡억제를 일으키기 쉬우므로 미다졸람 1.0 mg~1.5 mg 정도의 소량부터 신중한 투여가 필요하다.

이러한 상태로 검사하면 대부분 환자에서 검사중 기억이 없고 검사 만족도를 높일 수 있다고 생각된다.

검사 후에는 길항제 flumazenil 0.2 mg을 투여하고 각성불충분하면 0.1 mg씩 추가한다. 1시간 정도의 관찰시간을 갖고 확실히 각성한 것을 확인하고 귀가한다.

검사 결과 설명은 원칙적으로 당일에 하지만 건망을 일으키는 경우도 있으므로 후일 별도의 기회를 잡는 배려가 필요한 경우도 있다.

상부 내시경에서 트림을 억제하는 셀릭수기(Sellick's maneuver)

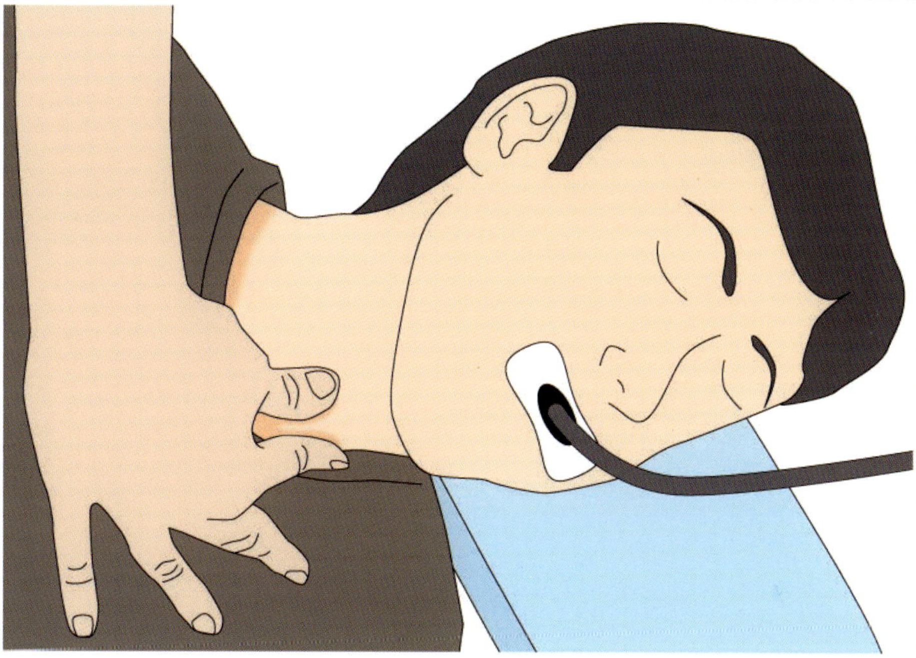

Fig.1. 셀릭수기(Sellick's maneuver).

상부 내시경 검사에서는 충분한 송기를 하여 위대만 주름과 주름사이를 넓혀 위체부 대만을 관찰한다.

그러나 LES(lower esophageal sphincter)의 수축이 약한 증례에서는 트림 때문에 위의 충분한 확장이 용이하지 않다.

그럴 때는 셀릭수기(Sellick's maneuver)를 수행함으로써 트림 억제가 가능하다.

이 수기는 윤상연골을 눌러 뒤에 있는 식도를 압박하는 것이다.

응급시 full stomach 환자의 기관 삽관시에 위내용물의 역류방지 목적으로 시행하는 수기이다[1].

내시경검사에 응용할 때는 매우 가볍게 누르는 정도로 충분하게 트림 억제효과가 얻어진다.

문헌

1) Sellick BA. Cricoid pressure to control regurgitation of stomach contents during induction of anaesthesia. Lancet 2:404-406,1961

스콥이 빠질 때는 배와 왼손목을 사용!

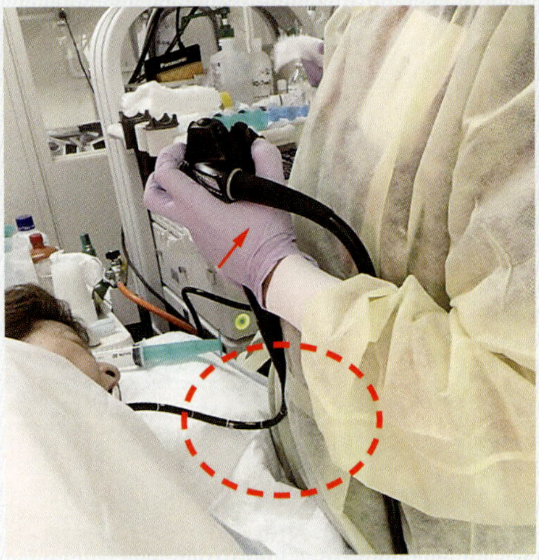

Fig.1. 배와 왼손목을 사용하는 방법.

처치구를 조작할 때 내시경을 놓으면 시야가 흐트러지게 될 때가 있다.

이럴 때는 two-fingers method[1] (Tips No.80 참조) 및 스마트슈터®(Top社)[2]가 유용하다.

그러나 좀 더 간편하면서도 효과적인 괜찮은 요령이 있다.

그것이 「배와 왼손목 이용법」이다(**Fig.1**).

처치구 조작중 스콥이 빠질것 같을 때는 배로 스콥을 눌러 저지한다(**Fig.1** 붉은 점선안).

내시경 연수 중에 당시 상사가 "살찌는 것이 나쁜 것만은 아니죠. 배로 스콥을 누를 수 있어 편리하죠"라고 말씀하신 것이 가끔 떠오른다.

그것과 동시에 상방향(**Fig.1** 붉은 화살표)에 왼손목을 갖다 놓으면 보다 내시경이 빠지지 않게 된다. 전정부의 처치 등에서 스콥을 푸시하지 않으면 빠지게 될 때에는 이 방법이 편리하다.

오른손을 내시경에서 떼어도 화면이 조금도 흔들리지 않고 보조자로부터 처치기구를 받아서 적절한 시야로 처치할 수 있게 된 된다. 매우 스마트한 술기이다. 꼭 시험해 보기 바란다.

문헌

1) Nishizawa T, et al. Control of the treatment device for endoscopy by the left hand: two-fingers method. Gastrointest Endosc 80(6): 1206-1207, 2014

2) Kikuchi D, et al. A new device for simultaneous manipulation of an endoscope and a treatment device during procedures: an ex vivo animal study. Endoscopy 46(11): 977-980, 2014

「미끌미끌」한 스콥을 잡고 있지는 않은가?

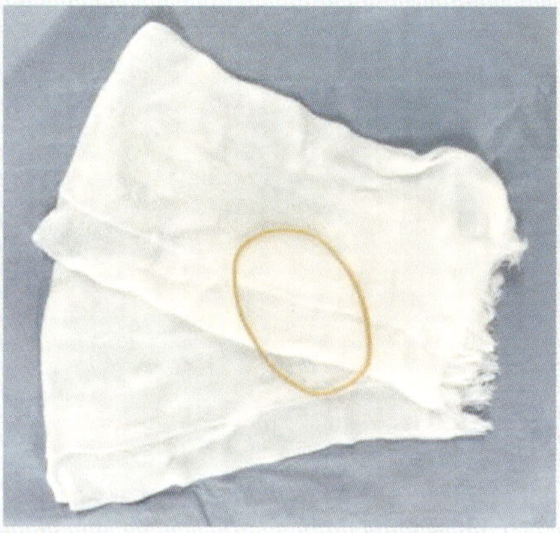

Fig.1. 준비물(젖은 거즈 2장과 고무밴드).

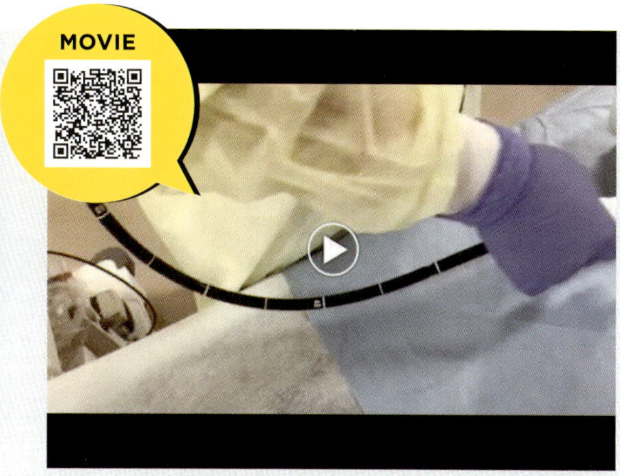

Mov.1. 부드럽게 움직이는 "젖은 거즈" 그립.

내시경 지도서에 앵글조작을 하는 왼손의 중요성은 설명하지만 오른손에 관해서는 언급이 많이 없다. 이번에는 오른손 그립에 관한 tip을 소개한다.

스콥 파지에 거즈를 이용하는 경우가 많다고 생각되는데 정밀내시경과 ESD 중에 거즈를 여러장 떨어뜨려 산만하지 않는가? 또 검사에 몰입하여 타액과 윤활제로 「미끌미끌」한 스콥을 힘껏 잡게 되는 광경도 보게 된다. 이래서는 효율적인 내시경 조작을 할 수 없다. 대책으로 젖은 거즈를 스콥에 두르고 고무밴드로 감아 만든 그립이 유효하다(**Fig.1**).

① 거즈 2장(취향에 따라 그 이상)으로 두꺼운 그립 만들기

→「물건을 돌리는 경우에 돌리고자 하는 중심점으로부터 먼 쪽이 작은 힘으로도 물건을 회전시킬 수 있다」라는 힘의 모멘트를 이용한다.

② 젖은 거즈

→ 윤활제를 바른 마른 거즈보다도 장시간에 걸쳐 스콥과 간섭하지 않고 부드럽게 움직인다(**Mov.1**).

③ 고무밴드

→ 거즈를 적당한 정도로 고정하여 그 낙하도 방지한다.

결점은 검사 전에 스콥에 고무밴드를 통과하는 순간을 잊기 쉬운 점이다. 물론 검사중에 내시경을 본체로부터 빼면 되겠지만..., 또 너무 두꺼운 그립은 처치구의 섬세한 조작을 방해하여 주의를 요한다. 장시간의 내시경 치료에는 자신에게 맞는 그립을 만드는 것이 중요하다.

좌우앵글을 능숙히 사용하는가?

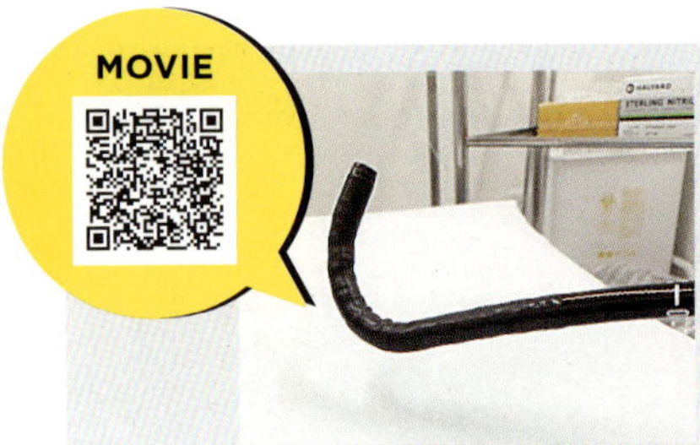

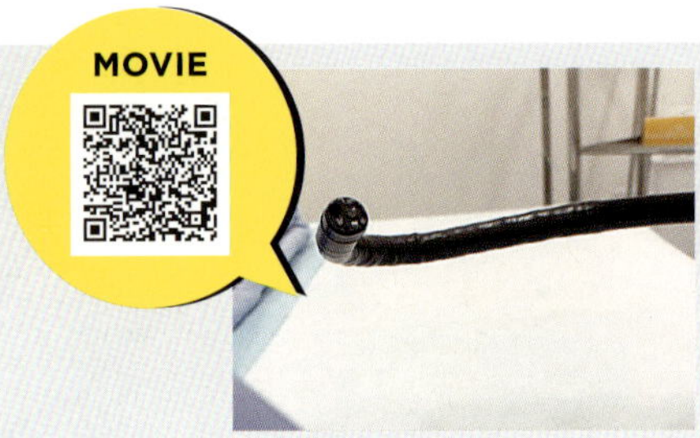

Mov.1 (좌). Up, down으로 전방향을 보는 경우.

Mov.2 (우). 앵글을 사용하는 경우.

통상의 내시경검사의 기본은 피검자에게 고통을 주지 않는 것이다. 왜냐하면 상부내시경에서 고통이 있으면 몸부림이 생겨 영상이 흔들리게 되고, 하부내시경에서는 통증으로 연동이 강하게 일어나 통상관찰을 곤란하게 한다.

상부에서는 어쩔 수 없이 인두부에 내시경이 닿게 되는데 내시경 자체를 죽죽 밀어 넣으면 불쾌도가 증가할 것임은 쉽게 상상이 되죠? 또 식도를 관찰할 때에 병변을 보기 어려워 내시경을 회전시키면 나중에 위치관계를 알 수 없게 되겠죠?

그것은 위도 대장도 마찬가지이다. 또 하부 삽입시에도 관강을 따라서 내시경을 너무 비틀면 굴곡이 강하게 되어 삽입이 곤란하게 된다.

내시경검사는 내시경 축을 의식하여 시행하는 것이 중요하다.

Up 앵글이 도는 방향을 중심으로 곧은 봉을 이미지 해보면 어느 정도 회전할 것인가를 알 수 있다고 생각한다.

Up, down, 오른손 내시경회전 정도로도 가능하지만 거기에 좌우앵글을 사용하면 보다 내시경의 가동역이 넓어진다.

내시경을 별로 움직이지 않고 전 방향의 검사가 가능하므로 피검자의 고통을 경감할 수 있고 화면도 안정적으로 관강 전체를 볼 수 있게 된다.

병변의 간과도 줄고 같은 축 방향에 가지런하게 되어 나중에 누가 사진을 다시 보아도 그 위치에 있으면 인식할 수 있게 된다.

처치시는 병변을 6시 방향에 두지 않으면 안전하면서도 확실한 처치가 되지 않으므로 내시경을 회전시켜야만 한다.

무리한 자세에서의 처치는 사고로도 이어지게 된다. 그렇지만 그것도 좌우앵글을 잘 사용하면 보다 쉽게 그 각도를 맞출 수 있다.

손이 작아서 좌우앵글에 닿지 않는 사람은 좌우앵글을 잘 보이는 방향에 한 번 가볍게 락을 걸어 내시경을 회전시키는 것이 좋다고 생각되지만, 닿지 않는다고 생각되어도 의외로 왼손을 의식하여 연습하는 가운데 좌우앵글을 사용할 수 있게 된다. 왼손을 잘 사용하게 되면 내시경 세계가 넓어진다.

능숙한 후드 사용법

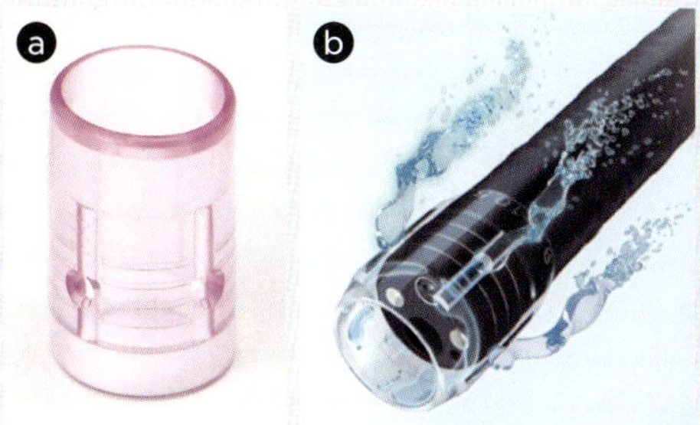

Fig.1. Elastic touch(Top company).
Fig.1a. Slit and hole type, M(long).
Fig.1b. Elastic touch 사용 이미지.

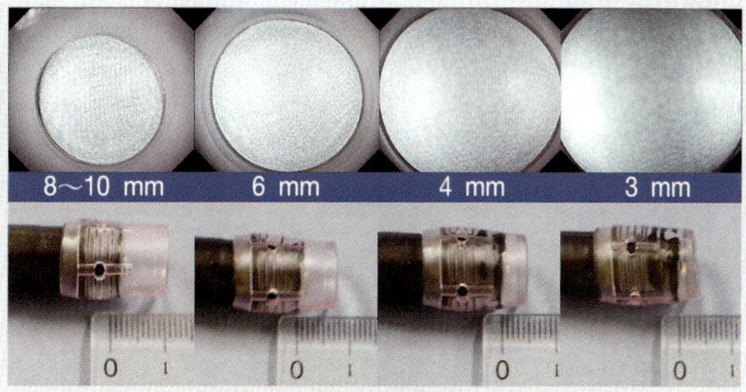

Fig.2. 후드 돌출길이와 화면에 보이는 방식(비확대).

Table.1. 후드 돌출길이와 화면에 보이는 방식(비확대) 및 최적 장면.

3 mm	후드가 화면에서 사라진다	함요성 병변의 정밀검사시
4 mm	좌단이 화면에서 잘린다	생검시, 융기성 병변의 정밀검사시
6 mm	하단이 화면에서 잘린다	마킹시, 지혈처치시

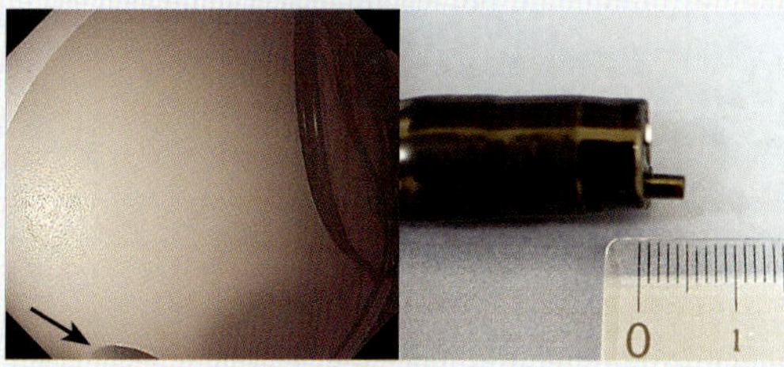

Fig.3. 기구와 스콥 선단으로부터 4 mm 나오지 않으면 내시경 화면에는 보이지 않는다.

통상관찰시, 정밀검사시, 처치시, 어떤 경우라도 후드를 잘 사용하면 관찰과 처치의 질이 향상된다. 그래서 괜찮은 후드 사용 요령을 설명하고자 한다.

이번에 설명하는 것은 Elastic touch, slit and hole type, M(long) (Top company, Tokyo, Japan) (**Fig.1**)에 대해서이다.

이것은 적합내시경 선단부 외경이 9.8~10.6 mm로 GIF-H260Z에서 사용된다. GIF-H290Z와 GIF-Q260J에서는 선단부 외경이 맞지 않으므로 Elastic touch, slit & hole type F-010의 사용을 추천한다.

우선 후드 돌출길이와 화면에 보이는 방식(비확대)에 관해서이다(**Fig.2, Table.1**).

그리고 알아두었으면 하는 것으로 기구와 스콥 선단으로부터 4 mm가 안되면 내시경 화면에는 보이지 않는다(**Fig.3**).

이처럼 기본적인 후드 길이와 기구, 시야의 관계를 이해해 두는 것은 중요하다.

또 이번에는 생략하였지만 검은색 후드 장착시에는 돌출길이 2 mm이다.

나는 식도 관찰시에는 검은색 후드를 사용하고 위장 검사와 처치시에는 Elastic touch slit & hole type M(long)을 사용하는 경우가 많다. 꼭 시험해 보기 바란다.

"병변이 보이지 않네…"이어도 조금만 생각하면 해결!

Ob Observation Tips

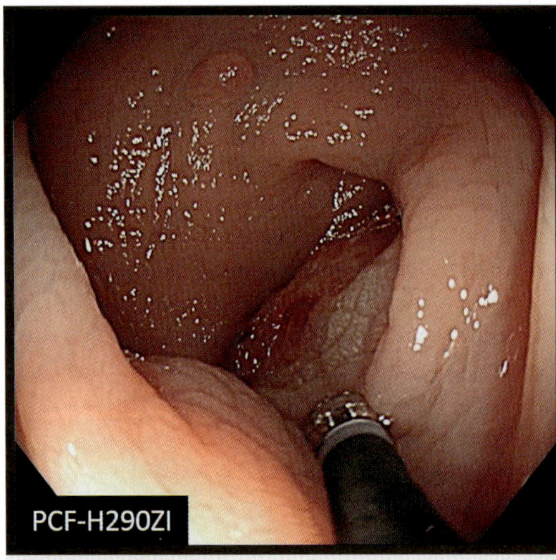

Fig.1. 대장내시경 관찰상.

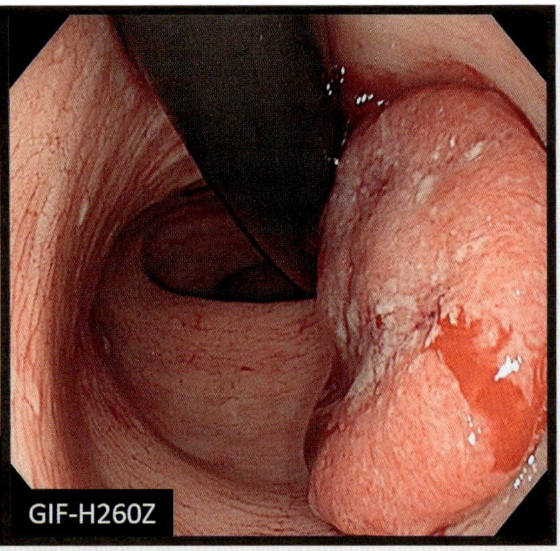

Fig.2. 상부용 스콥으로 반전 관찰상.

대장암의 정밀검사내시경에서

"자, 멋진 사진을 찍어야지"라고 의기양양 검사를 시작하였으나 "어라?? 병변이 전혀 보이지 않네…" 라는 경험이 있지 않나요?

그럴 때 편리한 것이 NT tube(non-traumatic tube, 통칭 Pyoktanin tube)지만 굴곡부에 병변이 존재할 때(특히 직장S상 부위와 상부직장)에는 병변의 전체 장면을 포착하기 어려운 경우가 있다.

튜브로 눌러보기도 하고 공기량을 조절해 보기도 하고 체위를 바꾸어 보기도 하는데 그러다가 출혈이 일어나 평가할 수 없게 돼 버린다(Fig.1).

그래서 사용하는 것이 상부용 스콥! 상부스콥의 반전 관찰로 보이지 않았던 병변의 구측(口側)이 보이게 된다.

해결! (Fig.2)

상부용 스콥으로의 반전 관찰은 직장과 항문 병변에 있어서 매우 유효하다. 병변이 있음을 알고 있으므로 심부 삽입 전에도 시간을 아까워하지 말고 상부스콥으로 바꾸어 보기 바란다. 진단에 설득력 있는 화면이 찍힐지도 모른다. 다만 무리한 반전은 우발증을 일으킬 가능성도 있으므로 주의가 필요하다.

Cleash®를 아는가?

렌즈오염과 물방울 부착이 극적으로 개선!

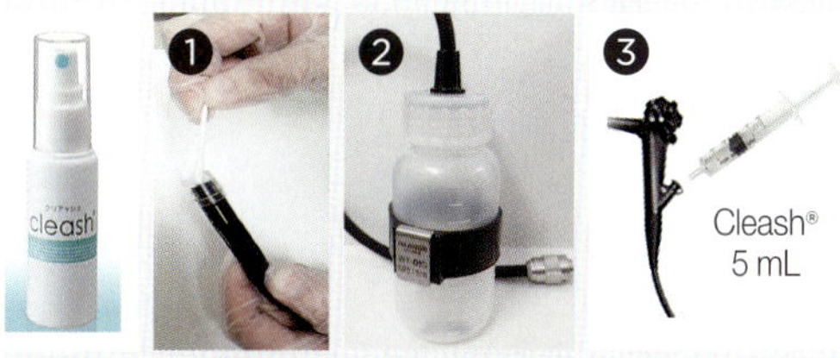

Fig.1. Cleash® 사용법
❶ 렌즈에 도포. 면봉과 거즈로 도포한다. ❷ 송수탱크 첨가법. 200 mL 물, 가스콘® 1 mL, Cleash® 1 mL를 첨가. ❸ 겸자구 주입법. 선단을 대장벽에 붙이고 눌러 후드내 30초 침투.

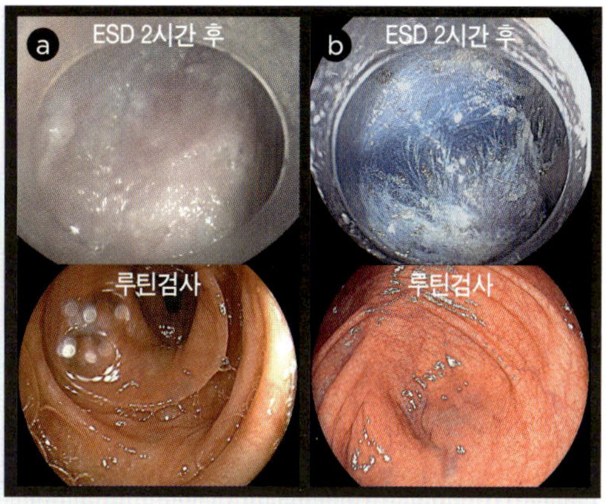

Fig.2. Cleash® 사용 효과
a. Cleash® 없을 때, b. Cleash® 있을 때.

내시경시 검사와 치료에서 렌즈 물방울 부착과 오염은 술기에 방해가 된다.

필자들[1]은 후지 필름사, 나가세제약과 협력하여 신규 렌즈클리너(Cleash®)를 2015년에 개발하였다.

인체에 안전한 계면활성제를 사용하였고 기초실험에서 물방울 방지 및 흐림 방지효과가 증명되었다. 대장 ESD에서 Cleash®는 종래 클리너와 비교하여 오염의 빈도가 14.1% vs. 33.0%, 고도 오염 빈도가 2.1% vs. 8.7%로 모두 유의한 감소($p < 0.05$)를 보여주었다[1].

그리고 그 효과를 더욱 증가시키기 위해서는 렌즈 도포에 더하여 송수탱크에 첨가하는 것이 효과적이다(**Fig.1**). 그 배분은 칵테일처럼 Cleash® 5 푸시(약 1.0 mL)를 송수탱크 200 mL의 물에 더하고 기포제거제로 가스콘®도 1.0 mL 첨가하여 사용한다. 이 송수탱크법이 내시경 기기에 악영향이 없음도 확인하였다. 그래도 더러워진 경우에는 bottle로 부터 주사기로 Cleash® 5 mL를 겸자구로 주입하고, 렌즈선단을 대장벽에 붙이고 눌러 후드내에서 30초 침투시키면 오염은 완전히 제거된다. 또 Cleash®는 상부 ESD에서도 유효성이 확인되었다.

인체에 안전한 성분으로 스프레이식에 의한 청결한 사용이 가능한 Cleash®는 렌즈 도포와 송수 bottle에의 첨가로 깨끗한 시야에서의 ESD, 물방울 부착이 적은 루틴 검사를 실현한다(**Fig.2**)[2].

문헌

1) Yoshida N, et al. Risk of lens cloudiness during colorectal endoscopic submucosal dissection and ability of a novel lens cleaner to maintain and restore endoscopic view. Dig Endosc 27 (5):609-617, 2015

2) Yoshida N, et al. A novel lens cleaner to prevent water drop adhesions during colonoscopy and esophagogastroduodenoscopy. Endosc Int Open 5(12): E1235-E1241, 2017

Ob
Observation Tips

확대 내시경 검사시 의외의 맹점

자신이 ESD 술자라는 기분으로!

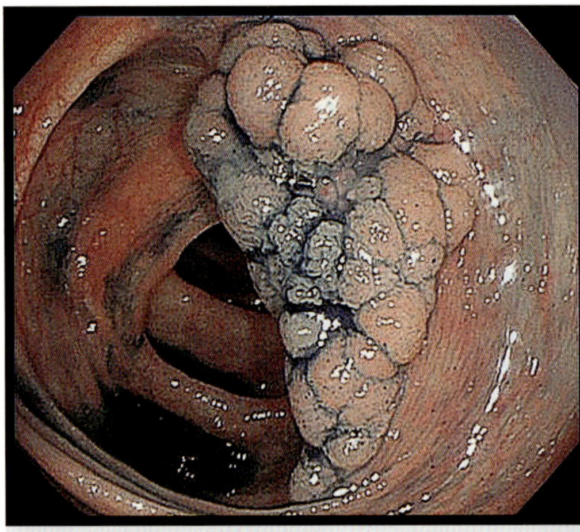

Fig.1. 대장 종양의 전체상을 촬영. 리포트 본문에는 이때의 체위에다가 인디고칼민이 화면좌하에 저류하여 있으므로 중력 방향도 기재되어 있다.

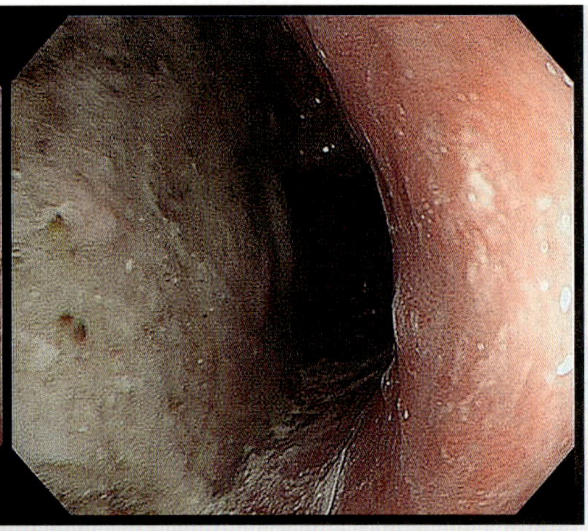

Fig.2 통상의 내시경 검사시에도 위내 음식물이 많았는데 「ESD 술전에 금식 필요」 등의 코멘트가 리포트에 없었고, 병동 담당의는 통상의 조식중지만 지시하여 ESD시 음식물이 다량으로 남아있어 치료가 연기되었다.

상부와 하부내시경 모두 확대 내시경 검사를 할 기회가 증가하고 있다고 생각한다. 확대 내시경에 대해서는 여러 교과서 등에서 언급되고 있다고 생각되므로 잊기 쉬운 것들에 대하여 적어 보고자 한다.

확대 내시경이 ESD 치료의 술전 검사로 시행되는 경우가 많다고 생각된다.

모두들 NBI 소견, crystal violet 염색 소견 등 열심히 리포트에 적고 있다. 이것은 매우 중요하다. 다만 ESD 술자가 내시경 리포트를 보아도 "자, 결국 이 종양의 위치가 어디란 말인가?" "종양은 전체적으로 어떤 형태란 말인가" "스콥 조작성은 어떠한가?" "ESD 곤란 증례일까?"와 같은 정보가 전혀 적혀 있지 않은 경우가 자주 있다. 이래서는 곤란하다.

「자신이 이 증례의 ESD 술자라면」이라는 기분으로 검사를 하고, 자신이 술자라면 어떤 정보를 원할지를 생각해 보자.

- 종양에 대하여 백색광과 인디고칼민 살포상의 중경 및 원경 사진을 남긴다.
- 스콥의 조작성도 기재한다(특히 대장 종양의 경우는 스콥의 삽입성, paradoxical movement의 유무, 적절한 체위, 장관 전처치 생각의 필요성 등).
- 위절제후의 경우는 통상의 조식 중지로 위내 음식물이 남는지도 중요한 정보이다.

「술자의 기분으로 검사한다」면 좋은 술전 확대 내시경 리포트가 될 것이다.

확대 관찰이 어려운가?
스콥 고정법의 괜찮은 요령

Ob
Observation Tips

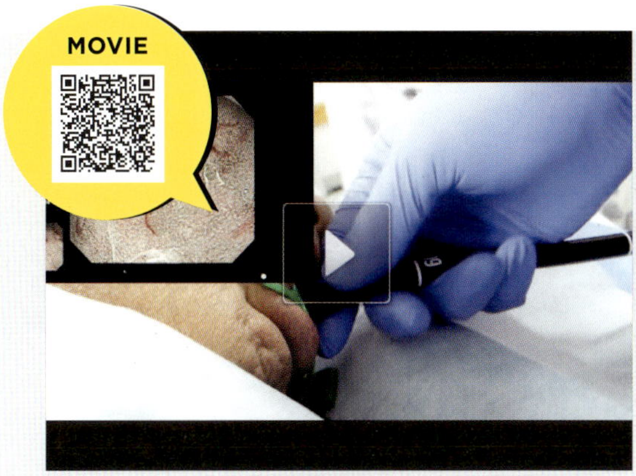

Mov.1. 「마우스피스」로 스콥 고정법.

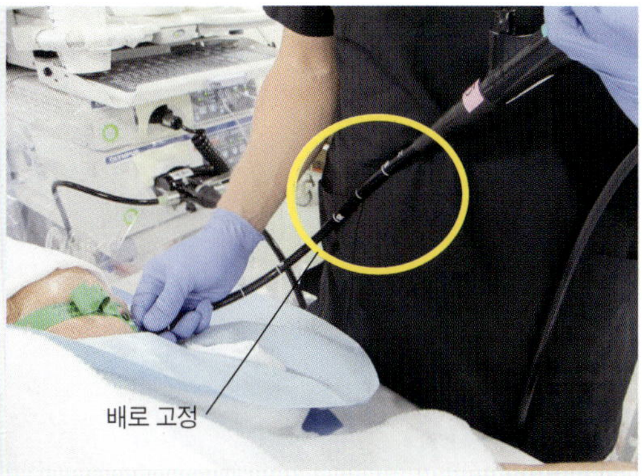

Fig.1 「복부」로 스콥 고정법.

최근 NBI(Narrow band imaging)와 BLI(Blue laser imaging)가 보급되어 확대 관찰 기회가 매우 증가하였다.

확대 관찰을 시작한지 얼마안 된 선생은 깨끗한 확대사진을 찍는데 고생한 경험이 반드시 있을 것이다.

호흡과 연동, 심박동의 영향 등 확대시야에서 정지상을 찍는 동안의 방해요소는 여러가지가 있다.

초점이 맞는 사진을 찍기 위해 중요한 것은 말할 필요도 없이 「어떻게 스콥을 고정하는가?」이다.

확대시대가 되어 지금까지 해오던 이상으로 유효한 스콥 고정의 필요성을 느낀다. 물론 ESD 등에서도 동일한 시야로 움직임 없는 스콥 고정은 필수이다.

나는 요즘 상부 확대 내시경을 시행할 때에 이쨌든 스콥을 고정하는 지지점을 중요하게 여긴다.

그 가장 효과적인 장소가 「마우스피스」이다. 마우스피스에 손가락을 고정한 채로 손끝의 적당한 움직임으로 스콥을 넣고 빼거나 하여 회전시키면 매우 안정된 시야가 유지된다(**Mov.1**).

그 다음 지지점으로 유용한 장소는 「복부」이다(**Fig.1**). 지지점을 많게 하고 그리고 입가에서 확실히 고정함으로써 스콥 정지의 정밀도가 높아진다.

꼭 한 번 시험해 보기 바란다.

NBI 확대 관찰시 큰 리그볼 양성 깁스?

Ob
Observation Tips

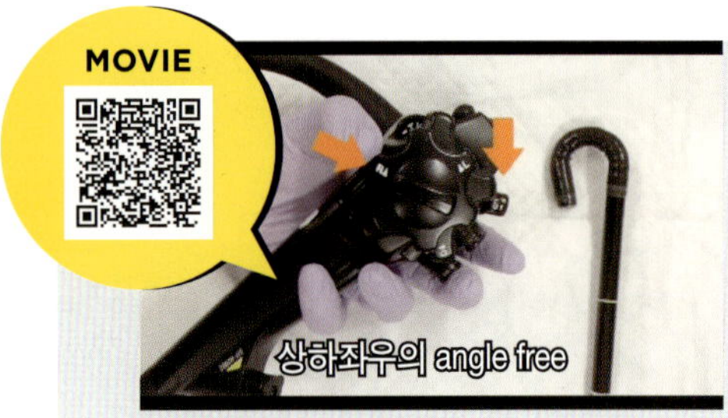

Mov.1 angle free.

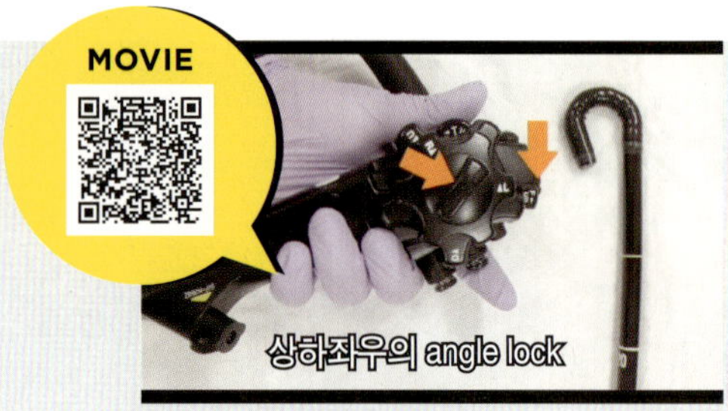

Mov.2. angle lock.

호시휴마를 아는가?

거인의 별(『주간 소년잡지』; 1966~1971년)이란 만화 주인공이다.

휴마는 큰 리그볼이라는 마구를 던지기 위해 엄청난 위력의 스프링이 달린 특수한 깁스를 상반신에 걸치고 트레이닝을 하였다(현대에서는 아동학대에 해당한다).

당연히 큰 리그볼 양성 깁스 착용 후는 식사도 제대로 못할 정도로 신체 움직임이 제한된다(그 결과 큰 리그볼 투구에 성공).

제가 시즈오카 암센터에 와서 최초로 들은 말은 "상부내시경 검사에서는 좌우앵글을 lock 하세요"였다.

실제로 해 보면 수고스럽지 않게 할 수 있었던 스콥 조작을 제대로 할 수 없게 되어 통상의 상부내시경 검사를 1건 마치는데 15~20분도 걸리게 될 정도였다. 그래도 그런 가운데 고생 없이 검사할 수 있게 되었고 이 앵글락의 의미도 알게 되었다. 「안정된 내시경시야가 편하게 확보될 수 있다」라는 것이다.

특히 확대 관찰시에는 약간씩 스콥을 이동시켜 나가는 조작이 필요하다. 앵글의 흔들림 폭이 크면 시야가 단숨에 바뀌어 버린다. 확대 레버를 왼손 엄지로 조절할 때에 상하좌우 앵글의 고정이 약간 소홀해지는 분도 많다고 생각된다.

또 왼손의 중지와 약지 등으로 앵글을 고정하도록 신경 써도 실제는 미세하게 움직인다.

그래서 앵글락이다. 현재는 좌우앵글뿐만 아니라 상하앵글도 lock하여 확대 관찰하는 경우도 있다. 한 번 시험해 보기 바란다.

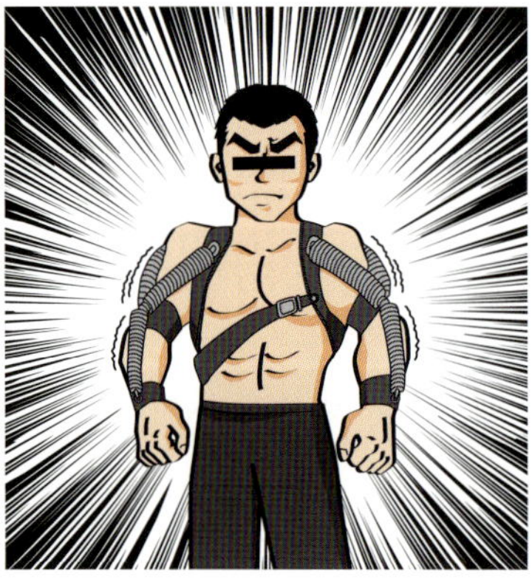

확대 관찰요령
사소한 더러움에 「송수버튼」?

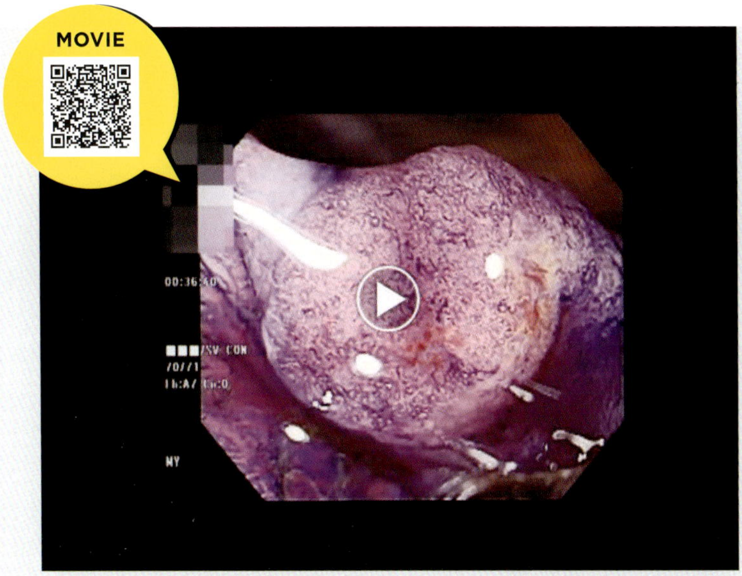

Mov.1. 「송수버튼」을 사용한 관찰대상의 세정.

본원에서는 어떤 사진을 연구회에 제출하여도 부끄럽지 않게 한장 한장 깨끗한 사진을 촬영하도록 엄히 지도하고 있다.

그래서 이번에는 사진의 질을 향상시키기 위한 괜찮은 요령을 소개한다.

여러분 모두 내시경 검사중 렌즈에 부착한 더러움을 제거할 때에 「송수버튼」을 눌러 화면을 깨끗하게 한다고 생각한다.

실은 「송수버튼」에 의한 렌즈면에의 송수는 관찰대상의 사소한 더러움을 제거하는 데에도 매우 도움이 된다.

확대 관찰중에 점액, 기포, 혈액 등이 병변에 부착한 것을 알아차리게 된다.

겸자구로의 송수는 기구를 삽입하고 있으면 시행할 수 없고, 사소한 더러움에 대하여 굳이 주사기를 사용하는 것도 귀찮다(라고 하면 화를 내시겠지요).

또 워터젯은 초근접시에는 생각한 위치에 닿지 않고 출혈을 일으킬 가능성이 있다.

그래서 「송수버튼」을 사용하여 관찰대상을 세정해 보자(**Mov.1**).

확대 관찰중에 「송수버튼」으로 렌즈를 깨끗하게 하면 근접시야(렌즈 가까이)도 깨끗해진다.

특히 LST의 정밀검사시에 유용하다. 또 인두와 식도 술후 문합부 등의 기도흡인 위험이 높은 장소의 관찰에 있어서도 유용하다.

꼭 한 번 시험해 보길 바란다.

인두암과 경부식도암을 놓치지 않기 위하여

Ob
Observation Tips

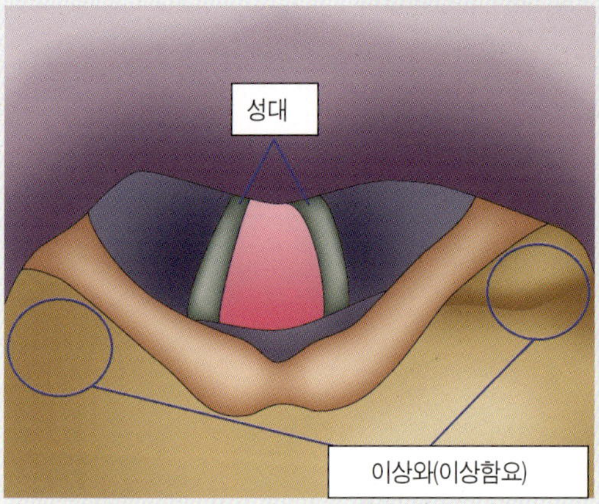

Fig.1. 이상와(이상함요)의 관찰(비발성시).

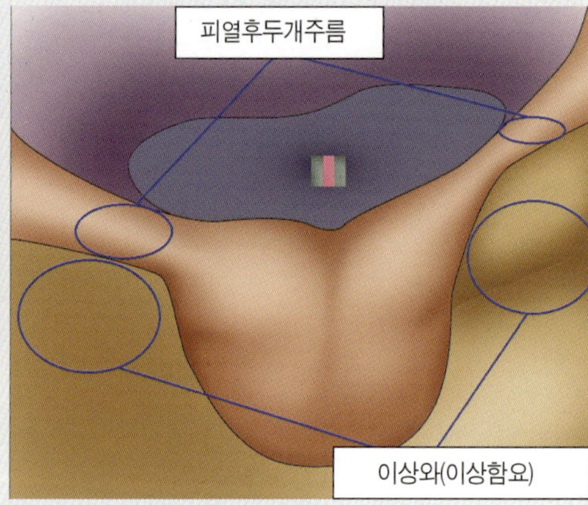

Fig.2 발성시 이상와(이상함요).
"이-", "에-"로 발성시키면 피열후두개주름이 후두쪽으로 거상하여 관찰하기 쉬워진다.

두경부, 식도 표재암을 발견하는데 NBI 관찰이 유용하다는 것이 많은 임상연구에서 밝혀졌다[1].

인두 관찰에는 인두반사를 야기하지 않기 위하여 가능한 한 후두와 인두와의 접촉을 피하고 조심하여 관찰한다. 그렇지만 일단 인두반사가 일어나면 그 후의 관찰이 곤란해지게 된다.

하인두를 관찰하는 요령으로 인두를 멀리서 관찰할 수 있는 위치(중인두후벽부근)에서 피검자에 발성시켜 보고, 후두를 거상시킨 상태로 관찰하면 좌우의 이상와를 보다 넓게 관찰할 수 있다.

또 경비 내시경검사로 피검자에 숨을 참도록 하면서 관찰하면 후두가 더욱 거상하므로 하인두후벽과 윤상후부를 상세히 관찰할 수 있게 된다.

인두 관찰 후는 식도의 관찰이다. 내시경이 식도로 진입한 단계에서 흉부상부식도를 단숨에 지나치는 경우가 많으므로 삽입시에는 경부식도를 관찰할 수 없는 경우가 많다. 그러므로 경부식도에 관해서는 탈거시에 NBI로 관찰하는 편이 낫다. 경부식도는 기관과 추체로부터 왼쪽으로 밀리고 협소화하므로 송기하여 관강을 넓히면서 관찰하면 병변을 놓치는 것을 방지할 수 있다.

문헌

1) Muto M, et al. Early detection of superficial squamous cell carcinoma in the head and neck region and esophagus by narrow band imaging: a multi-center randomized controlled trial. J Clin Oncol 28(9):1566-1572,2010

식도세정의 포인트 "오른쪽으로! 넣고 되돌린다!"

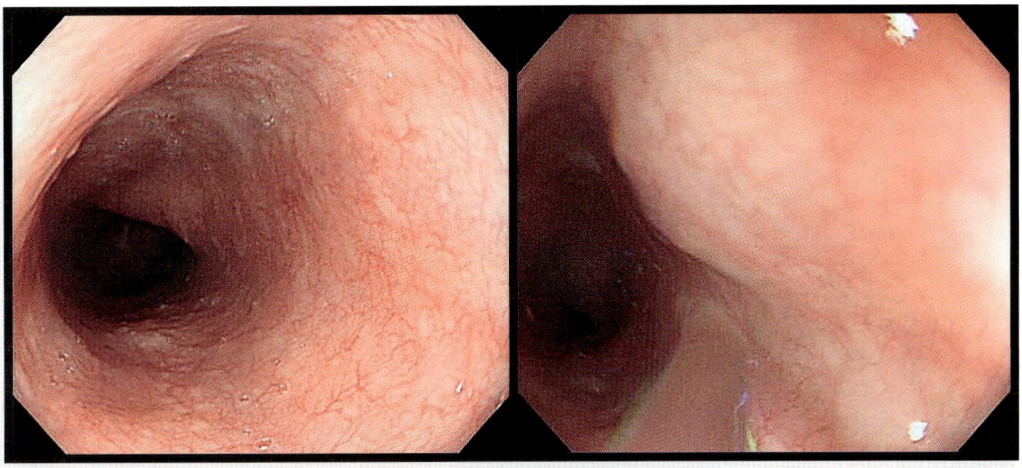

Fig.1. 상절치열 20~25 cm에서 멈춘다. 식도는 점액 부착이 많다.

Fig.2. 우앵글을 걸어 50 mL 주사기로 세게 가스콘수를 주수(注水)한다.

상부 소화관내시경 스크리닝에서 질 높은 검사를 명심해야 함은 물론이지만 헛된 시간을 없애 효율 좋은 검사를 목표로 할 필요도 있다.

헛된 시간을 없애는 데는 효율 좋은 세정이 중요하다.

식도점막은 타액과 기포가 부착되어 있고 충분한 관찰을 위해서는 식도의 세정이 필요하다(**Fig.1**). 내시경을 전진할 때마다 점액 등이 있어 10~20 mL의 주사기를 이용하여 여러번 세정하는 일이 있지 않은가?

식도세정의 포인트는 "오른쪽으로! 넣고 되돌린다!"이다. 내시경을 식도에 삽입하면 상절치열로부터 20~25 cm 정도에서 멈춘다. 피검자는 좌측와위로 누워 있어서 물은 좌측(8-9시) 방향으로 저류한다. 그러므로 식도우벽을 겨냥하여 우앵글을 걸고 50 mL의 주사기로 가스콘액을 세게 주수하여 점막을 세정(**Fig.2**)하면, 주수한 세정액은 반시계 방향의 흐름이 생겨 항문측으로 흘러간다. 주수를 마치면서 앵글을 원래대로 되돌려 곧바로 이 물을 흡인한다. 흡인하면 항문측으로 흘렀던 세정수가 구측(口側)까지 되돌아오게 되어갈 때와 되돌아올 때 두 번 점막을 씻는 것이 된다.

세정수를 주수할 때 흡인예방을 위하여 환자에게는 "식도 점막을 씻습니다. 사레들리지 않도록 숨을 참아주십시오"라고 말하고 숨을 참는 사이에 주수와 흡인을 마친다.

간단하면서도 꽤 유용하다. 식도를 세정하는 횟수가 현격하게 감소한다고 생각한다.

꼭 한 번 시험해 보기 바란다.

「염색 얼룩」이 적은 식도 루골살포법

Ob
Observation Tips

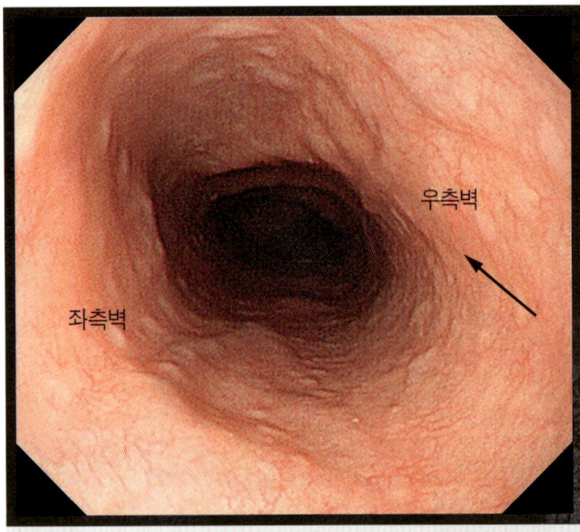

Fig.1. 식도 우측벽을 따라 화살표 방향으로 살포한다. 이 때의 포인트는 이 상태에서 흡인하여 식도를 조금 짜부러지게 하는것이다. 살포를 끝냈다면 바로 흡인방지와 루골액을 식도 위접합부까지 흘러 들어가게 할 목적으로 한 번 송기하면서 스콥을 전진한다.

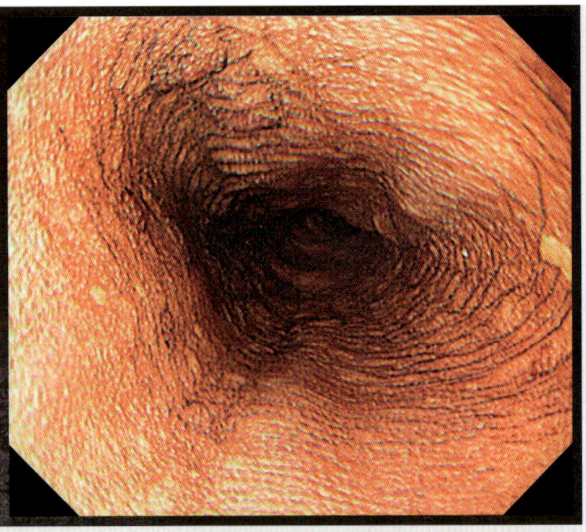

Fig.2. 식도를 짜부러지듯 하는 이미지로 작게 흡인과 송기를 반복하면 「염색 얼룩」이 없는 요오드 염색이 얻어진다.

많은 기관에서 식도 요오드염색은 세경 살포튜브를 이용하여 시행하지만, 증례에 따라서는 살포하는 간호사와 호흡이 맞지 않아 염색액이 부족해지거나 「염색 얼룩」이 생기는 경우도 있다. 그래서 술자 혼자서 살포하고 게다가 「염색 얼룩」도 매우 적은 살포방법을 소개한다.

「염색 얼룩」을 예방하기 위해 식도는 충분히 세정해 두자.

통상 루골액은 살포튜브를 이용하여 식도위접합부부터 살포하지만 소개하는 것은 요오드액을 경부식도부터 살포튜브를 사용하지 않고 직접 살포하는 방법이다.

실제 방법인데 우선 경부식도까지 스콥을 후퇴하고 흡인하여 식도를 조금 짜부라지게 하면서 식도 우측벽을 따라(검사는 좌측와위로 수행하므로) 부드럽게 루골액을 20 mL 주사기를 이용하여 겸자구로 직접 살포한다(**Fig.1**).

「염색 얼룩」이 보이는 경우는 식도를 짜부러지도록 하는 이미지로 작게 흡인과 송기를 반복하면 「염색 얼룩」도 사라져 아름다운 염색이 얻어진다(**Fig.2**).

꼭 한 번 시험해 보기 바란다.

체위 변환으로 대만을 관찰한다!

Ob
Observation Tips

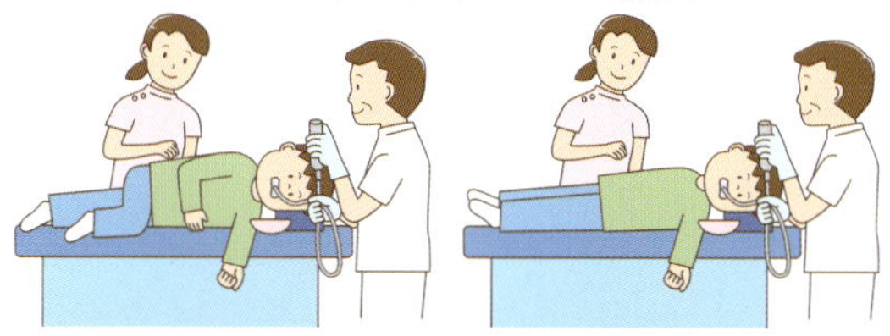

Fig.1. 좌측와위와 앙와위.

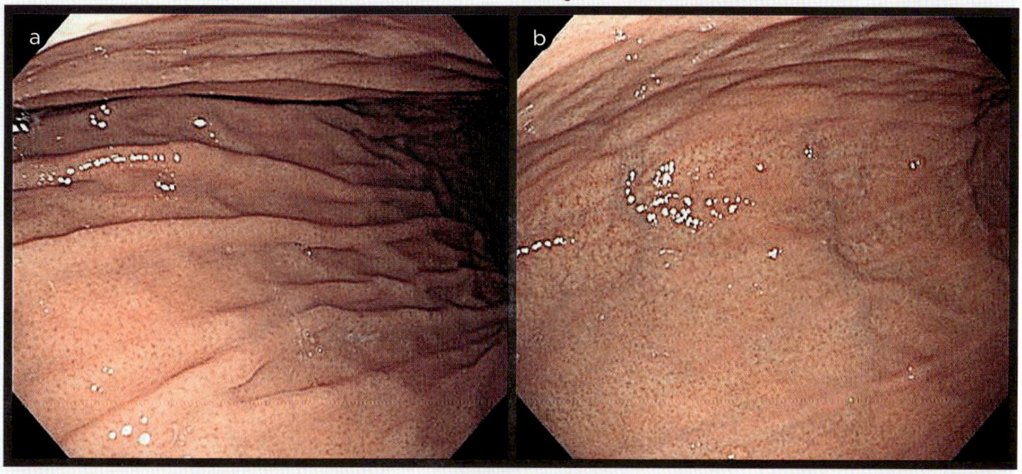

Fig.2a. 좌측와위. **Fig.2b.** 앙와위.
좌측와위에서는 위체부 대만 전벽은 펴지지 않고 이 부위에 암이 있어도 놓치게 된다. 체위 변환을 수행하여 앙와위로 하면 공기의 이동이 일어나 위체부 대만전벽이 넓어져 관찰이 가능하게 된다.

위체부 대만은 미분화형위암의 호발부위이다. 그러나 위체부 대만의 병변은 주름 사이에 숨게 되어 주름을 펴서 관찰하지 않으면 놓치는 경우가 있다.

이 부위의 병변은 매년 내시경검사를 하여 발견된 경우에 SM암이기도 하고 심한 경우는 진행암이 된 경우도 적지 않다. 그러나 위체중상부 대만은 좀처럼 주름 사이가 펴지지 않는 경우를 자주 경험한다.

그럴 때는 체위 변환이 매우 유용하다. 좌측와위에서 앙와위로 체위를 변환하면 공기 이동이 일어나고 위체부 대만의 주름 사이가 넓어지고 관찰이 용이하게 된다(**Fig.1,2**).

이때 환자에게 흡인이 일어나지 않도록 얼굴은 왼쪽을 향하게 한 채로 위체부 대만의 관찰이 끝났다면 좌측와위로 되돌리자.

이와 같은 사소한 체위 변환으로 내시경관찰의 질이 향상한다. 꼭 시험해 보기 바란다.

위 관찰은 위축성 위염의 진단부터

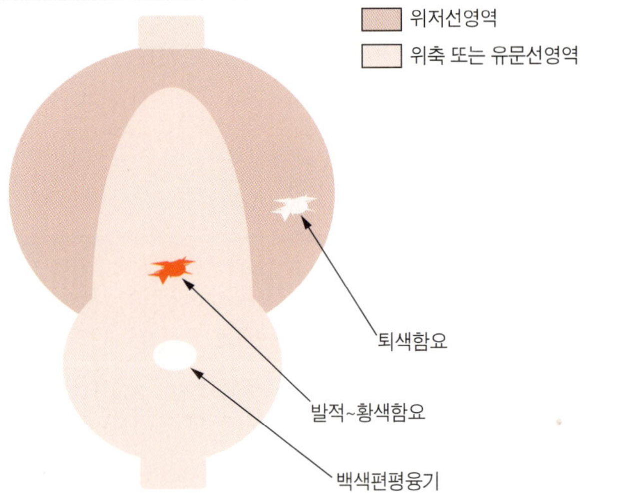

Fig.1. 위축성 위염이 있는 증례의 주목할 소견.

상부 위장관내시경 검사의 목적이 위암 조기 발견이라고 생각하지만 무심코 위를 전체적으로만 보아서는 놓치게 될지도 모른다. 위장에는 발암하기 쉬운 장소와 육안적 특징이 있다고 생각한다.

위축성 위염이 있는 증례에서는 그 영역에 분화형암이 발생할 위험이 높다고 생각한다. 위축성위염의 범위에도 기인하지만 위전정부부터 주로 위체부 소만에 걸쳐서 단발성 발적~황색함요, 발적 또는 백색조의 편평융기가 없는지를 조사하자(**Fig.1**).

또 인디고칼민 살포는 위축이 없는 영역보다도 위축이 있는 영역에서 효과가 높다. 위축성 위염의 범위가 넓은 증례에서는 적극적으로 그 영역에 시행해야 한다고 생각한다.

한편 위저선 영역에서는 미분화형암의 발생을 중심으로 검사를 하고, 위체부 대만의 위저선 점막에 탈색조의 부정형 함요가 없는지를 체크하자(**Fig.1**).

위축성 위염이 없고 헬리코박터 파이로리균 감염이 없는 증례에 암이 발생하는 것은 드물지만 식도위접합부암이 발생하는 경우도 있다. 방심하지 말고 식도위접합부를 중심으로 관찰하자.

또, 위 신전성에 대해서도 주의가 필요하다. 확실히 송기하여도 트림으로 위를 신전시킬 수 없으면 scirrhous type의 위암도 생각해야 한다.

각각의 증례에서 위암 위험은 다르다. 검사할 때에는 위축성 위염의 상태부터 위암 위험과 병변의 육안적 특징, 발암하기 쉬운 장소를 인식하여 시행해야 한다고 생각한다.

위암 경계진단과 확인이 망설여지면 L-menthol 제제와 페퍼민트 오일을 위암 자체에 뿌려볼 것!

Ob
Observation Tips

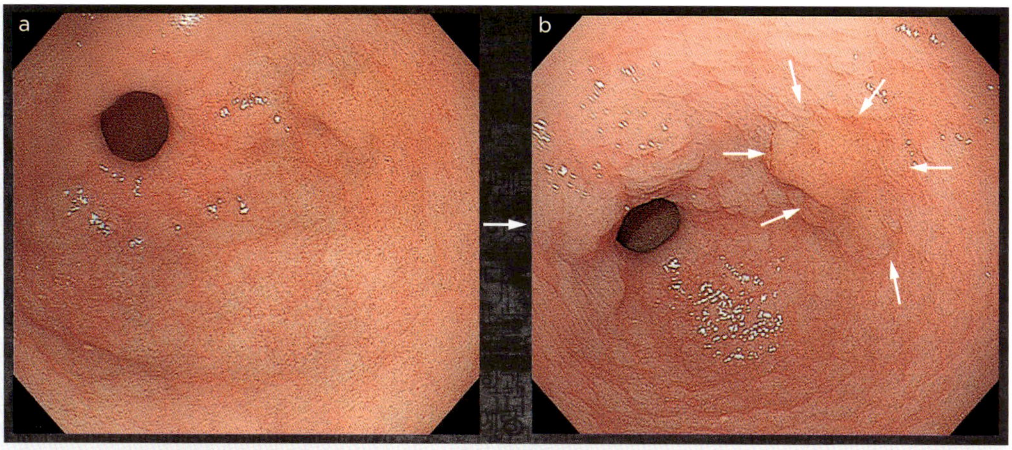

Fig.1. 원내제제 페퍼민트 오일 살포 후의 위암상.
a. 살포 전, b. 살포 후.

상부 소화관내시경 검사할 때에 나는 연동억제를 목적으로 L-menthol(민클리아®)과 원내제제 페퍼민트 오일을 위전정부에 살포한다.

어떨 때는 페퍼민트오일을 살포한 후 그전까지 지적되지 않았던 위전정부의 위암이 발견되기도 하였다[1].

위암 경계진단에 NBI 확대 관찰이 유용한 것은 말할 필요도 없다.

그러나 클리닉과 작은 병원에서는 상부 확대 관찰용 스콥이 없는 시설도 있고, 그런 기관에서 내시경검사를 시행하여 위암 경계진단이 망설여지는 증례와 병변이 작게 확인되는 어려운 증례를 만나게 되는 경우가 있지요.

인디고칼민을 살포하여도 알 수 없고 비확대 NBI로도 알 수 없다.

그럴 때에는 민클리어® 또는 페퍼민트 오일을 위암 자체에 살포해 보기 바란다. 겸자채널로 직접 살포하면 된다.

그러면 신기하게 위암이 나타나 보이게 되는 경우가 있나(**Fig.1**)[2,3].

속는셈 치고 꼭 시험해 보길 바란다(주: 속았더라도 일절 책임은 못집니다^^).

문헌

1) Kikuchi H, et al. Clinical application of L-menthol in the upper gastrointestinal endoscopic procedure. Fukushima J Med Sci 61(2):160-166-2015
2) Hikichi T, et al. Utility of peppermint oil for endoscopic diagnosis of gastric tumors. Fukushima J Med Sci 57(2); 60-65, 2011
3) 藤城光弘, 他. [座談会] L-メントール製剤の早期胃癌の内視鏡診断への影響について. 診療と新薬 51(4):381-393, 2014

스크리닝과 응급내시경은 관찰법이 다르다

응급내시경 검사법

Ob
Observation Tips

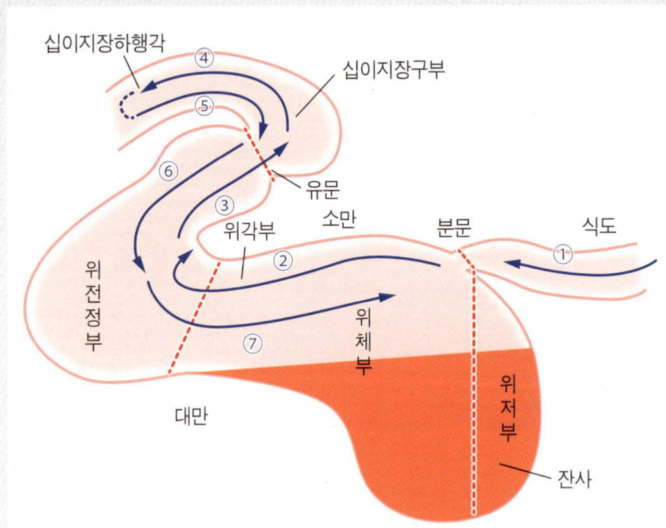

Fig.1. 응급내시경 관찰 순서.

토혈과 흑색변으로 전신상태가 불안정한 환자에서의 응급상부내시경에서 안전한 술기를 제공하는 데는 적절한「읽기」가 필요하다.

출혈이 신선혈이면 식도와 접합부(때로는 구강) 병변(정맥류와 말로리바이스 증후군), 흑색토혈이면 위 · 십이지장 출혈성병변, 흑색변이 계속되는데 위장에 이상이 없을 때는 단념하고 십이지장 심부로 삽입하는 등 출혈 성상으로 부위를 추정하면 효율적이다. 위장에는 출혈잔사도 많으므로 관찰 순서를 스크리닝과 같은 방법으로 할 필요는 없다. 우선 구강 안을 보고 내시경을 삽입, 식도위접합부(**Fig.1**①)를 관찰, 다음으로 최소한으로 송기하면서 위체부 소만을 살펴보고 위각부로 진입(**Fig.1**②), 가볍게 up 앵글로 위각소만을 살펴본 후 위전정부, 십이지장구부로 진입한다(**Fig.1**③).

십이지장구부는 우선 충분히 물로 씻어 신선혈의 유무를 확인하고 신중히 십이지장하행각까지 진입, 마찬가지로 물로 씻는다(**Fig.1**④,⑤).

위장으로 돌아와서 조심히 반전하여(**Fig.1**⑥) 위체부소만을 올려다 살펴보면서 위궁륭부까지 올라와 위궤양 호발부위인 위체상부 후벽을 확인한다(**Fig.1**⑦).

출혈병변이 많은 부위를 능숙하게 확인하는 순서의 어딘가에서 대부분의 원인병변을 찾을 수 있다.

"바바와 이노키 키운 방식이 다르다(역도산선생)"처럼 "스크리닝과 응급내시경에서는 관찰법이 다르다"고 생각한다.

※ 역자 주: 자이언트 바바와 안토니오 이노키는 일본 프로레슬링계의 라이벌로 같은 날 데뷔하였는데, 역도산은 바바는 영재교육으로, 이노키는 주먹질로 키웠다고 하였다.

황색조 위암을 찾아라!

Ob
Observation Tips

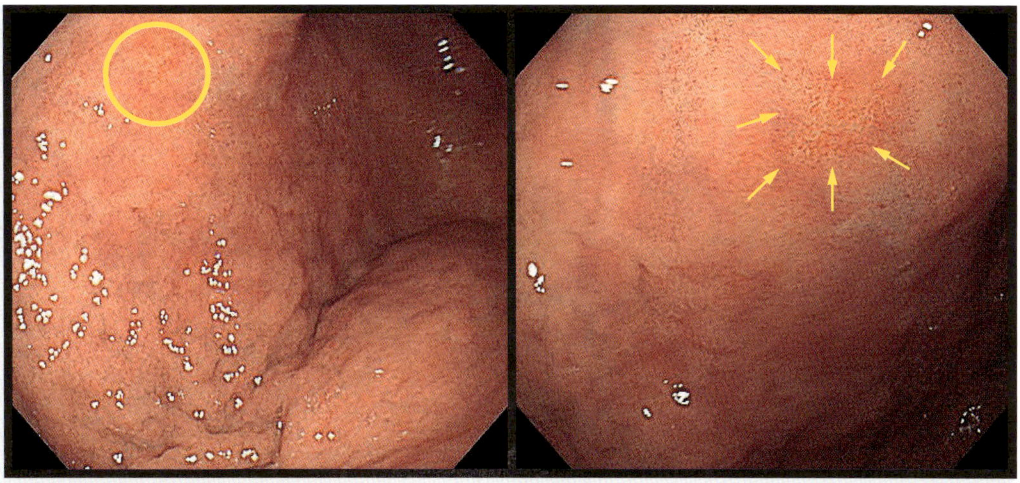

Fig.1. 위체하부 전벽의 조기 위암(0-IIc, 4 mm, tub 1, M, ULO).

상부 소화관내시경 검사는 놓치는 경우가 많은 검사이고 위암을 놓치는 비율은 5~26%로 보고 된다. 게다가 경험이 적은 의사는 위암을 유의하게 놓치기 쉽다[1].

위암 발견에는 색조 변화, 점막표면의 구조 변화, 자연 출혈, 혈관투과상의 소실 등에 주의하여 검사할 필요가 있다. 색조 변화에 관해서는 주변과의 미세한 색조 변화에 주의를 기울여야 한다. 조기 위암의 색조는 교과서적으로는 발적, 백색, 퇴색 등으로 표현되지만 실제는 황색 위암도 때때로 발견된다.

황색이라고 해서 원래색이 황색은 아니고 주위와 비교하여 약간 황색조인 정도이다.

이 약간의 색조 차이를 의식하여 검사를 시행함으로써 위암 발견율은 향상될 것이다.

문헌

1) Hosokawa, et al. Difference in accuracy between gastroscopy and coloectomy for detection of cancer. Hepatogastroenterology 54(74):442-444,2007

의외로 잊고 있는 백색광 관찰의 포인트

Ob
Observation Tips

병변의 전체상을 파악하는데 백색광 관찰은 여전히 중요하다. 포인트를 잡고 관찰하지 않으면 중요한 소견을 놓치게 된다. 검사 중에 "뭘 찍어야 하지?"라고 조급해할수록 포인트를 잊어버리게 되고, 나중에 "아, 그 사진이 없네…" 라고 되어 버리기 일쑤다.

다음 다섯가지 포인트를 명심하고 관찰하자. 우선 병변을 ① 원경 · 중경 · 근경에서 잡고, ② 위로 올려다보고, 아래로 내려다보며 각각 촬영한다. 다음으로 ③ 정면상, 비스듬한 방향 · 접선방향으로 관찰한다.

- 정면상 : 배경점막과의 색조차, 혈관투과상의 소실에 주목한다.
- 경사면과 접선방향 : 융기의 높이와 시작점의 성상(완만한지, 가파른지), 함요 깊이와 바닥의 성상을 알기 쉽다.
- 접선방향 : 특히 관강에서 호(弧)의 변형 · 경화의 유무를 알기 쉽다.

그리고 ④ 병변 한가운데에서 바깥으로 병변의 범위를 따라가면서 관찰하고(원심적), 반대로 병변 바깥에서 병변 중앙으로 따라가듯이 관찰한다(구심법). 이때 아울러 병변의 배경점막을 관찰하는 것이 중요하다.

마지막으로 ⑤ 공기량을 변화시키면서 호의 변화와 병변의 단단함, 주름선단부의 소견(뾰족함, 곤봉상종대와 유합) 및 주행이상을 본다. 요령은 가능한 한 탈기한 후에 송기하면서 공기 소량 · 중등량 · 대량(위대만 주름이 소실할 정도로, 또는 주름 사이가 관찰가능한 정도)으로 연속하여 촬영하는 것이다(**Fig.1**).

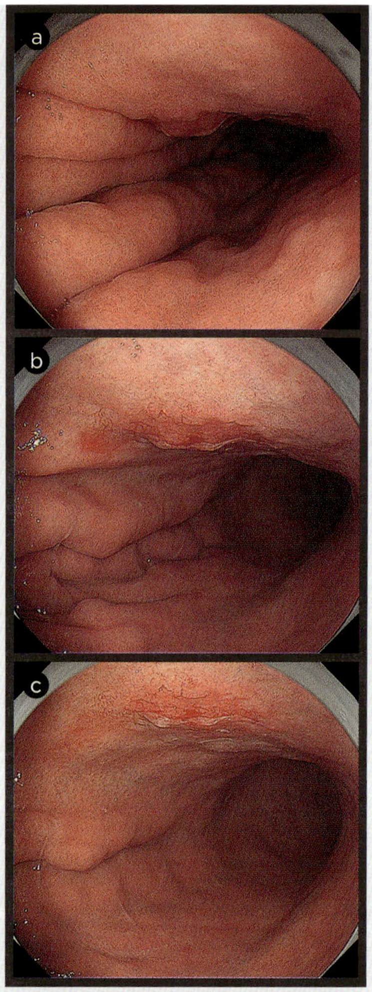

Fig.1. 공기량의 차이에 의한 통상 내시경상의 변화. **Fig.1a.** 소량, **Fig.1b.** 중등량, **Fig.1c.** 대량.

검사 전에 이미지트레이닝을 하여 병변 정밀검사에 임하자. 그리고 백색광 관찰 후에 목표를 좁혀 확대 내시경 관찰과 초음파 내시경 관찰을 추가하자.

Ob
Observation Tips

백색광 관찰에서 중요한 것

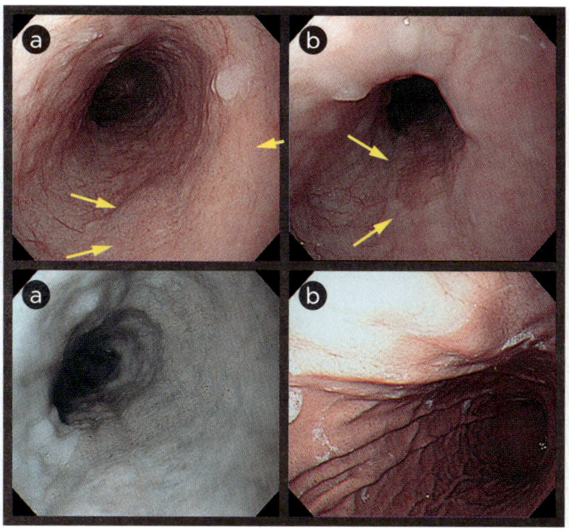

Fig.1. H260(올림푸스사), 측광 피크로 관찰.
Fig.1a. 전체적으로 보면 혈관망(화살표)의 단절이 있고, 이 단계에서는 "뭔가 이상하다" 정도의 관찰.
Fig.1b. 탈기하면 경계(화살표)가 보다 명료해진다.

Fig.2.
Fig.2a. NBI로는 광범위한 brownish area가 확인되지만 병변이 넓고 통상 혈관도 있어 인식하기 어렵다.
Fig.2b. 자동으로 촬영하면 근접부의 점막이 halation을 일으켜 정확히 관찰할 수 없다. 점액이 잔존하는 것도 관찰의 방해가 되므로 자주 가스콘수 등으로 세정한다.

영상 강조내시경검사(Image enhanced endoscopy, IEE)의 발달로 질적, 양적 진단이 확실히 향상하였다. 특히 식도병변의 검색은 우선 IEE로 검색하도록 지도하는 경우도 많은데 IEE 관찰도 중요하지만 보다 강한 광량이 필요하게 된다. 그러나 여전히 중요한 백색광 관찰에서 강한 광량은 근접부 halation을 일으키고 점막의 상세한 관찰이 곤란해진다. 백색광 관찰에서 중요한 것은 전경을 보는 것보다 적당한 거리감을 유지하여 구측(口側) 화면부에 halation을 일으키지 않고 화면에 비친 부위만의 관찰에 집중하는 것이다.

본원에서는 내시경의 측광모드를 피크로 설정하고 있다. NBI에서는 어둡게 느껴지지만 백색광에서는 근접 표면구조와 혈관구조도 하얗게 되지 않고 점막성상의 대비가 구분되기 쉽고 전체적으로 본 이상소견을 발견하기 쉬워 상세한 관찰도 하기 쉽다(자동에서는 바로 앞의 상세한 화면이 halation으로 보이지 않게 될 가능성이 있다. 강한 빛을 비추어 캐치라이트를 따라가는 방법도 있지만 점막성상을 정확히 관찰하기 위해서는 근접부의 반사광이 방해가 되기 때문이다).

다음으로 중요한 것이 공기량이다. 암을 검색할 때에 충분히 장기를 신전시킬 필요가 있는 한편 얕은 병변은 너무 송기하면 검색이 곤란해지는 경우가 있다. 어느 정도 송기하여 검색하는데 통상의 장기에서는 확인이 어려운 단차와 병변 가장자리의 음영, 전체적으로 본 혈관망의 이상(단절 등)을 포착하자. 그 후 탈기하여 병변을 확인하고 IEE 등으로 최종적으로 확인하는 편이 시간 효율이 좋다고 생각한다. 특히 식도의 NBI에서는 염증인지 암인지 그림자인지 구분하기 어려운 경우가 있다. 어떤 장기의 관찰에서도 백색광 관찰에서 우선 중요한 것은 병변과의 거리로 전체적으로 본 이상소견과 빛이 닿는 상태, 송기량이 중요하다고 생각한다.

통상관찰, 놓치지 않고 관찰할 수 있는가? 파트 1

Ob Observation Tips

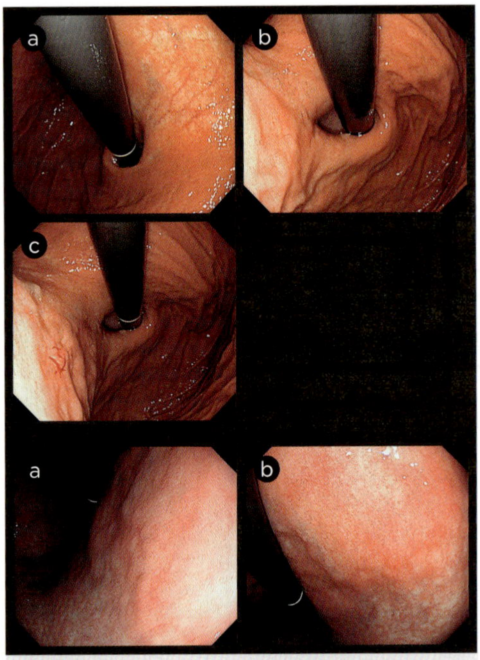

Fig.1a. 위체상부 U턴 관찰. 후벽 일부가 스콥에 가려진다.
Fig.1b. J턴 + 우앵글 + 축을 30도 좌회전.
Fig.1c. 1b에서 약간 스콥을 밀면 체상중부 후벽이 관찰가능하게 된다.
Fig.2a. 위체 후벽의 관찰은 접선방향이 되기 싶다.
Fig.2b. 좌앵글을 걸어 정면시로의 관찰이 필요.

위장 통상관찰에 여러분은 어느 정도의 시간이 걸리나요?

3분? 5분? 10분? 아무리 시간이 걸려도 병변이 시야에 들어오지 않으면 발견에도 진단에도 이르지 못한다. 거듭 말하지만 적절한 거리와 각도로 관찰하지 않으면 병변을 놓치게 된다.

이번은 특히 위장 내에서도 놓치는 경우가 많은 위체부 후벽에 관해서 관찰법의 요령을 두 가지 기술하고자 한다.

위체부 후벽 관찰법의 요령

① 위체상부 후벽은 J턴 때 관찰을!

② 위체중하부 후벽의 반전관찰은 좌앵글을 사용하여 정면시를!

① 위체상부 후벽의 일부는 U턴 관찰시에 스콥 뒤에 가려지게 된다(**Fig.1**). 그러므로 J턴시에 조금 우앵글을 걸고 축을 약 30도 좌회전시켜 분문부를 관찰하고(**Fig.1b**), 다시 스콥을 약간 푸시하여 위체상중부 후벽까지 관찰하는 것이 사각을 없게 하는 포인트이다.

Fig1a, b, 2에서 보이지 않았던 빨판문어를 **Fig.1c**에서 관찰할 수 있음을 알겠는가?

② 위체부 후벽을 자주 접선방향으로 둔 채 관찰하는 내시경의가 있는데 위험하다!(**Fig.2a**)

좌앵글을 걸어 정면시로 관찰을 유념해 주기 바란다!(**Fig.2b**)

물론 우선 위장 점액과 기포를 깨끗하게 세정하는 것이 기본이고, 공기량의 조절, 여러 각도에서 관찰 및 배경점막에 의한 위험 영역을 중시한 관찰은 말할 필요도 없다.

거기에 더해 자신의 내시경관찰에서 사각이 되기 쉬운 영역을 파악하고 그것을 보는 테크닉을 익히는 것이 중요하다.

통상관찰, 놓치지 않고 관찰할 수 있는가? 파트 2

Ob
Observation Tips

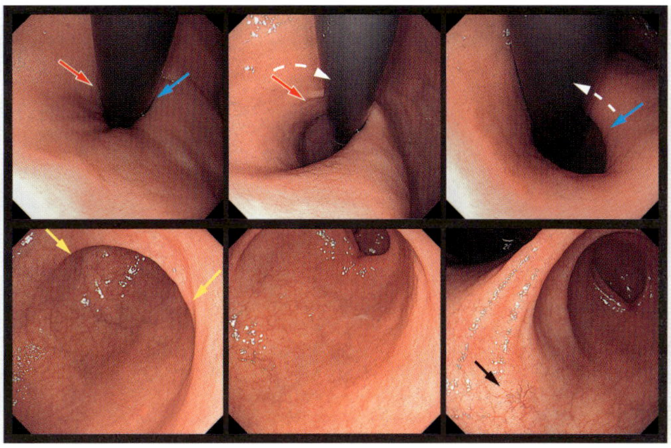

Fig.1 (좌상). 스콥에 가려진 분문부 전후벽.
Fig.2 (중상). 우앵글.
Fig.3 (우상). 좌앵글.
Fig.4 (좌하). 위각뒤 전후벽.
Fig.5 (중하). 위각뒤 후벽.
Fig.6 (우하). 위각뒤 전벽.

위장 통상관찰의 요령, 파트 2. 위장 내에서도 많이 놓치는 부위인 분문부와 위각 전후벽 관찰방법의 요령에 관해서이다.

① 분문부 관찰에는 좌우앵글을 사용하여 사각을 없앤다.

J턴으로 분문부를 관찰할 때 축을 약 30도 좌회전 시키는데 그대로 두면 분문부 전후벽은 스콥에 가려진다(**Fig.1** 적 · 청 화살표 영역). 스콥에 가려진 사각을 보기 위해서는 우앵글을 걸어 스콥을 화면 오른쪽으로 shift 시킨다.

그에 따라 분문부 전벽의 빨간 화살표 부분이 관찰하기 쉽게 된다(**Fig.2**). 또 이 시야에서 많이 놓치는 분문직하 소만도 정면시로 관찰 가능하다. 거기다 축을 약 90도 왼쪽으로 회전시키고 이번에는 좌앵글을 걸어 스콥을 화면 왼쪽으로 shift 시킴으로써 분문부 후벽의 파란 화살표 부분의 사각이 없어지게 된다(**Fig.3**).

② 위각 전후벽은 위전정부 삽입시에 관찰을!

의외로 놓치기 쉬운 곳이 위각 뒤편의 전후벽이다. 위체하부를 내려다보는 관찰에서는 위각의 주름에 가려져 사각이 되는 곳이 있다(**Fig.4** 노란 화살표). 위각뒤 후벽은 위전정부에의 스콥 삽입시에 정면시가 된다(**Fig.5**). 이때 의식적으로 보는 것이 중요하다.

또 위각뒤 전벽의 관찰은 위전정부 전벽을 관찰할 때에 조금 스콥을 빼내는 것으로 사각을 없게 할 수 있다(**Fig.6**). 검은 화살표의 혈관이 **Fig.4**에서는 보이지 않는다.

위각의 주름 뒤, 의외로 못보고 지나치는 경우가 많고 많이 놓치는 부위이다.

내시경 지도에서 촬영한 내시경 화면을 인쇄하여 나열하고 어떤 부위가 관찰 불충분한지를 파악하도록 하고 있다. 자신의 관찰법의 버릇을 알고 사각이 되기 쉬운 영역을 파악하는 것은 매우 중요하다고 생각한다.

인디고칼민은 없어지지 않는다

확대 내시경? 그 전에!

Ob Observation Tips

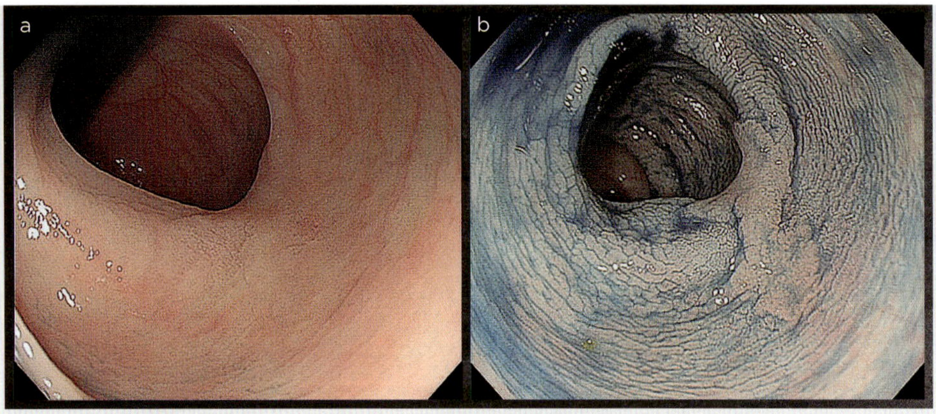

Fig.1a. 인디고칼민 살포 전.

Fig.1b. 인디고칼민 살포 후.

NBI와 BLI 같은 equipment-based IEE는 색소살포가 불필요한 것 외에도 확대 내시경 관찰과 조합하여 미세혈관 구축상, 미세표면 구조도 평가할 수 있고, 보다 상세한 관찰이 가능하므로 많은 내시경의가 일상 진료에 사용하고 있다고 생각한다. 더 이상 인디고칼민은 필요 없다고 하는 선생도 있다.

그러나 확대 내시경 관찰은 좁은 시야에서의 관찰법이다. 전체상을 파악하지 않고 확대 내시경만으로 진단하면 나무를 보되 숲을 보지 못하게 되어 진단을 잘못하게 될 수 있어 전체상을 파악하는 것은 중요하다.

또 병변의 전 영역을 확대 관찰하는 것도 시간이 걸리므로 비확대 관찰로 전체상을 파악한 다음 확대 관찰하는 식으로 대상의 범위를 좁혀 나간다. 물론 심달도 진단에 있어서도 긴만감(緊滿感, expanding appearance)과 대상거상소견(台状挙上所見, non-extension sign)이라는 비확대 관찰소견의 파악은 필수이다.

전체상 파악에는 함요, 색조 변화, 미세한 형태의 특징을 포착하는 것이 중요하고, 인디고칼민을 살포하여 그것을 강조한 전체상을 관찰하는 것은 중요하다(**Fig.1**). 더욱이 대장 종양의 진단에서는 crystal violet 정도의 정밀함은 아니지만 pit(선관개구부의 형태)의 평가도 가능하다. 뭐라 하여도 인디고칼민 살포상은 아름답다. 그렇게 생각하지 않는가?

일단 확대 내시경 관찰을 하면 내시경과 후드의 선단이 병변에 닿게 되고 발적과 점막출혈, 부종을 일으켜 그 후의 비확대 관찰에 영향을 미친다. 튜브를 사용하지 않고 겸자구에서 주사기로 살포하면 그 정도로 시간은 걸리지 않는다. 또 인디고칼민을 뿌린 후에도 특수광을 이용한 확대 관찰에는 영향을 미치지 않는다.

확대 내시경? 그 전에 꼭 인디고칼민을 살포해 보기 바란다.

Ob
Observation Tips

내시경 관찰은 기본이 중요

얕보지 마라 인디고칼민

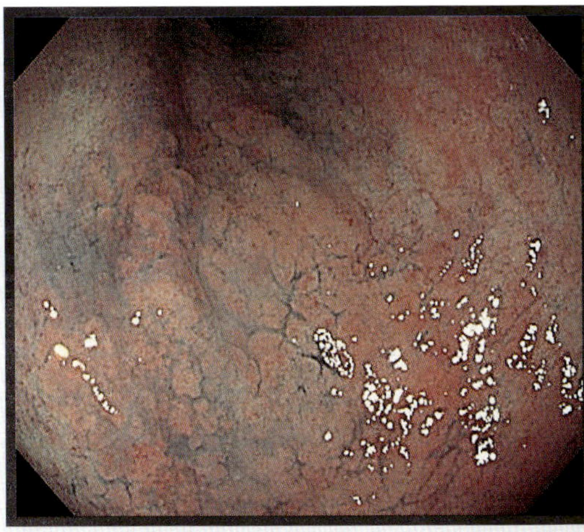

Fig.1. 위각전벽의 경계 위축이 있는 범위 불명료한 표면융기형 병변.

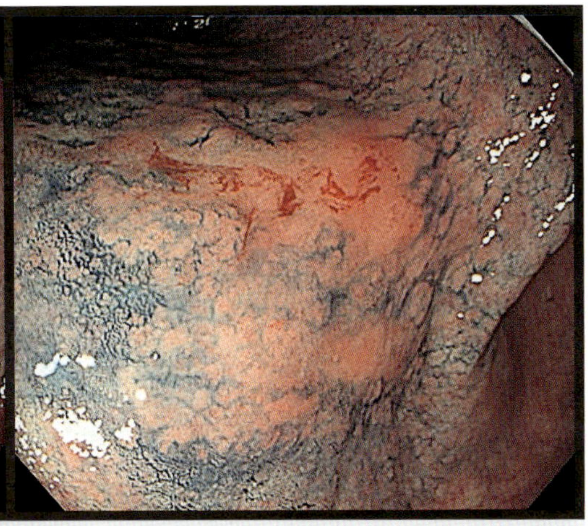

Fig.2. 점액을 확실히 세정한 후 진한 인디고칼민(원액 0.4%를 4배 희석 → 2배 희석순)을 살포하고 30초 후에 관찰.

최근 젊은 내시경의는 병변을 보면 바로 화상강조관찰(IEE)과 확대 관찰을 하는 경향이 있는 것 같다.

좀 기다려 보기 바란다. 색소내시경을 무시하고 있지는 않은가?

위장 관찰에서는 인디고칼민(indigo carmine)이 통상 사용되고 있지만 특히 범위진단에 있어서는 조금만 생각하면 몇 배나(때로는 IEE와 확대보다도) 유용한 검사가 된다.

또 병변과 접촉하지 않고 전체상을 바라보고 파악할 수 있으므로 실제 치료할 때 등에서도 유용하다.

그 요령 두가지를 설명한다.

① 농도를 바꾼다.

② 시간을 두고 본다.

같은 검사라고 생각되지 않을 정도로 보이지 않았던 병변이 나타나는 것을 알겠지요?(Fig.1, 2)

즉, 그 핵심은

① 인디고칼민은 묽으면 경계 명료하고 진하면 미세한 함요변화가 선명해진다. 다만 너무 진하면 점조성이 증가하고 함요가 무디어져 불명료하게 된다. 우리는 원액 0.4% 인디고칼민을 4배 희석으로 시작하여 최대 2배 희석까지 사용한다.

② 위벽의 신전자극에 동반하여 점액분비가 정상과 종양부분이 다르므로 인디고칼민이 병변부에서는 착색되지 않아 떠올라 보인다. 그러기 위해서는 인디고칼민 살포 후 한 번 위장을 과신전시켜 점액분비를 촉진하고 조금 기다림이 필요하다.

「묽게→진하게」「위벽신전」「30초 기다림」으로 꼭 다음번 시험해 보기 바란다.

주사기 하나로 위장 전체에 인디고를 살포하는 방법

Ob Observation Tips

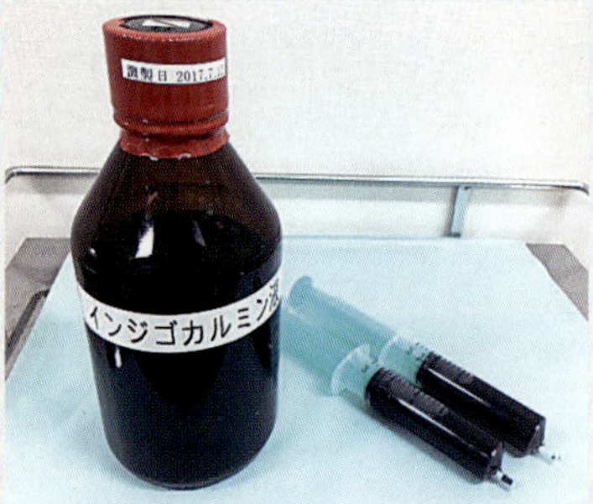

Fig.1. 인디고제제 10 mL와 수돗물 10 mL를 주사기에 넣어 준비한다.

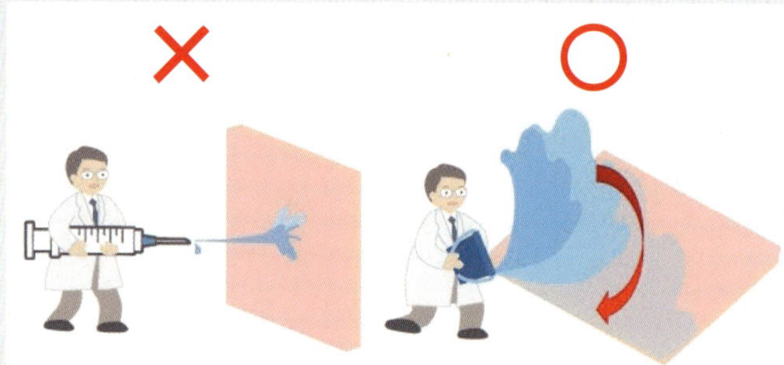

Fig.2. 수직으로 말고 약간 비스듬하게 넓은 범위로 살포한다.

본원에서도 처음 내시경 검사시에는 반드시 색소관찰을 실시하고 위장 전체를 살포한다. 이때 살포튜브를 이용하는 기관이 많다고 생각되는데, 본원에서는 주사기 1-2개로 효율적으로 단시간에 위 전체를 살포하고 있어 그 요령을 소개한다.

우선 본원에서는 약제부에서 인디고칼민 제제(0.4%, 500 mL)를 조제해 준다(**Fig.1** 왼쪽 병, 인디고칼민 20 g + 정제수로 총량 5,000 mL). 그것을 검사당일 아침 25 mL의 주사기에 인디고 제제 10 mL + 수돗물 10 mL로 20 mL 만들어(**Fig.1** 오른쪽) 각 검사실에 다수 준비해 둔다. 통상관찰 종료 후 하기의 순서로 인디고칼민을 주사기로 직접 겸자구를 통해 살포한다.

① 위강을 적당한 정도로 탈기한다.
② 위전정부 대만(p-ring 근처)에서 여러 곳에 나누어 강하게 살포한다.
③ 흡인은 하지 않고 겸자채널 내에 남은 인디고칼민을 빈 주사기로 세게 위체하부 소만 부근에서 press 한다.
④ 공기를 조금 넣어 인디고칼민이 닿지 않은 장소를 확인하고 거기에 닿도록 위내 공기를 완전히 탈기(반전하여 fornix를 탈기한 후 아래를 내려다보면서 탈기하며 식도까지 후퇴)하고, fornix에 저류한 인디고칼민을 위장 전체에 빠짐없이 미치도록 한다.
⑤ 다시 공기를 넣어 확인하고, 어떻게 해도 인디고칼민이 닿지 않는 장소(위체상부 소만후벽 등)는 주저없이 한 번 더 주사기 한 개로 살포한다.

포인트는 중력과 물이 흐르는 방향을 파악하여 살포하는 것이다. 또 **Fig.2**처럼 위벽에 대하여 수직으로 말고 약간 비스듬하게 바케스에 넣은 물을 넓은 범위로 뿌리듯이 살포하는 것이 요령이다. 본원에서는 주사기 2개까지로 위 전체에 뿌리듯이 하여 살포튜브는 사용하지 않는다. 꼭 한 번 시험해 보기 바란다.

인디고칼민 전에 초산을 살포해 보자

Ob
Observation Tips

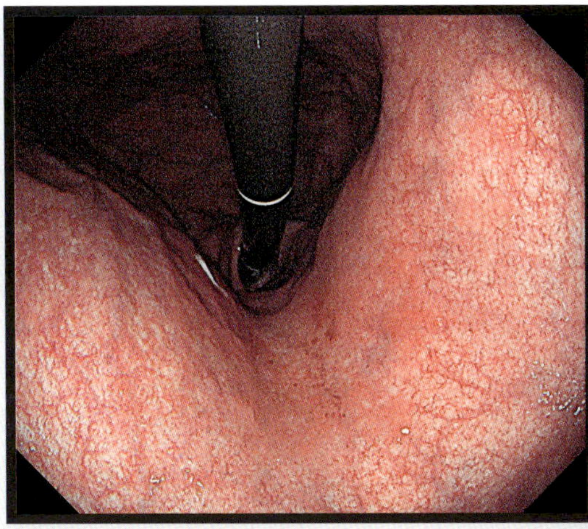

Fig.1. 살포 전의 통상내시경상.

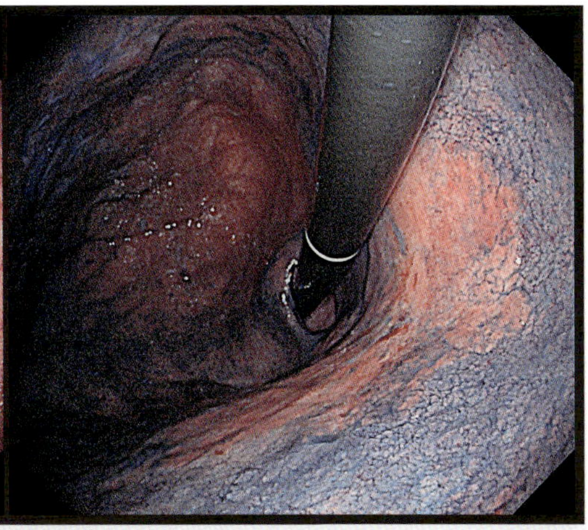

Fig.2. 초산 살포 후 인디고칼민 살포상.

조기 위암의 술전 범위진단으로 통상관찰, 인디고칼민에 의한 색소관찰, NBI 확대 관찰 등 여러 방법이 이용된다.

그러나 경계가 불명료하여 범위진단이 망설여지는 경우도 때로는 있지요. 그럴 때에는 인디고칼민 전에 초산을 뿌려보기 바란다.

어라 신기하네. 암이 있는 곳만 선명하게 염색이 안된다.

이것은 암부위와 비암부위의 점액분비의 차이에 의한 것이라고 생각되지만 인디고칼민 단독보다 경계가 명료해진다.

이 방법은 경계가 불명료한 병변뿐만 아니라 대형(大型)으로 상세하게 범위를 보는 것이 어려운 병변의 전경 파악이 간단해진다(Fig.1,2).

또 위 전체를 살포하면 놓친 병변을 발견할 수 있게 된다.

주의점은 초산을 뿌리면 끈적끈적해지게 되므로 거품 등을 깨끗하게 씻어 내고 마지막에 살포하자.

곤란할 때에는 한 번 시험해 보기 바란다.

위암 범위 진단에 초산 + 인디고칼민 살포 관찰을 시행하는 경우에는…

Ob Observation Tips

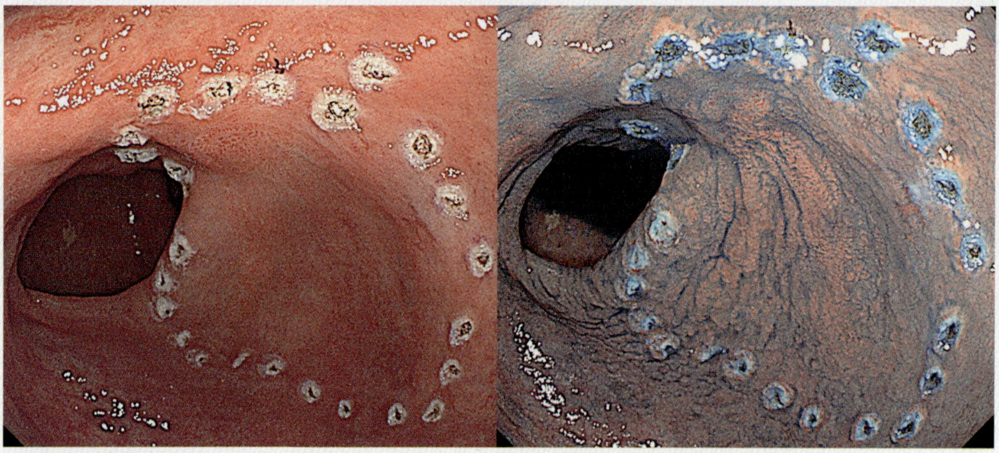

Fig.1. 백색광 관찰. Fig.2. 초산 + 인디고칼민 살포관찰.

백색광(**Fig.1**)과 인디고칼민 살포, NBI 확대 관찰에 더해 초산 + 인디고칼민 살포(**Fig.2**)로 조기 위암의 범위진단을 시행하는 경우도 많다고 생각한다. 저도 유용한 방법이라고 실감하고 있지만 관찰시 몇가지 주의점이 있어 생각나는 대로 적어 보겠다.

- 초산 살포직전에 재차 점액을 물로 씻는다!
  → 점액을 씻어내는 것은 모든 관찰의 기본이지만 살포직전에 한 번 더.
- 살포 전에는 병변과 병변주위를 스콥으로 문지르지 않는다.
  → NBI 확대 관찰을 지나치게 열심히 하여 문지르면 초산 + 인디고칼민 살포시에 문지른 부위가 붉게 되어 오진하기 쉽게 된다. 살포 후에도 마찬가지로 병변을 스콥으로 문지르거나 위내 공기를 흡인하여 병변을 반대측 위벽과 접촉시키지 않도록 하자.
- 살포튜브가 아니라 주사기로 직접 살포한다!
  → 살포튜브로 하면 기포가 병변과 위전체가 넓어져 관찰하기 어렵게 된다.
- 살포직후 범위 불명료한 경우도 2~3분 기다려본다!
  → 초산 + 인디고칼민 살포는 산에 대한 암과 주위점막의 점액분비 차이에 의해 유용하므로 잠시 기다려 보면 상대적으로 발적된 병변이 나타나 보이는 경우가 있다.

ESD시에 NBI 확대 관찰로 마킹한 후 초산 + 인디고칼민 살포관찰로 범위를 확인하는 경우도 있다. NBI 확대 관찰의 답을 맞추어 본다는 느낌으로 확인한다면 안심이 되겠지요.

오늘 EUS 화질이 나쁘네~ (T_T) 그럴 때는 이것을 체크!!

Ob
Observation Tips

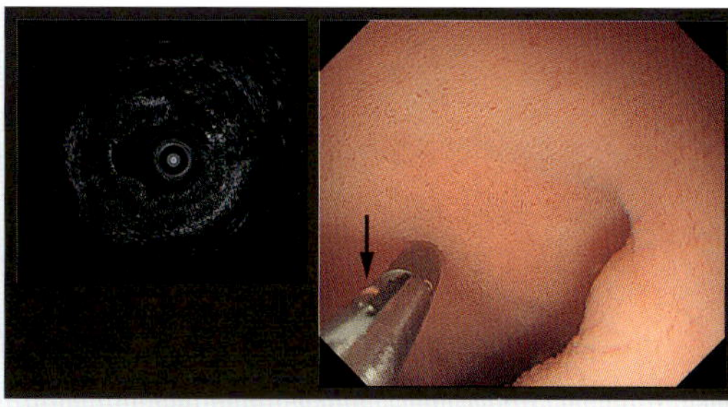

Fig.1. 프로브 선단에 기포(화살표) 있음.

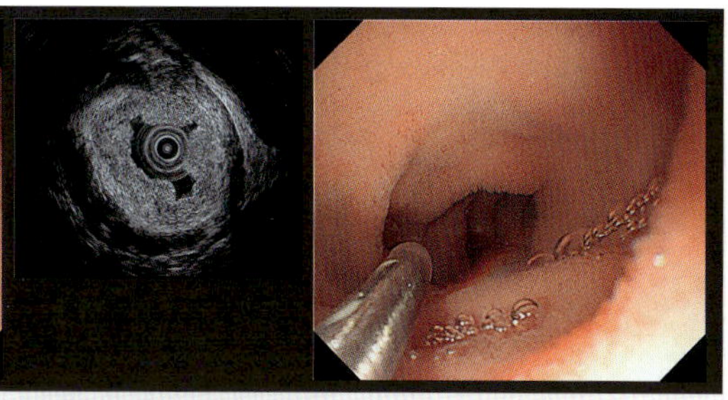

Fig.2. 프로브 선단에 기포 없음.

가끔 EUS를 하다보면 "어라, 좀 잘 안보이네. EUS 화면이 왜 이래?"라고 생각이 드는 경우가 있으리라고 생각한다. 물론 우리들 실력의 문제(?)도 있을지 모르지만 다른 문제가 있을지도 모른다.

① 주파수는 적당한가?

조기암을 본다면 20 MHz 같은 고주파수, 큰 점막하종양이라면 12 MHz, 췌장 등이라면 5 MHz와 7.5 MHz 같은 저주파수로 병변에 맞게 적절하게 사용하지 않으면 좋은 영상을 얻을 수 없다.

② 게인, 콘트라스트는 적절한가?

기호도 있으리라 생각하지만 이것들도 병변에 맞출 필요가 있다. 직전에 사용한 사람의 기호에 맞게 변경되어 있을지도 모르므로 체크를 요한다.

③ 메인트넌스는 빈틈없는가?

Fig.1은 유문륜 병변을 스캔할 때의 영상인데 왼쪽 EUS상을 보면 흐릿하여 무엇이 묘출되는지를 알 수 없다. 오른쪽은 그 때의 프로브 선단의 사진이다. 좀 메인트넌스를 하면 **Fig.2**와 같이 명료하게 묘출된다.

Fig.1과 **Fig.2**의 프로브 선단의 차이에 그 힌트가 있는데 알겠는가?

Fig.1의 화살표 끝을 잘 보면 프로브 가운데 기포가 있다. Mechanical radial형 프로브는 경시적(經視的) 변화에 따라 액체 안에 이와 같은 기포가 생기는 경우가 있다. 전용기(專用機)라면 액체를 보충할 수 있지만 세경프로브는 보충할 수 없다.

그 때문에 스캔 전에 선단으로부터 약 30 cm 정도를 잡고 선단을 아래로 빙글빙글 돌림(흔들며 돌린다?)으로써 원심력으로 액체를 선단으로부터 이동시킬 수 있고, 일시적으로 기포가 이동하여 **Fig.2**와 같은 양호한 영상이 얻어진다. 보관할 때에 선단을 아래로 하여 두는 것도 효과적이다.

Fig.1과 같은 작은 기포로도 화면은 나빠지는 것으로 메인트넌스는 잊지 말 것.

LCI로 보이지 않던 것이 보일 수 있다!

Ob
Observation Tips

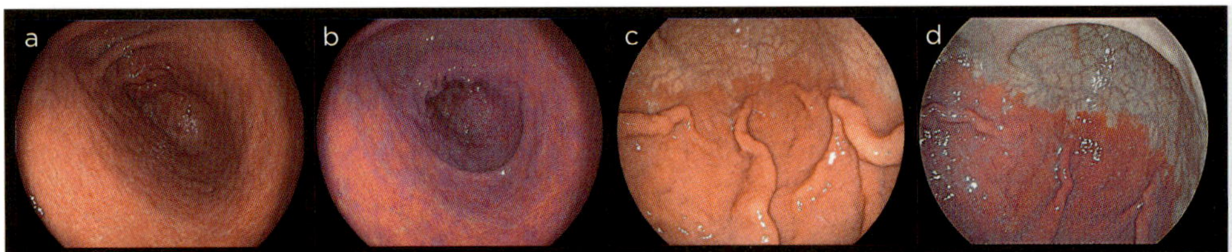
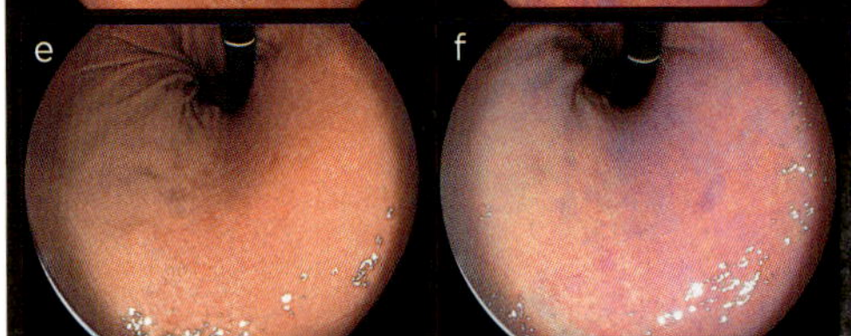

Fig.1. LCI 색변환과 효과.
[장상피화생] a. 백색광 관찰, b. LCI 관찰.
[*H. pylori* 감염위염] c. 백색광 관찰, d. LCI 관찰.
[지도상 발적] e. 백색광 관찰, f. LCI 관찰.

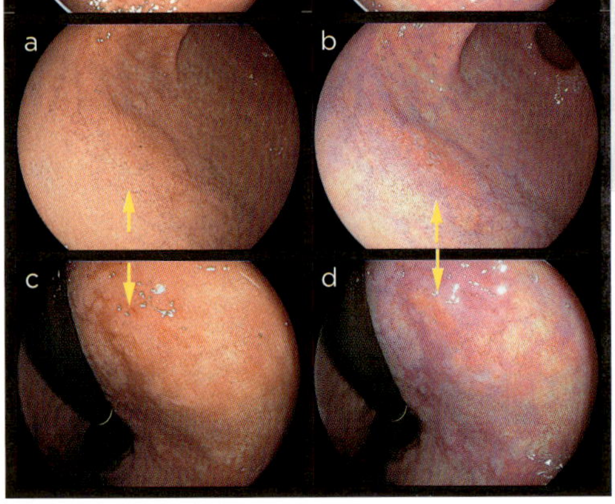

Fig.2. LCI 색변환과 효과.
[위체하부 전벽] a. 백색광 관찰, b. LCI 관찰.
[위체중부 후벽] c. 백색광 관찰, d. LCI 관찰.

이번에 소개하는 LCI(linked color imaging)은 협대역광(狹帶域光)에서 얻어진 영상을 점막색 부근의 색분리가 잘 되도록 하여 붉은색은 더욱 붉게 흰색은 더욱 희도록 강조한다. 또 백색광 영상에 가까워 원경관찰에서도 충분히 밝으므로 스크리닝 관찰에 적합하다.

① LCI 관찰에서의 장상피화생 · *H. pylori* 감염진단

LCI를 사용하면 장상피화생은 라벤다색을 나타내므로 백색광과 비교하여 진단이 용이하다(**Fig.1a, b**). 또 LCI에서는 헬리코박터 감염에 의한 위저선점막의 미만성발적이 강조되어 백색광과 비교하여 진단이 용이해진다(**Fig.1c, d**). 또 헬리코박터 제균 후에 특징적인 지도상 발적에서도 LCI는 백색광과 비교하여 강조된다(**Fig.1e, f**).

② LCI 관찰에서의 조기 위암 진단

실제로 LCI로 발견한 조기 위암의 증례를 **Fig.2**에 제시하였다. 모두 제균 후 발견한 위암으로 백색광 관찰에서는 인식이 어렵지만 LCI에서는 지도상 발적 가운데 오렌지색 병변이 인식가능하다. LCI에서는 제균 후 지도상 발적으로 존재하는 위암도 인식이 용이해진다. LCI로 지도상 발적의 가운데 오렌지색의 영역이 있으면 제균위암을 의심하고 잘 보기 바란다.

연성내시경은 낚싯대와 마찬가지

위 확대 내시경 관찰, best position으로의 approach 비법

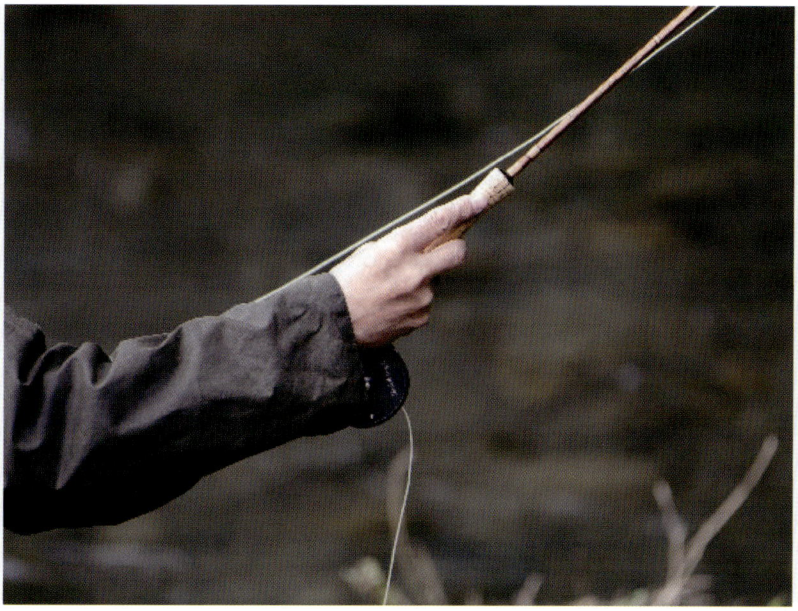

낚시는 눈에 보이지 않는 물밑 낚싯대 끝의 작은 정보를 낚싯대를 가볍게 잡고 있는 오른손으로 감지한다.

연성내시경인 소화관내시경도 낚싯대와 마찬가지로 스콥을 잡은 오른손으로 여러 가지 눈에 보이지 않는 중요한 정보를 감지할 수 있다.

비틀림, 미세한 휨, 스콥 선단에 가해지는 힘 등이다.

그러나 오른손에 여분의 힘이 들어가게 되면 그 정보는 금방 사라진다. 특히 초심자는 곧장 힘을 주기 때문에 오른손의 미묘한 감촉을 느낄 수 없다.

여분의 힘을 빼서 모니터에는 보이지 않는 오른손에서 얻어지는 정보를 감지하는 것이 중요하다.

모든 내시경검사에 공통이지만 위 확대 내시경 관찰에서도 이 오른손으로부터 얻어지는 정보를 수단으로 하여 병변까지 가능한 한 비틀림과 휨을 만들지 않도록 접근하고, 스콥에 무리가 가지 않는 형태로 선단을 점막에 접사하여 안정시키면 오른손을 놓고 왼손만으로 최대배율로의 관찰이 가능하게 된다.

한손 조작이 가능한 바로 이 포지션이 확대내시경 관찰의 best position이라고 할 수 있다.

위 확대 내시경 요령

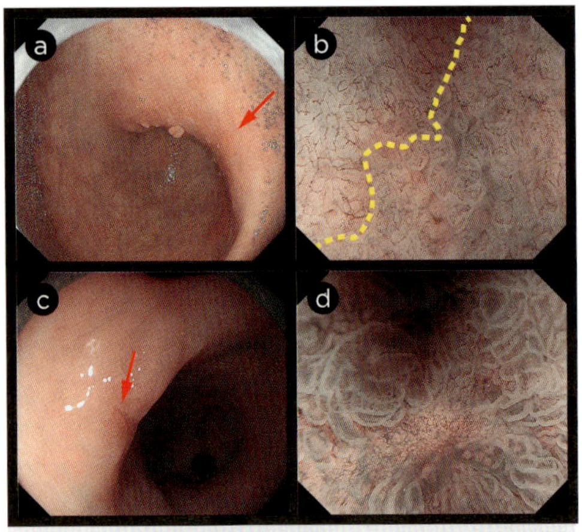

Fig.1.

a. 통상내시경 소견. 위체하부에서 위각에 걸쳐 표층확대형의 종양이 관찰된다. 구측(口側) 경계는 불명료. 빨간 화살표는 확대부.

b. a의 빨간 화살표 확대 내시경 소견. 황색점선으로 표시한 부분이 demarcation line. 혈관 구축상의 차이로 명료하게 관찰할 수 있다.

c. 통상내시경 소견. 위각전벽의 함요성 병변. 통상관찰에서는 위암으로의 진단은 곤란. 빨간 화살표는 확대부.

d. c의 빨간 화살표 확대 내시경 소견. 함요부를 따라 분명한 이상혈관이 관찰된다.

확대 내시경 사진이 깨끗하게 찍히지 않으면 곤란하지 않겠는가? 촬영기술이 어렵다고도 할 수 있지만 사실 위 확대 내시경의 질은 확대 관찰에 들어가기 전의 사전준비가 7할을 결정한다.

관찰의 방해물은「점액」「미세출혈에 동반한 피브린」「잔사와 점액」「가스콘혼합 오염수」로 이것을 철저하게 배제하는 준비가 중요하다.

우선은 술전에 제산제(PPI와 H2 blocker)를 투여하여 염증에 동반한 점액을 억제한다. 관찰시에는 병변 이외도 포함하여 위 내부를 세정하여 매우 깨끗하게 하는 것, 그리고 색소내시경 관찰할 때에 인디고칼민을 병변에 부드럽게 살포하고 관찰후 깨끗하게 세정하는 것이다.

인디고칼민 살포를 생략하는 기관도 많지 않나 생각한다. 그러나 인디고칼민은 점액에도 부착하므로 통상에서는 보일 수 없는 약간의 점액도 인디고칼민을 세정함으로써 간접적으로 제거된다. 결국 확대 내시경 사진을 아름답게 찍기 위해서도 색소관찰을 먼저 시행하고 인디고칼민을 세정하는 것은 매우 유용하다.

다음으로 출혈에 동반한 피브린 부착이다. 물론 출혈을 일으키지 않도록 검사를 하는 기술은 중요하지만 작은 출혈로도 피브린이 점막에 부착하면 꽤 성가시게 된다. "조금의 출혈이므로 문제없다"고 생각하지 말고 성실하게 세정하는 것이 중요하다.

마지막으로 확대 내시경시에는 꼭 생리식염수를 사용하기 바란다. 분비되는 점액의 양이 저하하고 스콥과 점막의 마찰이 감소함으로써 원활한 확대 내시경 관찰이 가능하게 된다.

이것은 누구라도 할 수 있으므로 꼭 해보기 바란다.

위 확대 관찰에서 침수법은 주사기 2개를 권장!!

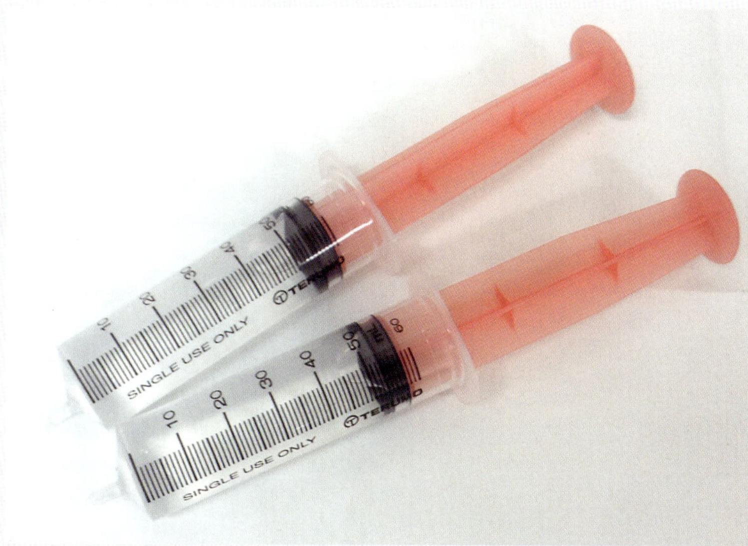

Fig.1. 침수법에서 필요한 주사기(2개).

Yao 등[1]이 보고한 것처럼 위장 NBI 병용 확대 내시경 관찰에서 침수법은 halation을 피하고 분해능이 향상되는 경향이 있으며 좀처럼 출혈하지 않는 장점이 있다.

본원에서는 주로 black soft hood 내에 물을 채우는 방법으로 침수법을 시행하고 있고, 그 때 워터젯 기능과 주수장치를 사용하는 방법도 있지만 나는 주사기를 이용하여 주수하고 있다.

우선 50 mL 주사기에 0.9% 생리식염수(탈기수, 수돗물도 가능)를 2개 정도 준비한다(**Fig.1**).

NBI 병용 확대 내시경 관찰을 하기 전에 위 내부의 공기를 충분히 흡인하여 대상 부위에 다가가 확대 배율로 점막에 후드를 밀착시키고 겸자구를 통하여 주사기로 생리식염수를 주입한다. 워터젯 기능과 주수장치를 사용할 필요가 없으므로 이것을 준비할 시간을 생략되어 간편하게 침수관찰을 할 수 있다.

또 생리식염수를 사용할 때에는 특히 고령자의 경우는 염분 부하를 피하기 위해 주입한 물을 흡인할 필요가 있지만 주사기 2개 정도의 물이면 단시간에 흡인할 수 있다.

문헌

1) 八尾建史, 他. 手技の解説　胃粘膜微小血管構築像をターゲットにした胃拡大内視鏡観察手技. Gastroenterol Endosc 50(4):1145-1153, 2008

NBI 병용 확대 내시경 관찰 (침수법)의 full zoom 요령

Ob
Observation Tips

MOVIE

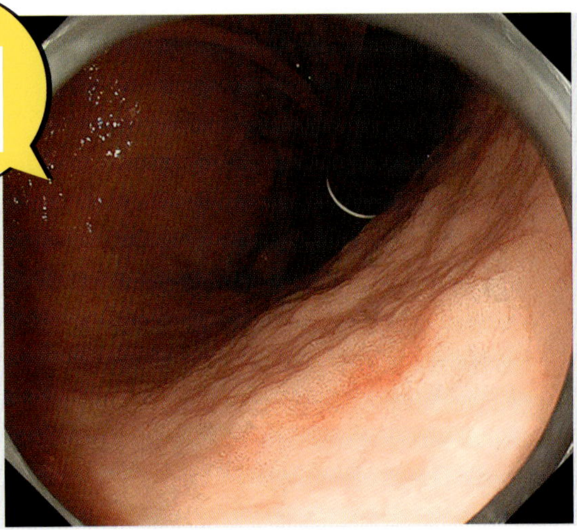

Mov.1. NBI 병용 확대 내시경 관찰(침수법)의 실제 흐름.

최근 일본에서 조기 위암의 확대 내시경 진단 알고리듬이 확립되었다[1]. 그 가운데서도 본원에서는 Yao 등[2,3]이 제창한 VS classification system을 이용하여 위암진단을 하고 있고, 그 진단에 필요한 full zoom 촬영 요령을 설명한다.

사용장비와 설정

Scope: GIF-H260Z, black soft hood: MAJ-1990, 설정(구조 강조기능): mode B level 8, 전방 송수기능: OFP(자동 송수: 수돗물 또는 생리식염수)

실제의 흐름 (Mov.1)

① 프로나제에 의한 점액제거 + 통상관찰 종료 후 병변이 손상되지 않도록 공기량을 조절하면서 병변에 수직으로 닿도록 흡인을 이용하여 근접, DL(demarcation line) 내측의 영역을 full zoom으로 관찰한다.

② Full zoom한 후 가스콘을 포함하지 않은 수돗물 또는 생리식염수로 OFP(자동 송수)의 foot pedal을 조금 밟고, black hood내로 물을 채우고 미량의 흡인 · 미량의 송기 · 섬세한 내시경조작으로 초점이 맞도록 조절한다.

③ 그 상태로 병변의 전주(全周)를 따라가므로 병변이 손상되지 않도록 조심히 송수하면서 병변 위를 물의 막에서 미끄러지듯이 내시경을 조금씩 움직여 촬영한다.

문헌

1) Muto M, et al. Magnifying endoscopy simple diagnostic algorithm for early gastric cancer (MESDA-G). Dig Endosc 28(4):379-393, 2016
2) 八尾建史. 胃粘膜におけるNBI 併用拡大内視鏡所見の成り立ちと診断体系(VS classification system), 胃と腸 46(8):1279-1285, 2011
3) Yao K, et al. Magnifying endoscopy for diagnosing and delineating early gastric cancer. Endoscopy 41(5):462-467, 2009

확대 관찰 곤란 증례의 full zoom 요령(충만법)

Ob
Observation Tips

MOVIE

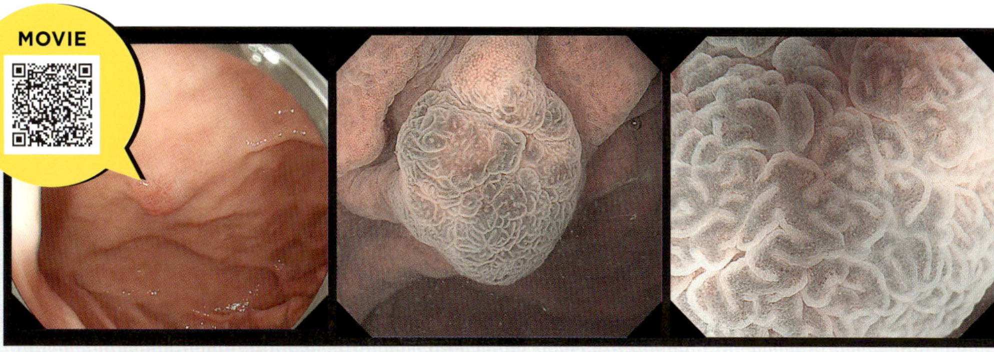

Mov.1. NBI 병용 확대 내시경 관찰(충만법).
Fig.1. NBI 병용 확대 관찰상(약확대).
Fig.2. NBI 병용 확대 관찰상(강확대).

침수법을 이용한 full zoom에서의 기본적 관찰법은「No.41, NBI 병용 확대 내시경 관찰(침수법)의 full zoom 요령」에서 설명하였지만 실제 임상에서 확대 관찰이 어려운 경우로 부위로는 위체상부 대만~궁륭부를 들 수 있고, 병변으로는 융기성 병변을 들 수 있다.

그 이유는 black hood를 사용하여도 스콥과 병변의 거리를 일정하게 유지하지 못하여 침수하에서의 full zoom을 촬영할 수 없기 때문이다. 그래서 효과적인 것이「충만법」이다.

① 위체상부 대만~궁륭부의 병변

프로나제로 병변과 위강을 세정하고 통상관찰 종료 후에 병변이 근접할 때까지 위내 공기를 흡인하며 스콥의 송기를 오프한다. EUS처럼 여분의 공기를 흡인하면서 물을 채우면 침수를 유지하면서도 심박동과 호흡성 변동이 감약하여 용이하게 침수하에서의 확대 관찰이 가능하게 된다.

② 융기성 병변

O-I형 같은 융기가 강한 병변의 경우는 통상의 후드내에서의 침수법으로는 병변자체에 black hood를 강하게 누르게 되고 출혈하기 쉬워 곧 관찰 불능하게 된다. 그래서 전술한 바와 같은 충만법을 이용함으로써 병변을 손상시키지 않고 관찰이 가능하게 된다. 통상의 후드내 침수법이 곤란한 상황에서 충만법을 이용하면 기본적으로는 대부분의 병변에서 침수하에서의 full zoom이 가능하게 된다. 꼭 시험해 보기 바란다.

사용장비와 설정

scope: GIF-H260Z, black soft hood:MAJ-1990, 설정(구조강조 기능): mode B level 8, 전방 송수기능: OFP(수돗물 또는 생리식염수) 내시경 화면(**Fig.1, 2**)

관찰의 Tips No. 43

구멍(pit)과 홈(groove)의 기묘한 관계

확대 내시경 이미지

Ob Observation Tips

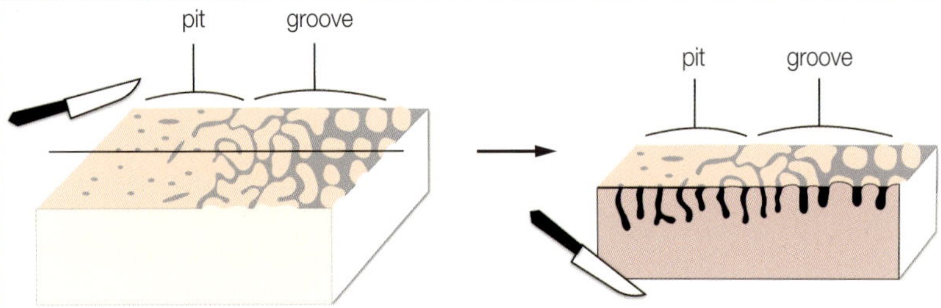

Fig.1. 수직 단면도.

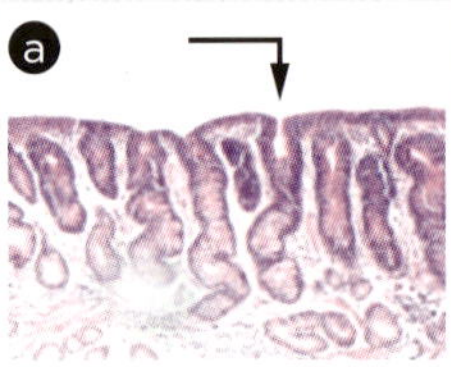

Fig.2a. 전형적인「pit」.

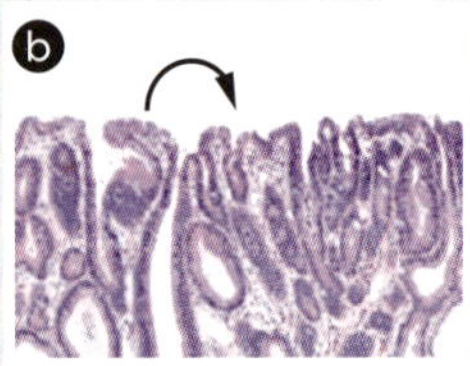

Fig.2b. 전형적인「groove」.

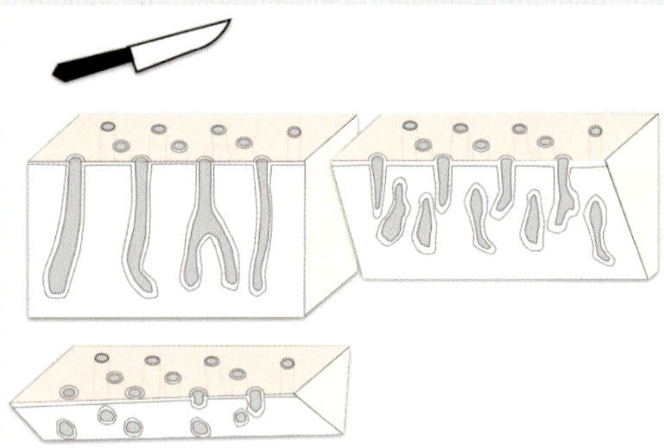

Fig.3. 자르는 방향에 따른 단면형상의 차이.

날마다 내시경 진료에 수고 많습니다. 이번에는 위장의 확대 내시경 관찰에 대해서 조금 언급해 본다.

진단능을 높이기 위하여 확대 내시경상과 병리조직상을 비교하는 경우가 있으리라 생각하는데 실제 비교해 보면 대비 이미지가 좀처럼 맞지 않았던 적이 있지 않나요?

특히 확대 관찰에서 보이는「구멍」(pit이락 해도 좋다)과「홈」(groove · villi 모양의 영상)의 샘개구부는 병리조직에서 보면 어디인지 판단이 어려운 경우가 있다.

Fig.1에 나타낸 것처럼「pit」도「groove」도 케이크처럼 자르면 수직단면은 닮았죠.

요령으로는「pit」의 병리상은 표층(와간부, 窩間部)이 수평으로 샘개구부의 입구가 깎아지른 듯한 곳(**Fig.2a**),「groove」의 병리상은 표층(와간부)이 산모양(손가락 모양)으로 샘개구부의 입구가 완만하게 되어 있는 곳(**Fig.2b**)에 주목하는 것이다.

어떻습니까? 병리상으로부터 확대 내시경상을, 확대 내시경상으로부터 병리상을 상상할 수 있습니까? 우선은 알기 쉬운 증례부터 서서히 시작해 보시죠.

"진실은 언제나 하나!"

확대 내시경과 병리 조직상의 대비는「케이크 자른 이미지」로 생각해 보자(또한 칼이 들어가는 방향에 따라서는 **Fig.3**처럼 조직상이 변하므로 부디 주의를…)

십이지장 표면형 종양을 발견했다면

Ob Observation Tips

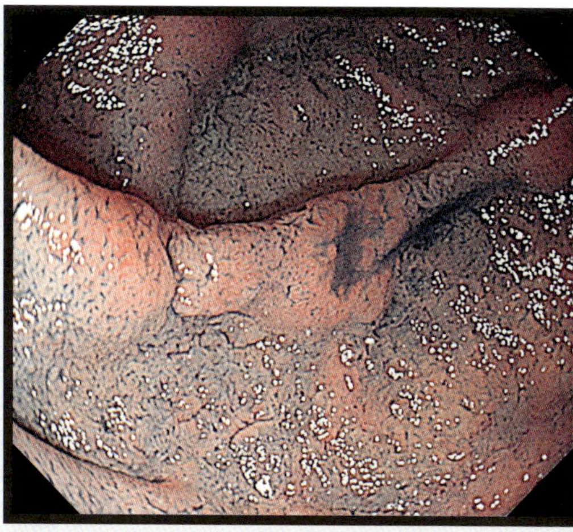

Fig.1. 십이지장 생검의 영향(색소 내시경상).

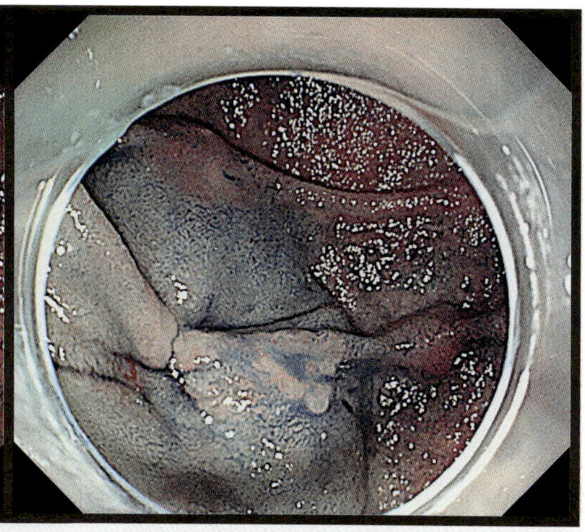

Fig.2. 십이지장 생검의 영향(주사시 non-lifting sign).

상부 소화관내시경 검사를 하면 십이지장 표면형 종양을 만나게 되는 경우가 적잖게 있다.

그 때 십이지장에서의 내시경진단은 확립되어 있지 않고 육안소견도 대장의 IIc형에 유사한 형태를 취하는 병변도 많아서 생검하고 싶을 것이다.

다만 생검 표본은 반드시 병변 전체를 대표하는 것은 아니고 특히 십이지장에서는 병리조직학적으로도 어려운 경우가 많다고 할 수 있다.

본원에서의 암 확율은 10 mm 이하 약 8%, 10~20 mm 약 30%, 20 mm 이상 약 40%지만 대부분은 점막내암으로 점막하층 침윤암은 약 1.5% 밖에 되지 않는다.

즉, 어느 정도의 십이지장 표면형 종양은 내시경치료 적응병변이 많음을 시사한다.

내시경치료를 전제할 경우는 십이지장에서의 생검은 대장과 마찬가지로 점막하증의 섬유화를 일으키고 치료에 큰 영향을 미친다.

EMR로 치료 가능한 작은 병변에서도 생검에 의한 섬유화의 영향으로 ESD를 선택할 수밖에 없는 증례가 적지 않다(**Fig.1,2**).

내시경치료를 고려하는 십이지장병변 (특히 표면형 종양)에 대해서는 함부로 생검하지 말고 경험이 풍부한 전문기관에 소개하자.

Ob
Observation Tips

5년에 2회 대장내시경 검사

적정 대장내시경 검사 빈도는?

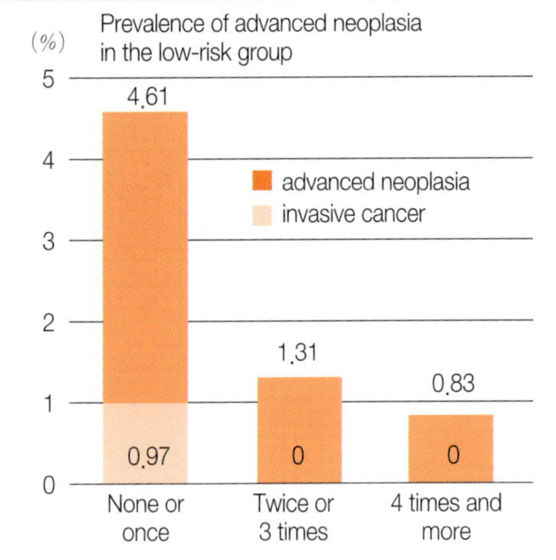

Fig.1. Frequency of colonoscopy within the previous 5years(문헌 2에서 일부 수정).

앞에 있는 환자에게 대장내시경 검사를 권하는가? 망설이고 있지는 않은가?

미국 가이드라인[1)]에는 「처음 내시경검사에서 문제없다면 다음 검사는 10년 후가 좋다」로 되어 있지만 현재 일본에서는 10년간 보증하기는 어렵겠지요.

그렇다면 어떤 환자에서 "올해는 받지 않아도 좋겠습니다"라고 말할 수 있겠는가?

이전에 나는 국내 4기관에서 다기관 연구를 하였는데, 과거 5년간 받은 대장내시경 검사 횟수와 발견된 advanced neoplasia(대장암, 또는 곧 암으로 될 것 같은 대장선종)의 관계를 조사하였다[2)].

그랬더니 저위험 환자(지금까지 종양을 지적받은 적이 없거나, 10 mm 미만의 저도이형성선종이 한두 개까지)에서는 과거 5년간 2회 내시경검사를 받은 경우는 약 1,400명 가운데 1명도 SM 이상 침윤암이 발견되지 않았고, advanced neoplasia 발견 빈도도 매우 낮았다.

저위험 환자에서도 걱정하여 매년 대장내시경 검사를 받고 있는 경우라면 "당신은 과거 5년간 2회 내시경검사를 받아서 암이 발견될 가능성이 거의 없어요"라고 말해 주세요.

문헌

1) Lieberman DA, et al. Guidelines for colonoscopy surveillance after screening and polypectomy: a consensus update by the US Multi-Society Task Force on Colorectal Cancer. Gastroenterology 143(3):844-857, 2012

2) Kawamura T, et al. Relationship between frequency of surveillance colonoscopy and colorectal cancer prevention. Dig Endosc 26(3): 409-416, 2014

전처치가 불충분한 하부소화관 내시경 시행시의 아이디어

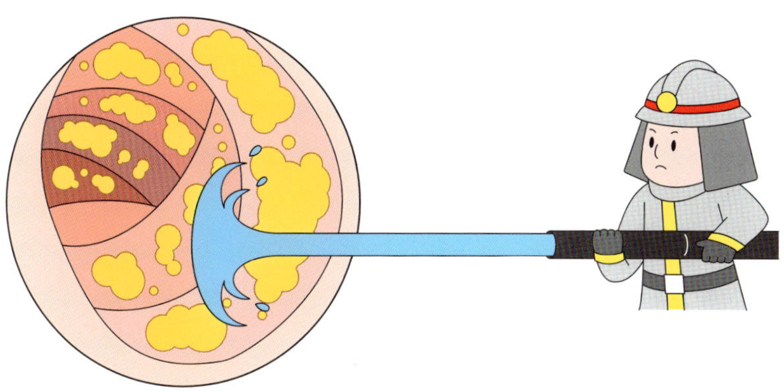

Fig.1. 장관세정의 이미지.

하부소화관출혈 등에서 응급하부소화관 내시경을 시행할 경우는 충분히 전처치를 할 수 없는 경우가 있다.

이와 같은 경우 세정수로 경구장관세정제를 사용하여 대변없는 양호한 시야를 얻을 수 있다.

삽입시 내시경으로 경구장관세정제로 씻어두면 탈거시에는 전처치한 것처럼 장관이 깨끗해지게 된다.

만약 변이 장관벽에 부착되어 있어도 주사기와 워터젯을 이용한 물세정으로 비교적 용이하게 깨끗하게 된다.

물론 처치대는 점점 더러워지게 되므로 꼭 더러워짐을 방지를 하는 것이 필수이다.

그래서 그때의 상황과 의심되는 질환에 따라 장관세정제를 사용할지 말지를 충분히 고려한 후에 선택하게 된다.

장관세정제에는 여러 가지 침투압 제품이 있는데, 추가 세정수로 희석하면서 침투압을 조정하여 사용하도록 주의 바란다.

이것은 이전의 스승(현, 삿포로의과대학의학부 소화기내과학 강좌, 나카세교수)의 아이디어로, 보다 잘 관찰하기 위한 간편한 아이디어로 대단하다고 느끼고 지금도 기억해 두고 있다.

대장내시경 검사, 다리를 꼬고 검사하고 있지 않은가?

Ob
Observation Tips

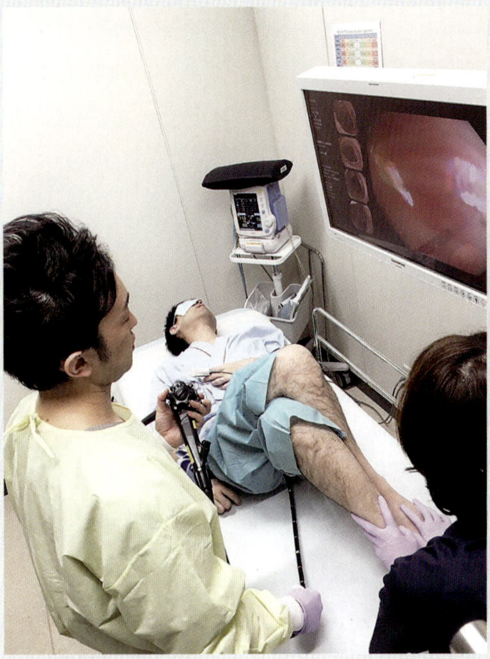

Fig.1. 다리를 꼰 자세.

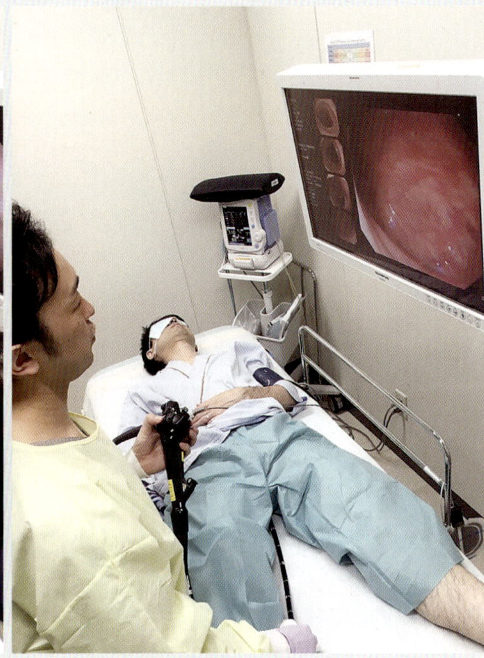

Fig.2. 큰 대(大)자(다리를 유지할 필요가 없게 된다).

대장내시경 검사에서 앙와위로 할 때 환자에게 다리를 꼬도록 하는 기관이 일반적이라고 생각되는데 생각을 바꾸어 양다리를 펴서 「大」자로 검사해 보지 않겠는가?

그렇게 하면 삽입과 처치 등의 내시경조작이 까다로워진다고 생각할 지도 모른다. 저도 무심코 2년 전 까지는 실제 그렇게 생각하였지만 오히려 반대였다.

꼰 다리가 방해가 되지 않고 공간이 넓어져 스콥 조작이 압도적으로 쉽게 된다. 그 외에도 여러 장점이 있다.

- 양다리를 폄으로써 복근이 긴장되고 효율적으로 손을 이용한 압박이 가능하다.
- 다리를 유지하도록 조심할 필요가 없게 된다.

장시간 치료를 하면 다리를 꼰 자세에서는 하지의 혈류장애를 일으키는 원인이 될 지도 모른다. 우리 기관에서는 검사뿐만 아니라 ESD와 같은 치료내시경의 경우에도 大자 체위로 처치를 하고 있다.

이 부분에서도 「大圃流※」

「大」자, 꼭 시험해 보기 바란다.

※ 역자 주: 大圃流(Dr. Ken Ohata)는 NTT medical center Tokyo 소속의 일본 ESD 최고 expert 중 한명이다.

Ob
Observation Tips

꽤 도움이 되는 대장내시경 jet 활용법

MOVIE

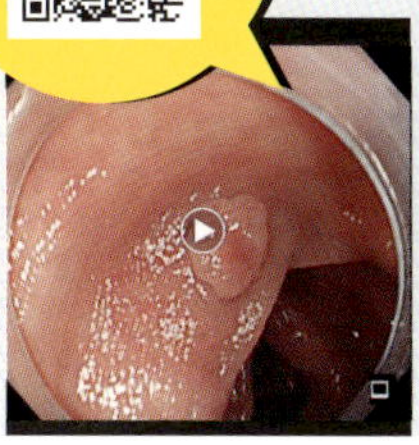

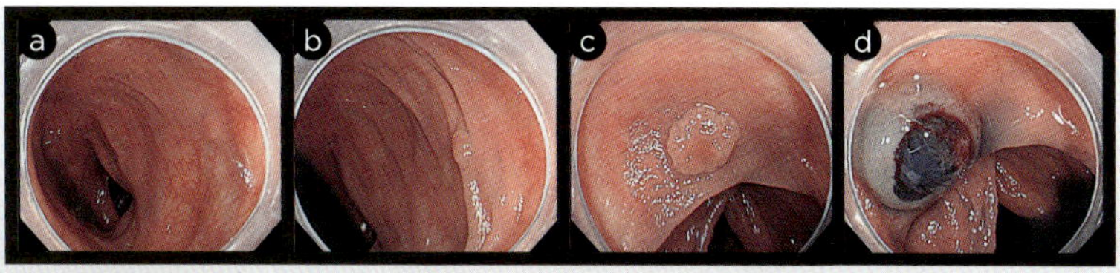

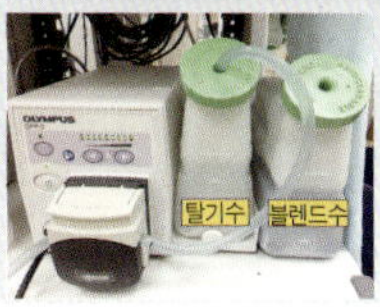

Fig.1a. 블렌드수 살포 전. **Fig.1b.** 블렌드수 살포 후.
Fig.1c. CSP 전. **Fig.1d.** CSP 후.
Mov.1. CSP 동영상.
Fig.2. 내시경용 송수펌프 OFP-2와 탱크 2개.

대장내시경 검사시 전처치가 나빠 곤란했던 경우가 누구에게나 있을 것이다.

최근 스콥은 jet 기능(부송수 채널)이 있는 경우가 많고 보통은 탈기수와 생리식염수로 세정한다고 생각된다. 그러나 거품이 일어난 경우 사라지지 않을 뿐만 아니라 거꾸로 거품을 일으키게 돼 버리고 가스콘수를 주사기로 뿌리지 않으면 사라지지 않는 경우도 있다.

그래서 jet로 세정할 때 꽤 도움이 되는 방법을 소개한다. 본원은 OFP-2(**Fig.2**)를 사용하고 있는데 기본적으로는 뭐든 좋다고 생각한다.

이 bottle(2 L) 안에는 인디고칼민(20 mg/5 mL) 5A과 가스콘 20 mL을 혼합한다(이하 블렌드수).

인디고칼민(20 mg/5 mL)의 경우 대장내시경으로 병변을 평가할 때는 1/2로 희석하여 사용하는 경우가 많다고 생각되는데, 점막모양[무명구(無明溝 innominate groove)에 의한 강목상(綱目像 fine network pattern)]은 묘출할 수 없지만 나름 보기 쉽게 된다(**Fig.1**).

블렌드수는 또 한가지 이점이 있다. 최근 활발히 시행되는 cold snare polypectomy(CSP)에서는 단단(斷端)의 유잔 확인이 중요하다.

Fig.1c, d, Mov.1은 일견 EMR한 것처럼 보이기도 하지만 CSP한 후에 블렌드수를 jet한 영상이다. 가장자리의 구조가 명료해지고 유잔 유무가 보기 쉽게 된다. 다만 블렌드수를 도입할 당시 한가지 곤란했던 점이 있었다.

나는 삽입할 때에 투명한 물을 jet로 주입하면서 비만곡까지 거의 무송기로 삽입하므로 블렌드수로는 눈앞이 창백해져 삽입하기 어렵게 되었다.

해소 방법으로 탱크를 2개 준비하였다(**Fig.2**). 들어갈 때는 투명 탈기수로 맹장까지 삽입, 삽입했다면 튜브를 바꾸었다. 그래서 나올 때는 블렌드수로 관찰한다.

비용적으로는 대장내시경 5건이라면 점막점묵법(60점)으로 인디고 5A분을 비용 산정할 수 있다고 생각한다.

※ 송수펌프의 취급설명서에는 엄밀히는 탈기수와 생리식염수 이외를 사용하는 것은 추천하지 않으므로 주의 바란다.

무통 대장내시경이 「아픈」검사가 되지 않도록 굴곡부는 푸시하여도 나쁘지 않다.

모두 환자를 위한 것이므로

Ob Observation Tips

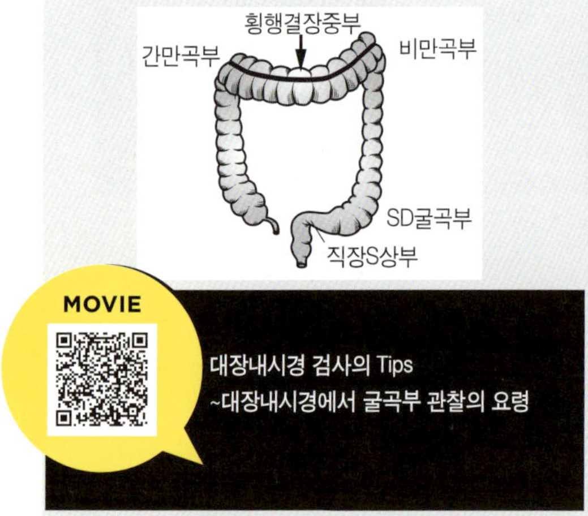

Fig.1. 대장의 간만곡부, 비만곡부, SD굴곡부, RS(직장 S상부).
Mov.1. 대장내시경에서 굴곡부 관찰의 요령.

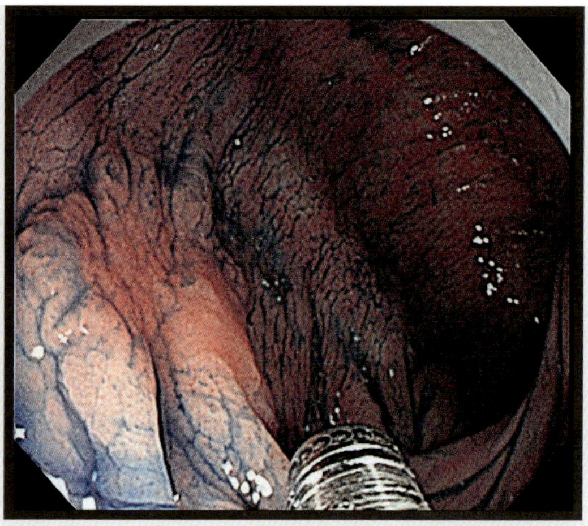

Fig.2. 1년 전 대장내시경 검사에서는 이상이 없었던 증례. 이듬해 검사에서 간만곡부에서 12 mm LST-NG-PD(점막내암)이 발견되었다.

대장내시경, 특히 삽입은 내시경의에게 영원한 테마가 아닐까?

대장내시경 검사의 목적으로는 무통도 당연히 중요하므로 「삽입시 무리하게 푸시하지 말라」고 교과서에 자주 적혀 있지만 의료로서는 「놓치지 않고 관찰」하는 것이 가장 중요하다. 놓치지 않기 위하여 주름을 좌우로 헤치고 때로는 반전도 하면서 신중하게 빼면서 관찰하지만 그래도 맹점이 되기 쉬운 부위가 있다.

그곳은 「간만곡부」「횡행결장중부」「비만곡부」「SD굴곡부」「RS(직장 S상부)」이다(**Fig.1**).

이런 부위는 조심히 빼면서 관찰하지 않으면 주르륵 빠져버린다.

그런데 재삽입을 위하여 푸시하면 환자는 약간 통증이 나타나기 쉬워 멈추게 돼버리고, 무심코 관찰한 것이 마음에 걸리면서 검사를 마치게 돼버린 적 없나요?

그럴 때는 환자에게 "죄송합니다"라고 마음속으로 생각하면서 「감히 조금 푸시」를 해 봅시다.

그때는 굴곡부 점막을 천천히 미끄러지듯이 하면서 「약간 탈기 + up 앵글(+ 좌우앵글)을 걸면」 보이지 않았던 굴곡부가 거짓말처럼 보인다(**Mov.1**). 무통검사의 결과로 암을 놓치게 되고(**Fig.2**), 환자에게 결국 「병을 키워 아프게 만드는」 검사가 되지 않도록 때로는 마음을 독하게 먹고 「환자를 위하여」 좋은 검사를 할 수 있도록 합시다.

대장내시경 삽입, 여느 때와 다르다… 그럴 때는

Ob
Observation Tips

MOVIE

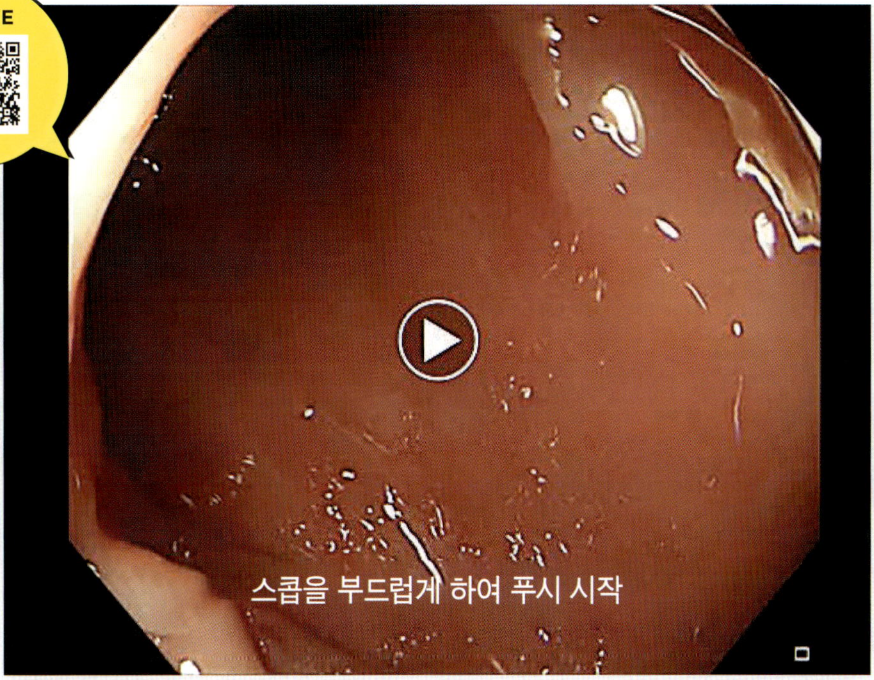

Mov.1. 대장내시경 삽입, 여느 때와 다르다… 그럴 때는.

S상결장을 펴지 않고 여느 때와 같이 삽입하였다.

그런데도 이 환자는 S상결장이 펴져 버렸다(=항상 같은 모양으로 되지는 않는다…).

그럴 때 나는 환자를 우측와위로 한다.

그래도 잘 안될 때는 스콥을 가장 부드러운 상태로 하여 좌방향으로 관강이 직선적으로 보이도록 푸시한다(Mov.1).

시야는 양호하지만 마지막에 강한 굴곡이 나타나 다음 관강이 보이지 않는 위치에 도달한다.

지금부터가 포인트인데 다음 관강은 화면 좌상방에 있다.

강한 저항이 없는지 주의하면서 좌상으로 향하여 순간적이지만 블라인드로 푸시한다.

그러면 다음의 관강이 직선적으로 보인다. 그리고 앙와위로 하여 스콥을 단단한 상태로 되돌리고 좌토크를 걸면서 스콥을 빼면 쉽게 관강을 직선화할 수 있다.

인공적으로 역 α 루프를 만들어 단축하는 이미지일 것이다.

항상 관강을 펴지 않고 여느 때와 같은 방법으로 S상결장을 넘어가듯이 했다면 다음 단계로써 시험해 보기 바란다.

횡행결장 γ-loop 해제방법의 필수 포인트

진짜 장관축 방향(실선)과는 달리 loop 형성으로 강조된 또 하나의 결장 주름에 의한 축(점선)이 교차하는 모양이 관찰되는데 이것이 횡행결장의 γ-loop이다(**Fig.1**).

마른 체형의 여성과 큰 장관경을 가진 체격이 큰 남성에서 보이는 경향이 있다.

해소하지 않은 채 삽입하면 스콥이 손잡이 부분 가까이까지 삽입되어 겨우 맹장 도달 또는 스콥 길이가 모자라 심부 삽입 불능 사태를 초래하고 만다.

SD junction을 넘어 우토크를 한 채로 비만곡도 넘어 버림으로써 γ-loop가 형성되는 경우, 통상은 스콥을 neutral로 하여 비만곡부까지 되돌아온 다음 약간 좌토크를 의식하면서 재차 횡행결장에 삽입하면 수정될 가능성이 있다.

그러나 그래도 γ-loop가 되어 버리는 경우는 피검자를 복와위로 하고 관강을 hook하면서 우토크를 걸어서 slit상이 된 관강을 3~5시 방향으로 이동시킨다.

이 과정에서 루프가 해제되면 스콥의 free한 느낌과 함께 관강쪽으로부터 스콥으로 다가온다.

다음으로 3~5시 방향의 slit부위에 대하여 약간 좌토크로 스콥을 soft하게 흘려 넣듯이 삽입하면 loop 해제가 완료된다. 좌토크로 soft한 삽입 전에 푸시해 버리면 다시 루프가 형성될 가능성이 있어 주의가 필요하다.

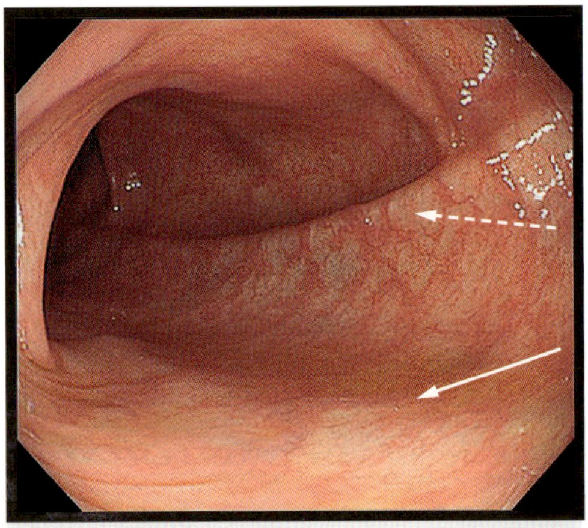

Fig.1 횡행결장의 γ-loop.

앙와위에서는 γ-loop 해소가 극히 곤란하지만 앙와위에서 복와위로 전환함으로써 중력의 속박으로부터 어느 정도 해방되므로 loop 해소가 평이하게 되는 것이다.

심부 삽입은 SD junction을 축유지 단축법으로 스트레이트로 삽입하는 것을 모두가 의식하고 있다고 생각한다. 횡행결장에서의 γ-loop 해제는 기존 서적에서 설명이 거의 보이지 않는데 스트레이트로 심부 삽입하기 위해서는 터득해야 할 테크닉이다.

우선은 γ-loop를 바로 알아차릴 것, 거기에 복와위로 한 후 루프를 해제하는 것이 핵심이다.

대장내시경 삽입과 치료에서 의외의 복병

장간막유잔 증례에 대한 대응

MOVIE

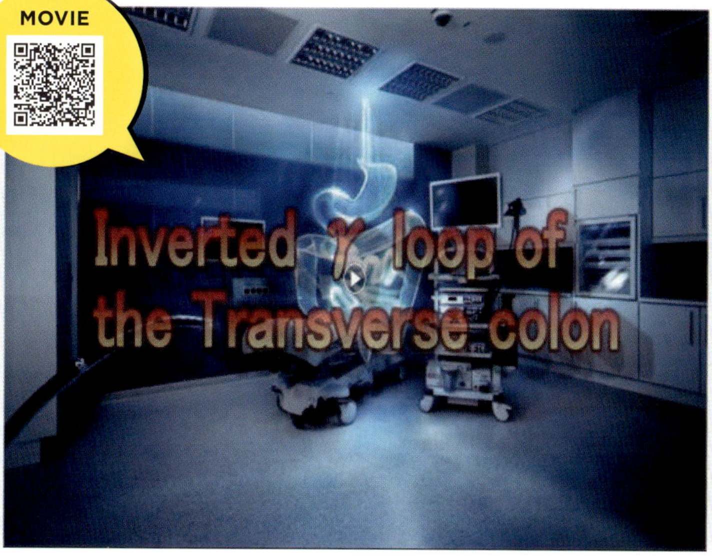

Mov.1. Inverted γ-loop of the transverse colon.

맹장까지 스콥이 삽입되었고 게다가 스콥 길이가 60~70 cm 정도로 축유지된 상태와 같은 길이인데 어찌 스콥 조작성만은 좀 좋지 않다고 느낄 때가 없었는가?

루프가 생겼다면 스콥이 휜 만큼만 삽입길이가 길어지게 될 것이므로 삽입 길이가 평소대로라면 루프형성은 없다고 생각하지 않았는가?

실제는 삽입길이가 60~70 cm 이어도 루프가 생길 수 있고 해제 가능한 루프인 것도 있다.

삽입길이 60~70 cm 정도 루프의 다수는 장간막유잔증에서 형성된다. 장간막유잔증에서는 하행결장 또는 상행결장, 아니면 둘 모두에 장간막이 있으므로 결장염전과 같은 형태로 루프가 형성된다.

이 루프는 left turn shortening 요령으로 해제 가능하므로 꼭 시험해 보기 바란다(**Mov.1**).

루프 해제없이 검사를 하는 것도 가능하지만 내시경치료, 특히 ESD 할 때는 난이도가 올라가고 치료가 어려운 원인이 되기도 하므로 의외의 복병이 될 수도 있다.

대장 확대 내시경 관찰에서 도움이 되는 앵글락

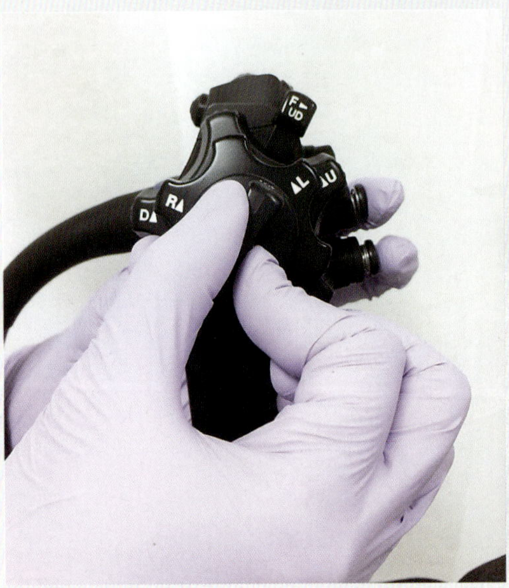

Fig.1. Lock 전.

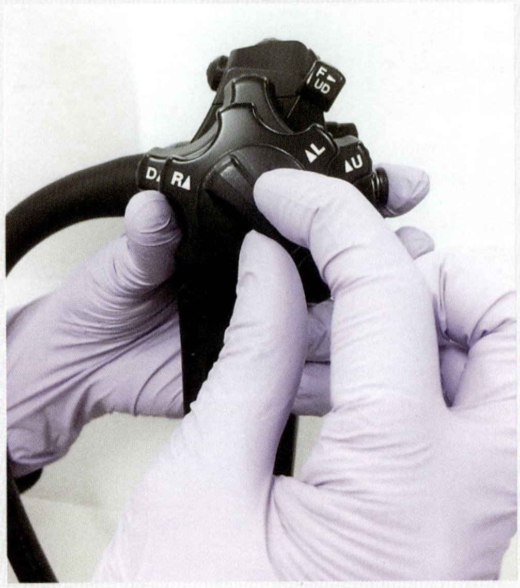

Fig.2. Lock 후.

대장내시경에서 확대 내시경을 이용한 정밀 검사를 할 때에 흔들림 없는 사진을 찍기 위한 여러 가지 tip이 있다.

나는 좌우앵글을 lock 걸면 화면이 안정되므로 애용하고 있다(**Fig.1,2**).

확대 내시경 관찰을 할 때는 섬세한 초점 조절이 요구되므로 non traumatic tube를 사용하여 병변을 고정한다[1]. 그때 좌우앵글을 lock 걸은 상태로 좌우앵글을 돌리면 손가락을 떼어도 임의의 위치에서 앵글이 고정된 상태가 유지된다. 이렇게 하여 화면이 보다 안정되면 동시에 좌우앵글로부터 손가락을 뗄 수 있으므로 two-fingers method 등으로 non traumatic tube의 미세조절을 사용할 여유가 생긴다[2].

이 아이디어로 흔들림 없는 확대 내시경 사진 촬영이 가능하게 된다.

꼭 시험해 보기 바란다.

문헌

1) 藤井隆広. 色素拡大観察のコッ—Non-traumatic tube(NT-tube)の使用法を中心に. 消内視鏡 28(9):1471-1474, 2016
2) Nishizawa T, et al. Control of the treatment device fro endoscopy by the left hand: two-fingers method. Gastrointest Endosc 80(6):1206-1207. 2004

대장 확대 내시경, 「압착봉?」이 있으면 두렵지 않다

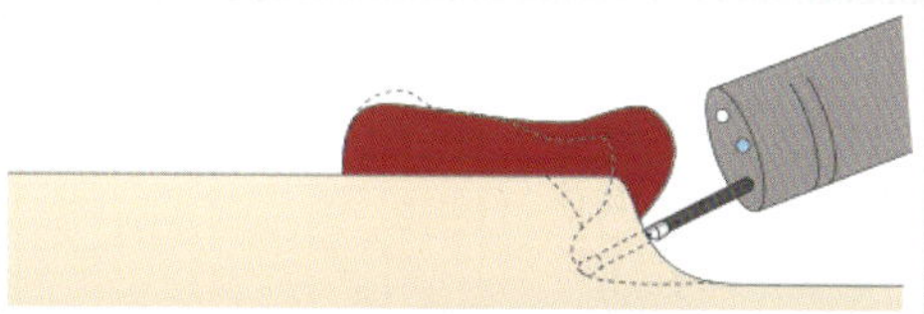

Fig.1. NT tube의 「밀어 누르기」에 의한 종양과 렌즈의 위치 조정.

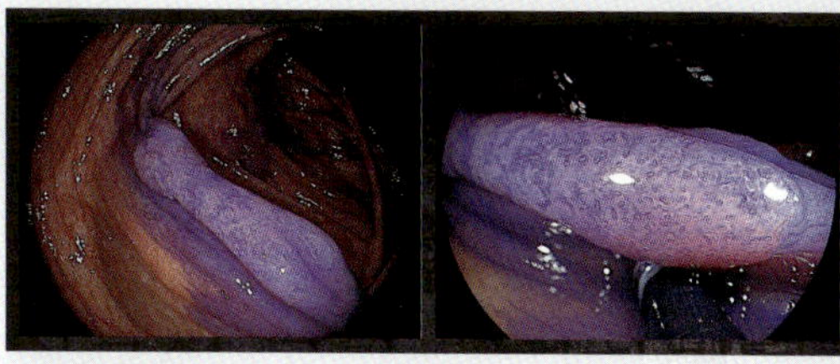

Fig.2. 희석 crystal violet 염색에 의한 확대 관찰 (LST-NG).

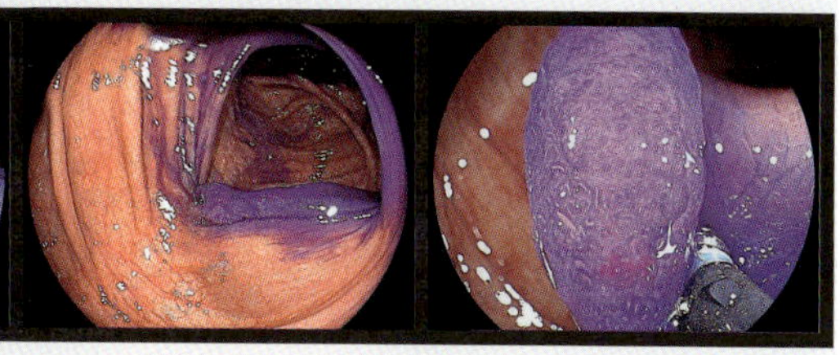

Fig.3. 희석 crystal violet 염색(염색 2회차)에 의한 확대 관찰(LST-NG).

대장 종양의 확대 관찰, "귀찮아, 통상관찰로 괜찮지 않나?"라고 생각하는 젊은 선생도 많지 않은가?

초점은 맞추기 어렵고 NBI/BLI 관찰이라면 몰라도 crystal violet 염색 등, 익숙치 않으면 너무 염색되어「새까맣게」 돼 버린다.

선단후드 사용도 대장용종에서는 표면을 문질러 출혈을 일으키게 돼 버려 권할 수 없다.

그럴 때에는 NT tube를 사용해 보자(예전부터 정식 명칭은 모르고「압착봉」으로 불렀다).

줌을 걸 때 레버로 초점을 미세조정 하듯이 하면 상당히 어렵다.

그래서 NT tube로 종양의 가까운 점막을 누르고 종양과 렌즈의 거리를 고정한다. 그 다음 약간 줌을 걸고, 이후 튜브를 겸자구를 통해 「밀어 누르기」하여 거리로 초점을 맞추듯이 한다(**Fig.1**).

간단히 초점 조정이 가능하고, 초점이 맞으므로 좌우 앵글로 시야를 움직이면 넓은 범위를 연속적으로 관찰할 수 있다.

또 이 NT tube라면 선단으로 염색액을 내어 필요한 최소의 염색액량으로 해결된다.

익숙하지 않은 선생은 희석 염색액(crystal violet)을 사용해 보자. 희석 염색으로도 어느 정도 pit 관찰은 가능하고 2~3회로 충분히 염색된다(**Fig.2, 3**).

「새까맣게」 되지 않도록 부디 주의 바란다.

Ob
Observation Tips

「비틀림 대책」 대비하면 걱정 없다

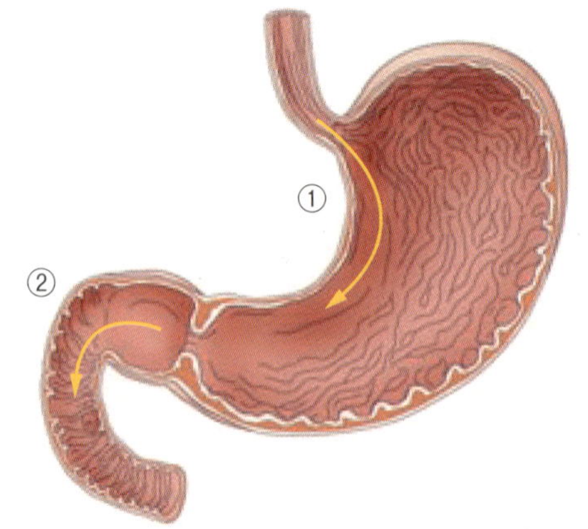

Fig.1. 스콥에 우방향의 회전이 가해지는 타이밍.

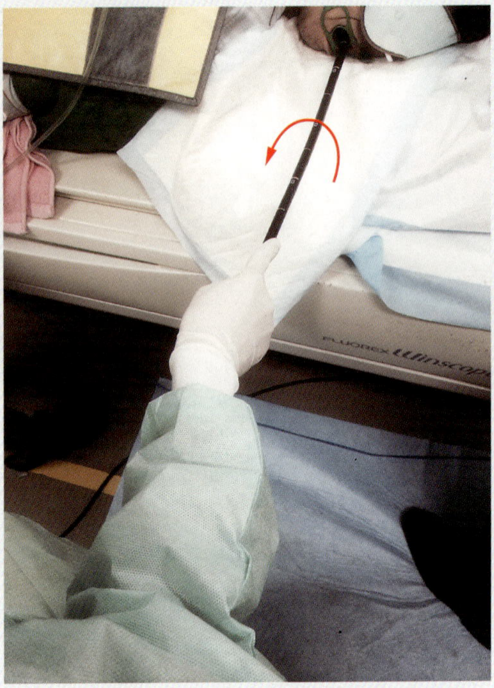

Fig.2. 좌토크를 2회 건다.

어떤 내시경에도 해당하는 것이지만 ERCP에서도 스콥에 여분의 비틀림(스트레스)이 가해지면 내시경 처치의 퍼포먼스가 저하한다. 비틀림 없이 스콥이 똑바른 상태라면 유두정면시도 잘 되고 cannula도 자연스럽게 담관 방향으로 향하게 되겠지요.

측시경을 십이지장하행각으로 진행하는 과정에서 자연히 스콥에는 우방향으로 2회전(①위내, ②십이지장내)이 가해진다. 그 타이밍은 다음 두가지이다.

1. 분수령을 넘어갈 때(**Fig.1** ①).
2. 상십이지장각(superior duodenal angle; SDA)을 넘어 스트레치할 때: 우앵글락(**Fig.1**②). 이 비틀림을 상쇄하고 최종적으로 스콥을 비틀림 없이 직선화하기 위해서는 미리 식도 내에서 좌토크를 부드럽게 2회(스콥 눈금을 기준으로 20 cm 정도) 걸어 반시계 방향으로 길들여 두면 좋겠지요(**Fig.2**). 「대비하면 걱정없다」. 내일부터 유두의 보이는 법이 달라질지도 모르겠지요.

SBE 삽입시에는 슬라이딩 튜브에 텐션을 걸자

Ob
Observation Tips

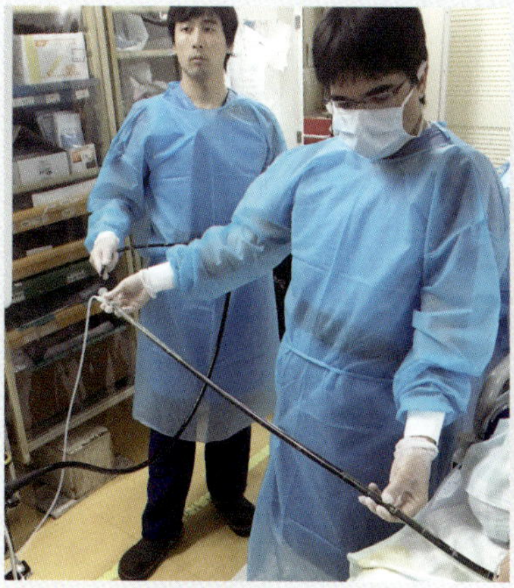

Fig.1. ○ 양호한 예.

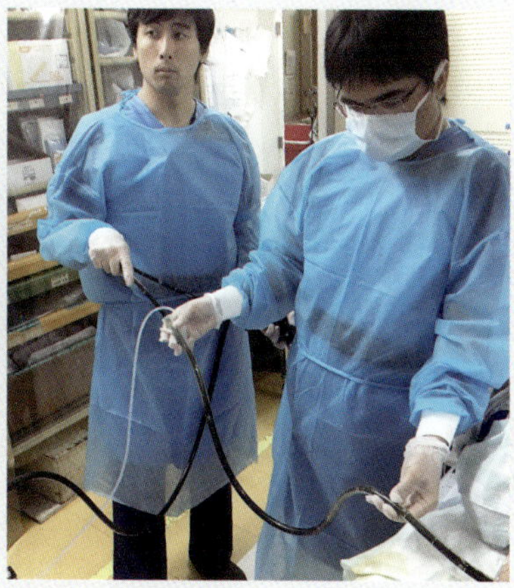

Fig.2. × 불량한 예.

단일 풍선내시경(Single balloon endoscocpy; SBE)을 삽입할 때에 환자 몸 밖으로 나와 있는 슬라이딩 튜브(sliding tube; ST)의 취급에 신경쓰는가?

SBE 원리와 삽입법은 논문과 기존 서적에 많이 기재되어 있지만 체외부분의 ST 취급에 관해서는 별로 언급되고 있지 않다.

우리들은 ST의 출입구/항문부근과 끝부분을 보조자가 양손으로 확실히 잡고 텐션을 걸어 직선화시킨 상태로 술자가 스콥을 조작한다(**Fig.1**, 나의 상사인 코바야시 가와의 지도에 의한 것으로 코바야시법이라 부르고 있다).

체외부분에서 ST가 휘면(**Fig.2**) ST와 스콥과의 마찰저항이 커져 스콥 선단으로의 힘(push/pull 조작, 좌우토크 등)의 직달성이 저하하여 조작성이 나빠지게 된다.

또 스콥 선단의 free한 느낌도 저하하므로 장관과 굴곡의 경도를 정확히 파악하기 어렵게 되고 무리한 조작으로 소화관천공 등의 중증 합병증 위험이 높아지게 된다고 생각한다.

특히 술후 재건장관(Roux-en-Y 재건과 췌두십이지장절제 증례)에서 ERCP 관련 술기 목적으로의 SBE 삽입에서는 장관과 문합부의 굴곡이 강하고 술후 유착이 존재하는 경우도 있어 이러한 포인트가 매우 중요하게 된다.

장시간이 걸리는 경우도 많은 SBE에서 ST에 텐션을 걸고 계속하는 것은 정말 고된 작업인데 이것만으로 스콥의 조작성과 free한 느낌이 훨씬 좋아지므로 꼭 한 번 시험해 보기 바란다.

담도 협착, 췌관 협착을 잘 통과하는 데는 유두와의 거리가 중요!

Ob
Observation Tips

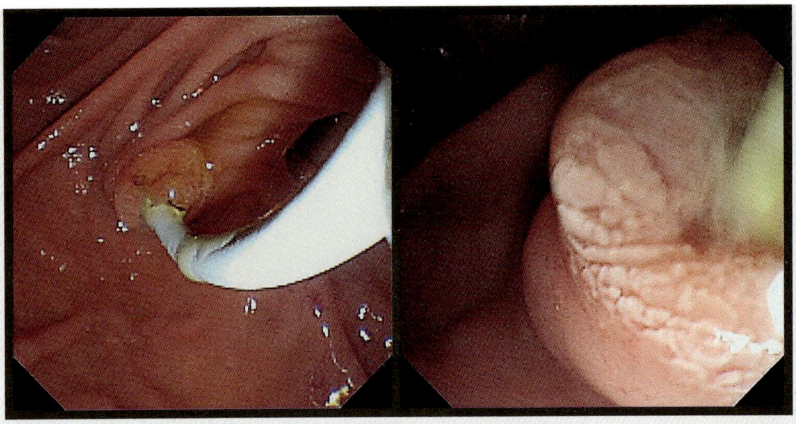

Fig.1. 유두로부터 너무 떨어져 있다.   Fig.2. 기구가 약간 나오는 정도로 밀어 넣는다.

담도 협착과 췌관 협착에 대하여 ERCP를 시행할 때에 가이드와이어는 협착부를 통과하는데 EBS(endoscopic biliary stent)와 EMS(expandable metallic stent) 등의 기구가 협착부를 통과할 수 없는 경험을 한 적이 없는가?

그럴 때에는 우선 스콥과 유두의 거리를 확인해 보기 바란다.

기구를 무리하게 밀어 넣고 스콥으로부터 너무 나와서 유두로부터 거리가 떨어지면(**Fig.1**), 기구의 선단에 직접 힘이 전달되지 않아 협착해져 버리게 되고 기구는 잘 진입되지 않는다.

협착부 통과할 때의 기본 조작은 아래 ①~⑤의 단계로 구성된다.

① 가능한 유두에 근접하여 가이드와이어 유도하에 담관축에 맞추어 기구를 협착부까지 진입한다.
② 기구가 스콥으로부터 조금만 나온 정도로 밀어 넣는다(**Fig.2**).
③ ②의 상태까지 밀어 넣었다면 겸자거상대(elevator)를 최대로 올려 가이드와이어와 함께 기구를 왼손가락으로 고정한다(고정하지 않으면 협착부에 확실히 힘이 전달되지 않는다).
④ 오른손으로 스콥에 약간 우토크를 걸어 기구의 축을 담관축에 확실히 맞춘다.
⑤ up 앵글을 걸면서 스콥을 당겨 기구를 밀어 넣는다(기구를 밀어 넣을 때 내시경 화면은 소위「적옥(赤玉)」상태가 되는 정도로 유두에 근접한다).

②~⑤의 조작을 반복하고 목적한 부위까지 기구를 넣는다(자벌레 이미지?). 협착부 통과 이외의 증례에서도 기구 삽입시에는 유두로부터 떨어지지 않는다라는 의식은 중요한 포인트이므로 항상 유두와의 거리를 의식하고 임해 주기 바란다.

초음파 내시경하 천자술(EUS-FNA)의 핵심은 제 3의 손에 있다!

Ob
Observation Tips

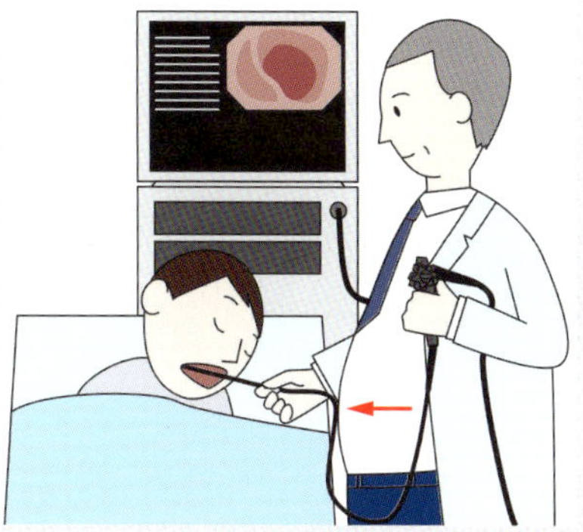

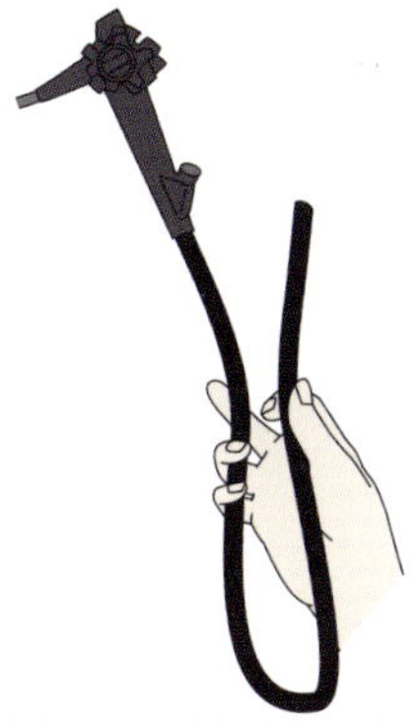

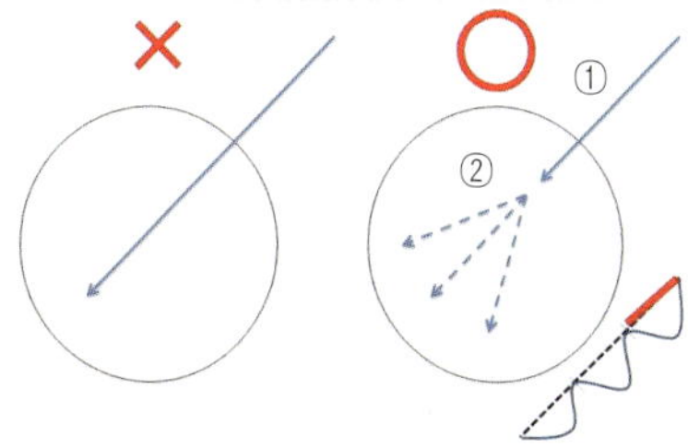

1회차에서 심부까지 찌르지 않는다.

1회차는 천자에 의해 호흡성 변동을 억제한다. 2회차 때 방향을 정하여 천자한다.

Fig.1. 본인의 배를 지지점으로 이용하는 방법. **Fig.2.** 오른손의 유효이용. **Fig.3.** 천자 테크닉.

EUS-FNA의 요령은 술자가 모든 수단을 이용하여 스콥을 안정시키는 것이다. 스콥 안정이야말로 EUS-FNA 정확성과 안전성을 결정한다고 해도 과언이 아니다. 스콥 안정을 위한 아이디어로 3가지 포인트가 있다고 생각한다.

첫 번째는 스콥 고정이다. 관찰할 때에는 술자가 오른손으로 스콥에 토크와 앵글을 걸고 스콥을 고정하지만, EUS-FNA 할 때는 천자침 조작에 오른손을 사용하므로 필연적으로 스콥으로부터 손을 떼게 된다. 이로 인해 쉽게 화면이 흔들리게 된다. 이를 방지하는 필살기로 ESD 영역에서 자주 행하는 자신의 배를 지지점으로 이용하는 방법(**Fig.1**)과 오른손의 유효이용(**Fig.2**) 등의 테크닉이 있다. 자신의 몸(제 3의 손)에 맡길 것인가 타인(보조자)에게 맡길 것인가는 술자의 신체적 특징과 기량에도 달려 있지만 어느 방법이든 대상이 묘출되는 화면을 흔들리지 않도록 하는 것이 매우 중요하다.

두 번째는 앵글을 거는 방법이다. 매우 약해도 강해도 대상은 화면으로부터 멀리 떨어지게 된다. 적당한 앵글조작과 대상과 스콥 사이의 공기를 흡인함으로써 양호한 시야를 확보할 수 있게 된다.

세 번째는 첫회 천차심도이다. 단숨에 최심부까지 찌르지 말고 천자침이 병변에 들어가기 시작하는 변연부로부터 1/3를 목표로 한 번 천자하여 호흡성 변동을 줄인 상태에서 자신의 목표 방향을 천자하는 테크닉이다(**Fig.3**).

이런 아이디어를 조합하여 보다 안전한 술기를 향해 나아가자.

EUS-FNA, 종양은 이 부분을 겨냥하여 찌를 것!

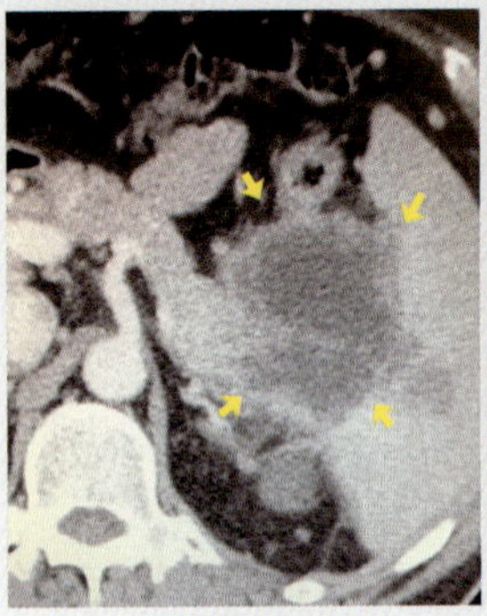

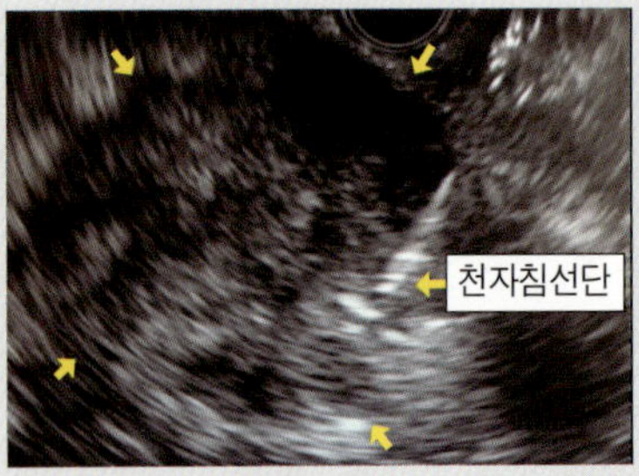

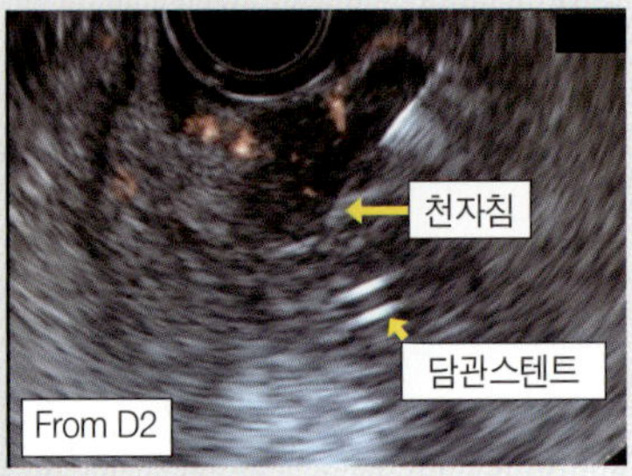

Fig.1 (좌). 조영 CT. 중심부가 괴사한 췌미부암.
Fig.2 (중앙). EUS-FNA. 종양 가장자리를 겨냥하여 천자한다.
Fig.3 (우). EUS-FNA. 췌두부암에 의한 폐쇄성황달로 종양이 확인되지 않는 경우는 담관협착 부위와 같은 부위에 유치된 스텐트를 표식으로 하여 그 근처를 천자한다.

EUS-FNA에 관하여 "악성종양을 천자하였지만 악성 증거가 나오지 않았어!" 그런 경험이 없는가?

그 문제에 대하여 전국에서도 다수 EUS-FNA 증례수를 자랑하는 아이치현 암센터 중앙병원에서 2년간 레지던트로 연수한 내가 느낀 점과 요령을 소개한다.

① 종양은 괴사를 피하여 천자한다!

당연하지만 종양의 괴사부분을 천자할 경우 정확한 병리진단이 곤란하게 된다. 특히 큰 종양은 대부분이 괴사된 경우가 있다. EUS-FNA 화면에서 종양 가운데에 극단으로 low 또는 high echoic 영역이 있는 경우는 이 부분이 괴사되었을 가능성을 고려하자. 사전에 조영 CT로 조영 효과가 있는 부분(viable cells이 있는 부분)을 확인하여 천자하자.

Sonazoid 조영 EUS가 가능한 기관에서는 FNA 직전에 조영하여 조영되는 부분을 천자하는 방법도 있다. 종양은 중심부가 괴사하는 경우가 많고(**Fig.1**) 가장자리를 겨냥하여 천자하는 것(**Fig.2**)도 방법이다.

② 췌장 종양은 췌관 또는 담관이 협착 · 단절하는 부위의 근처를 겨냥하라

췌장 종양의 존재범위가 EUS 상에서 확인되지 않는 경우는 ① CT, MRCP, PET-CT에서 병변으로 생각되는 부위, ② 췌관 또는 담관이 협착, 단절되는 근처(특히 low echoic lesion이 있으면 그 부분)를 천자하자.

또 췌장 종양의 미측췌는 폐색성 췌장염에 의해 전체적으로 low echoic lesion이 되고 종양과의 경계가 인식 곤란해지는 경우가 있으므로 주췌관을 두측에서부터 추적하여 최초로 단절되는 부위는 종양이 있을 가능성이 높다고 생각하고 췌관 천자를 피하여 이 부분의 근처를 겨냥하도록 한다(**Fig.3**). 내일부터 진료에 꼭 도움이 되길 바란다.

EUS-FNA의 천자 루트에 혈관이 있을 때는 「크랭크법」을 이용할 것!

Ob
Observation Tips

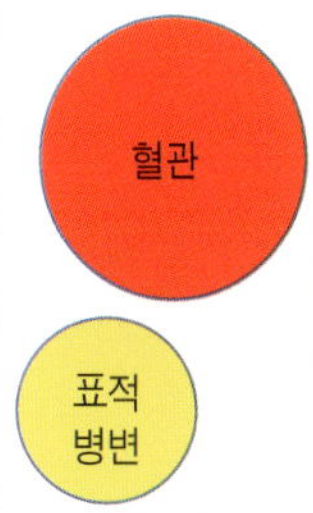

Fig.1. 표적병변의 바로 앞에 혈관이!

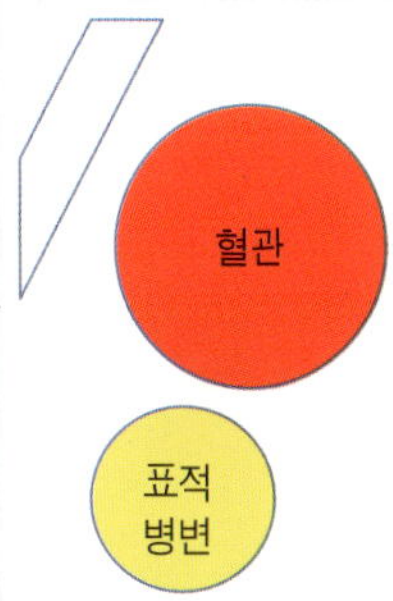

Fig.2. 우선 소화관벽만 천자.

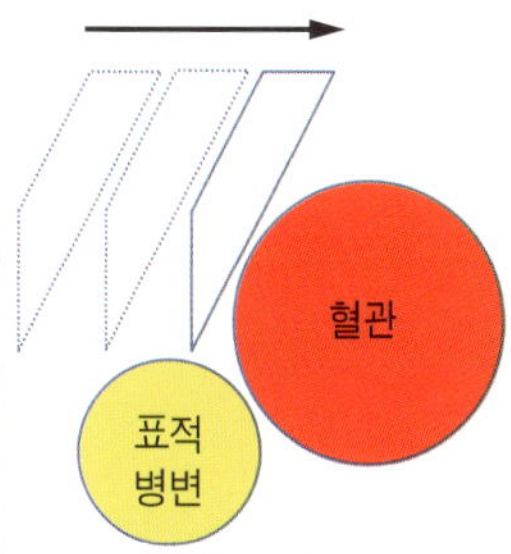

Fig.3. 혈관을 침으로 압박하면서 방향을 바꾼다.

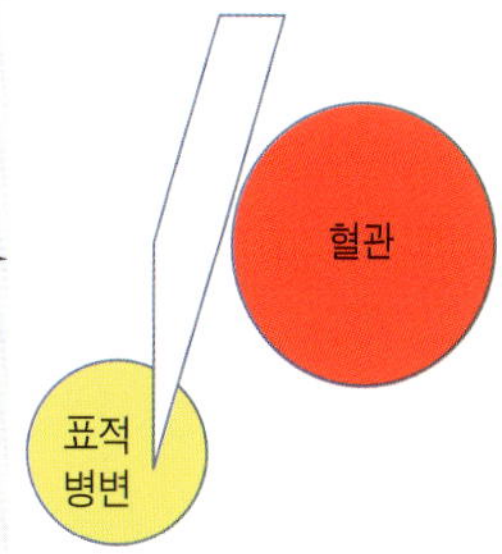

Fig.4. 그리고 본천자.

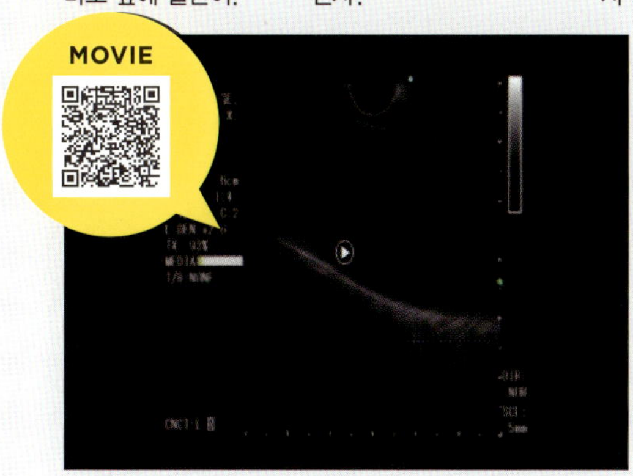

Mov.1. 대동맥폐동맥창(AP window)의 종대림프절. 천자 루트에 대동맥궁이 있는 종격림프절의 예.

EUS-FNA로 표적 병변을 찌르고 싶지만 그 바로 앞의 혈관이 어떻게 해도 방해가 되는 경우가 있지요. 그래도 환자의 확정진단과 그 후의 치료를 위해서는 꼭 찔러야 한다. 그럴 때는 「크랭크법」으로 전환한다.

여러분도 자동차면허를 취득할 때에 「S자 크랭크」로 고생한 기억이 있으리라 생각된다. 바로 그 크랭크이다.

예를 들면 표적 장기의 바로 앞에 혈관이 있어 어떻게 해도 안전한 천자 루트가 확보되지 않을 경우에 이 방법을 사용한다(**Fig.1**).

우선 표적 장기는 생각하지 않고 혈관을 피하는 형태로 소화관벽을 천자하고 혈관의 조금 뒤 정도에서 멈춘다(**Fig.2**).

다음으로 침의 배로 혈관을 누르듯이 하여 압박하면서 표적 장기를 침의 루트상에 둘 수 있다(**Fig.3**). 그 상태로 마침내 본천자, "에잇", 하면서 천자하면 OK(**Fig.4**).

결국 2단계 천자이다. 혈관을 침으로 누름으로써 처음은 좀 조심조심하지만 습득하면 매우 유용하다. 다만 혈관이 가로 놓여 방해될 때에는 사용할 수 없다.

D i

Diagnosis Tips

진단의 Tips

의외로 가까이서 만날지도 모르는 「식도 아칼라지아」

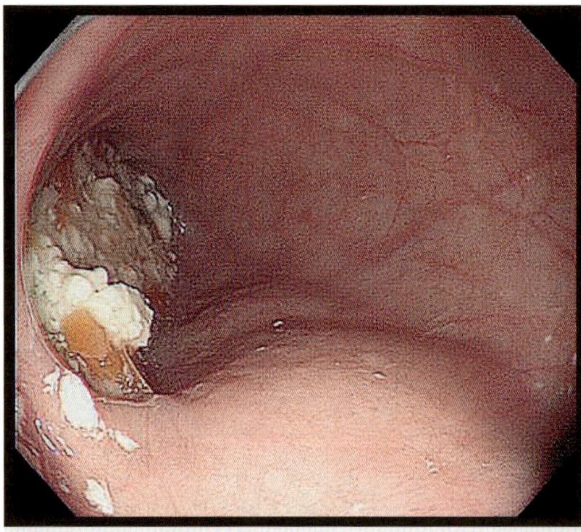

Fig.1. 식도내 음식물 잔사와 액체저류.

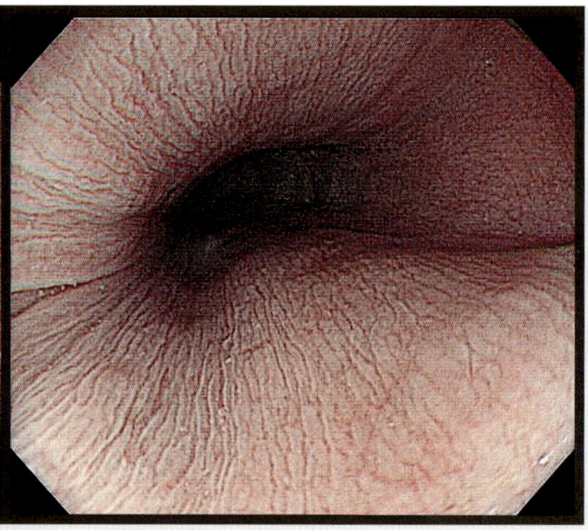

Fig.2. 식도벽의 가는 종방향 주름.

식도 통과장애를 주소로 하는 환자는 일정 비율로 식도 기능장애가 포함되어 있다. 그중에서도 식도 아칼라지아와 미만성 식도경련은 이제는 내시경적근층절개술(per-oral endoscopic myotomy; POEM) 등에 의한 저침습 치료가 가능한 질환이다.

진단의 포인트를 파악하여 계속 괴로워하는 환자를 한명이라도 줄여보자.

"이것은?" 이라고 생각한다면 우선은 내시경을 시행한다. 식도 아칼라지아의 약 85%에서 ① 식도내 음식물 잔사와 액체저류(**Fig.1**) ② 식도벽의 가는 종방향 주름(**Fig.2**)의 한 가지 또는 모두가 확인된다.

확실치 않은 경우에는 식도 X-선을 시행한다. 바륨 배설지연과 식도체부의 연축(攣縮)이 확인된다면 높은 확률로 식도의 운동기능장애를 가지고 있다.

상기 소견이 확인된다면 빨리 식도내압검사 등이 가능한 전문기관으로 의뢰하자.

드물게 발견한 환자

생선뼈에 의한 식도천공 → 식도폐누공 → 농흉 → 두 번의 개흉술을 하고 본원 외과로 의뢰되었다. 누공의 부위가 흉부중부 식도였고 동부위에 강한 이상수축을 확인함으로써 식도 아칼라지아를 의심하여 문진과 검사를 시행하였는데, 식도 아칼라지아와 그에 동반한 이상수축부에 생선뼈가 감돈되어 천공을 일으킨 것으로 판명되었다. 누공 폐쇄 후에 POEM을 시행하여 증상은 개선되었다. 식도천공이 없었다면 식도 아칼라지아를 알지 못하였을 증례이다. 식도의 운동기능 이상은 우선 의심하는 것을 시작으로 필요한 검사로 유도하는 것이 무엇보다도 중요하다. 드문 환자이지만 항상 염두에 두고 있어야 한다고 생각한다.

식도 아칼라지아의 내시경 진단에는 ST short hood 장착을!

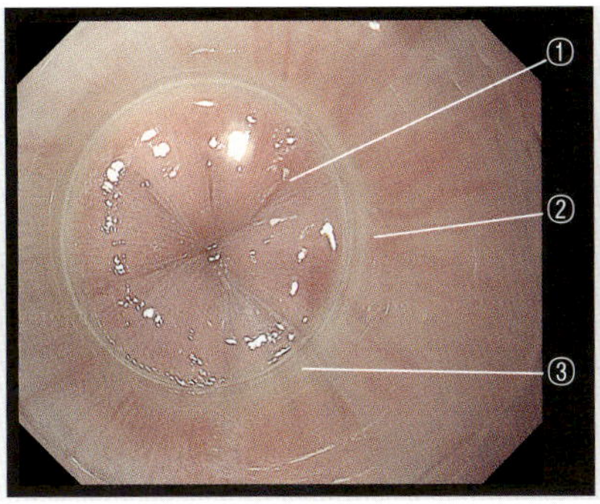

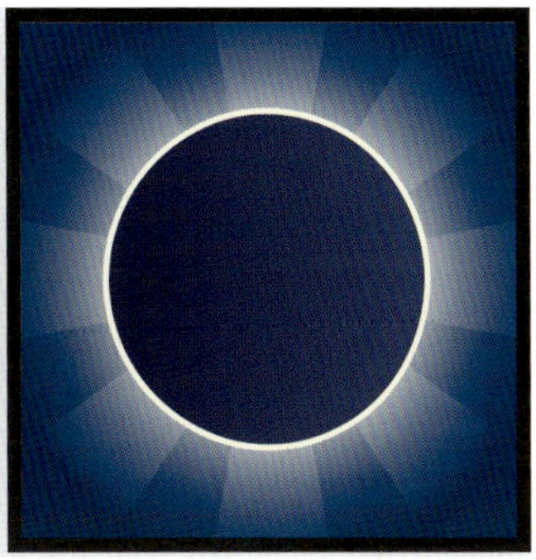

Fig.1. Corona appearance (CA).
① 후드 내측의 울혈 ② 후드를 따라 허혈 ③ 후드 외측의 책상(柵狀)혈관의 단절.
Fig.2. 개기일식 때 관찰되는 태양의 코로나.

POEM(per-oral endoscopic myotomy)는 아칼라지아에 대한 획기적인 치료법이다. 본원에서도 지금까지 270례의 POEM을 시행하였고 그 치료 성적은 양호하였다.

아칼라지아에 대한 유효한 치료법이 확립된 현재, 임상현장에서 얼마나 많은 아칼라지아 환자를 찾아내는가가 이후의 중요한 과제의 하나가 되었다.

이번에는 식도내압검사 기기가 없는 기관에서도 높은 민감도로 내시경적으로 아칼라지아로 진단할 수 있는 방법을 소개하고자 한다.

사용하는 기구는 통상의 ESD에서 사용하는 ST short hood 뿐이다. 이 ST short hood를 장착하여 가능한 한 항콜린제를 사용하지 않고 내시경 검사를 시행하면, 아칼라지아 환자에서는 하부식도괄약부(lower esophageal sphincter; LES※)에 일치하여 ① 후드 내측의 울혈, ② 후드를 따라 허혈, ③ 후드 외측의 책상혈관의 단절이 관찰된다(**Fig.1**).

개기일식 때 관찰되는 태양의 corona(**Fig.2**)와 비슷하므로 우리들은 이 소견을 corona appearance(CA, **Fig.1**)로 부르고 그 유효성을 검토하였다[1].

그 결과 아칼라지아에 대한 CA의 민감도는 91%였고 진단이 매우 어려운 식도내강의 확장이 없는 아칼라지아에서도 CA의 민감도는 88%로 높았다. 또 이 소견은 건강인에서는 1례도 보이지 않았다.

후드를 사용함으로써 아칼라지아라는 병의 본태인「LES 이완부전」을 보다 시각적으로 알아보기 쉽게 묘출하는 것이 가능하게 된다.

외래에서「가슴 막히는 느낌」「흉통」「(다수는 신맛이 없는 구강내 역류」와 같은 아칼라지아를 의심할 만한 증상을 호소할 때에는 ST short hood 장착하에 LES 부위의 관찰을 꼭 해봤으면 한다.

※ LES는 내시경 검사에서는 식도 책상혈관을 관찰할 수 있는 영역과 대략 일치한다.

문헌

1) Shiwaku H, et al. New endoscopic finding of esophageal achalasia with ST short hood: Corona appearance. PLOS ONE 13 (7): e0199955, 2018

심달도 진단에는 요령이 있다!

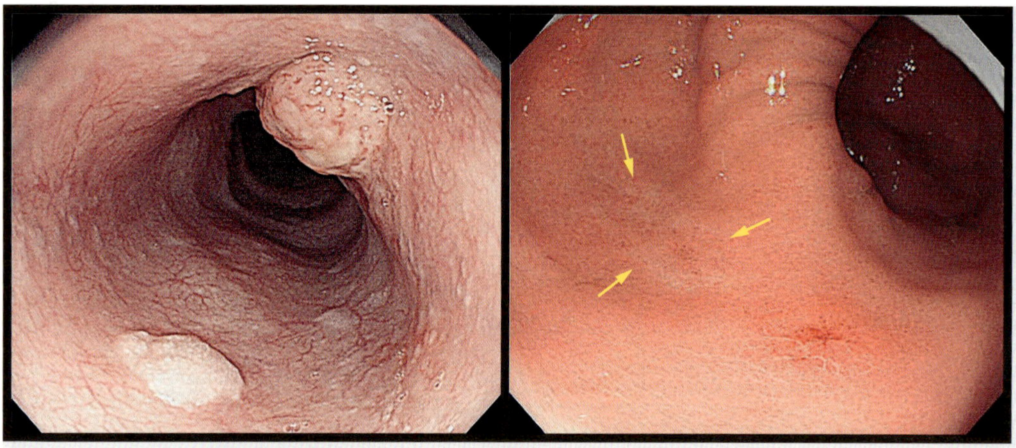

Fig.1, 2. 이 O-I형 식도표재암의 심달도는?

한주에 한 번 젊은 의사들을 대상으로 식도표재암, 조기 위암의 심달도 진단의 집담회를 개최하고 있는데 심달도 진단에 대한 인식이 매우 서툴러 놀랐다.

“이 O-I형(표재융기형)의 식도표재암(**Fig.1**)의 심달도는?” 이라고 판독을 촉구하면 답을 할 수 없어 곤란해 하는 선생이 많다.

“EUS 소견이 없다면...”이라든가, “NBI 확대 관찰소견도 본다면...”이라든가 1시간 고민해 봐도 답을 할 수 없다.

기본은 역시 통상관찰소견이다.

선배 내시경의에 의한 데이터와 지식에 의하면 O-I형과 O-III형의 식도표재암의 심달도는 약 9할이 SM 침윤암으로 알려져 있다.

그래서 우선은 O-I형 식도표재암을 보면 “우선은 SM 침윤암을 생각한다“라고 답을 하면 9할은 맞다. 거기서 정말 점막내암의 가능성이 없는지를 생각하면 좋겠다.

조기 위암도 마찬가지이다. 예를 들면 8 mm 정도의 O-IIb형 인환세포암의 심달도 진단을 고려할 경우 10 mm 이하의 조기 위암(소위암)은 분화형의 경우 9할 정도가 점막내암, 미분화형의 경우는 7할 정도가 점막내암이라고 알려져 있다.

심달도 진단의 기본은 역시 통상관찰 소견에 관한 지식을 가지고 있느냐이다. 결국 공부해서 지식을 가지고 있지 않으면 심달도 진단은 무리겠지요.

어쨌든 빨리 소화관암의 심달도 진단의 핵심을 습득할 「tips」을 여러분께만 가르쳐 주겠다. 그것은… 「상부 소화관내시경 진단의 비법노트」를 통째로 한 권 암기해 버리는 것이다(웃음).

조기 위암 심달도 진단의 기본중의 기본

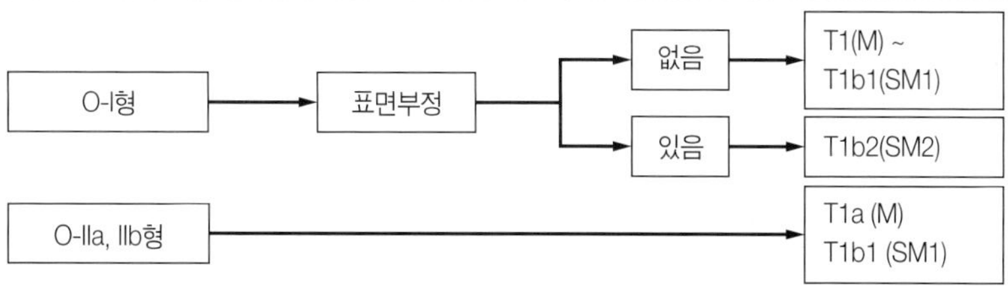

Fig.1. O-I형, O-IIa, IIb형에서 심달도 진단 flow chart.

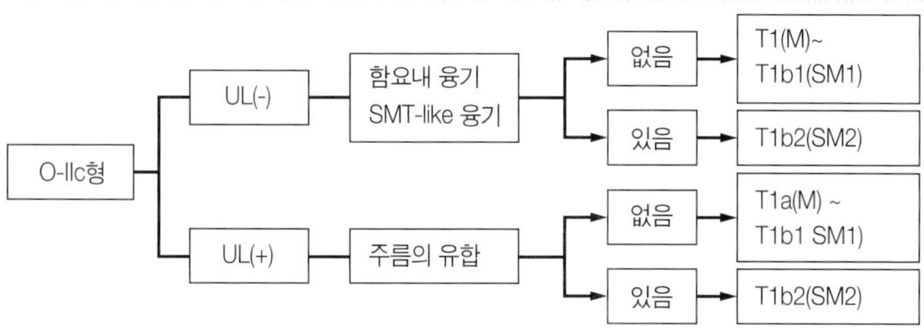

Fig.2. O-IIc형에서 심달도 진단 flow chart.

조기 위암의 심달도 진단은 초심자는 쉽게 다가가기 어려운 점이 있다고 생각한다. 가장 심플하게는 육안형에 따라 flow chart와 같은 사고방식으로 진행하면 좋겠다.

O-I형에서는 표면부정이 SM 심부침윤의 소견으로 알려져 있다. O-IIa형과 O-IIb형에서는 SM 심부침윤암은 드물기 때문에 이러한 육안형의 대부분의 경우는 우선은 M(T1a)로 진단해도 좋겠다(**Fig.1**).

O-IIc 형에서는 주름집중(UL)의 유무로 나누어 생각한다. UL(-) 병변에서 심부침윤을 의심하는 소견은 함요내 융기와 변연의 점막하종양(SMT-like) 융기의 2가지이다.

함요내 융기란 함요면 내부에 융기한 암부위가 노출된 것으로 재생결절 등은 포함되지 않는다. UL(+) 병변에서는 집중하는 주름의 소견으로 판단한다.

주름의 곤봉상 팽대와 유합이 있으면 SM 심부침윤으로 진단하지만 곤봉상 팽대는 지나치게 취하는(과도하게 해석하는) 경우가 있으므로 우선은 주름의 유합 유무에 주목하자(**Fig.2**).

물론 O-IIa형과 O-IIb형에서도 심부침윤하는(때로는 진행암도 있다) 경우도 있고, 벽의 경화, 송탈기에 의한 벽변형 등 미묘한 소견이 진단에 결정적인 경우도 있다.

상기를 참고하면서 증례경험을 쌓아 나가면 좋겠다.

D i Diagnosis Tips

위병변 생검할지 고민될 때의 한수

MCDL을 알고 있는가?

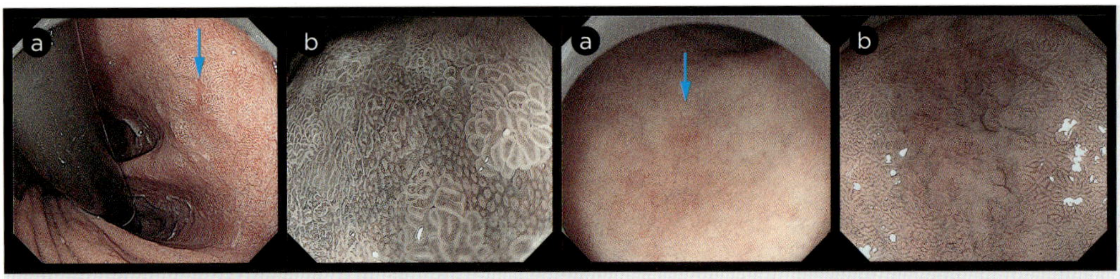

Fig.1a. 분문하 소만후벽의 발적함요부(화살표).
Fig.1b. NBI 확대 내시경에서는 안에 凸로 명료한 호(弧)를 그리는 demarcation line이 대략 전주(全周)에 나타나 있고 MCDL(+)이다. 본 병변은 함요형 장상피화생이다.
Fig.2a. 위체하부 대만의 발적함요부(화살표).
Fig.2b. NBI 확대 내시경에서는 안에 凸의 DL은 존재하지만「명료한 호」라고는 하기 어렵고 선와(腺窩)변연상피가 일부 불선명하다. MCDL(−)이다. 본 병변은 중분화형 관상선암이었다.

협대역광(狹帶域光) 관찰하에서의 확대 내시경이 일상 임상 현장에 보급되어 병변을 확인한 후에 질적 진단에까지 이르게 되었다. 내시경 진단의 중요성은 증가하고 있는 한편 날마다 발견하는 병변의 진단에서 고민되는 점도 많다고 생각한다. 위암의 확대 내시경 진단은 MESDA-G[1]를 기본으로 하고 조직형의 진단[2]도 익히고 통상의 검사에 임하지만 그래도 고민되는 것은 일상에서 만나게 될 기회가 많은 작은 함요이다.「생검해야 할지」의 판단에 마주칠 기회도 한두번은 아니라고 생각한다.

암 소견은 첫째로는 DL(demarcation line)이 있는 것, 다음으로는 DL내부의 점막구조와 미소혈관부정(不整)이다. 거기서 한걸음 나아가「DL 성상」에 착안해 보자. 즉 MCDL(multiple convex demarcation line)[3]이라는 소견이다(**Fig.1,2**). 이 소견은 내측으로 향하여 凸의 명료한 호를 그리는 DL이 병변 주변의 2/3 이상을 점하는 함요는 암의 가능성이 낮은 소견으로 특이도가 높다고 알려져 있다. 중요한 것은「명료한」이라는 점이다. 이것을 근거로 하면, 녹아내린 것처럼 불명료한 선으로 이루어진 부정한 호를 그리는 DL이 병변의 주변부를 따라 확인되는 병변은 쉽게 암을 생각하게 된다. 생검할지 고민될 때에는 DL의 성상이 명료한지 불명료한지와 그 점유하는 범위에 착안하는 것이 중요한 포인트이다.

문헌

1) Muto M, et al. Magnifying endoscopy simple diagnostic algorithm for early gastric cancer(MESDA-G). Dig Endosc 28(4):379-393, 2016
2) 濱本英剛, 他. 早期胃癌の診断の基本 NBI 拡大内視鏡診断 : 組織型診断の観点から. 胃と腸53(5):621-634, 2018
3) Kanesaka T, et al. Multiple convex demarcation line for prediction of benign depressed gastric lesions in magnifying narrow-band imaging. Endosc Int Open 6(2):E145-E155, 2018

"선생님! 이 stomach NET, ESD 해도 좋겠습니까?"

위 NET 진료에서 알아두었으면 하는 것

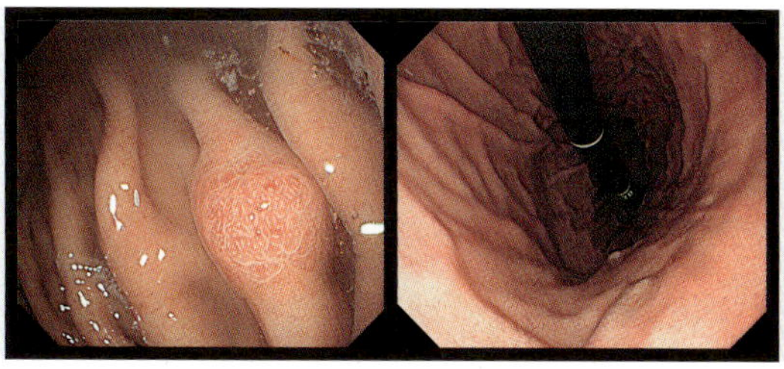

Fig.1. 위체상부대만의 5 mm NET.
Fig.2. 헬리코박터 미감염의 위축이 없는 위저선점막.

"이 gastric NET 치료방침, 어떻게 생각하십니까?" 한 주에 한 번, 본원에서 개최되는 젊은 의사를 대상으로 한 집담회에서 노나카 선생이 질문하였다. 40대 여성, 위체상부 대만에 단발, 크기 5 mm의 NET G1으로(젊은 의사들은) ESD를 제안하였다. 그러나 소화기외과와의 컨퍼런스에서 검토하기로 방침이 정해졌다.

"에? 이 병변에서 수술도 검토…?"

위 NET는 만나게 될 기회가 적고 마찬가지로 놀랄 젊은 의사 선생이 의외로 많지 않겠습니까?

이번에는 위 NET 치료 방침 결정에 grade 분류와 병기 외에 Rindi 분류에 따라 술식 선택을 하는 것을 소개한다. 1993년 Rindi 등[1]은 위 NET를 A형위염에 동반한 고가스트린혈증에 의해 생기는 I형, 다발성 내분비종양증 1형(MEN1)에 동반한 II형, 산발성의 III형으로 분류하였다.

배경질환에 동반한 고가스트린혈증에 기인하여 발생한 I/II형과 비교하여 고가스트린혈증에 기인하지 않은 III형은 악성도가 높고 50~100%로 원격전이를 동반한다고 보고되었다[2]. 『췌 · 소화관 신경내분비종양(NET) 진료 가이드라인 1.1판(2015년)』의 p.96에도 III형의 위 NET는 악성도가 높고 기본적으로 내시경적 치료의 적응이 되지 않는다고 적혀 있다. Rindi 분류를 하지 않고는 위 NET 치료방침을 결정할 수 없었다(알 수 없었다...).

이 집담회 후부터 우리들은 위 NET가 의심되는 증례를 접할 경우는 내분비세포 미소포집(endocrine cell micronest: ECM)이 없는지 생검하고, 내시경 리포트에 A형위염에 대하여 기재하도록 하고 있다. 그리고 채혈하여 가스트린도 반드시 측정하도록 하고 있다. 조금이라도 놀랐던 전국의 젊은 선생님들, 본원의 집담회에 참가하지 않겠습니까? 새로운 발견과 놀람이 있을지도 모르겠다(아, 물론 노나카 선생의 허락를 받아주기 바란다 ㅋㅋ).

문헌

1) Rindi G, et al. Three subtypes of gastric argyrophil carcinoid and the gastric neuroendocrine carcinoma: a clinicopathologic study. Gastroenterology 104(4):994-106, 1993
2) 河本泉, 他. 胃・十二指腸 NET の外科治療と予後. 消内視鏡 28(11):1776-1783, 2016

고작 생검? 그래도 생검, 생검을 얕보지 마라

MOVIE

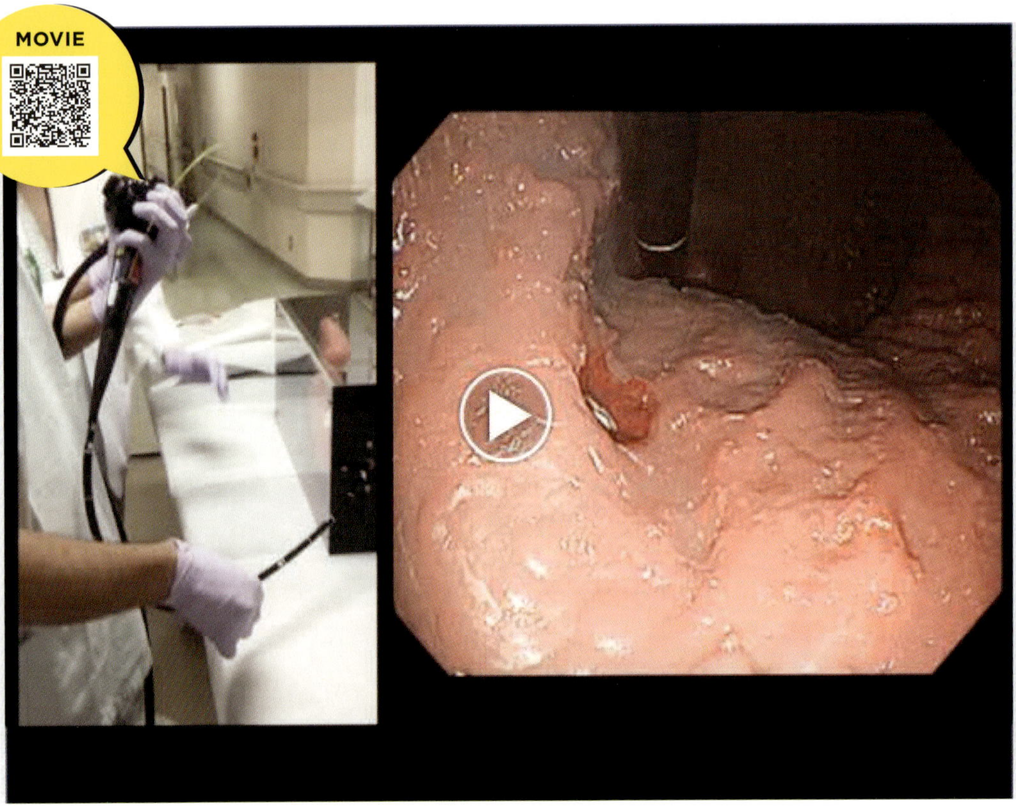

생검에 의한 조직채취는 확정진단에 필요 불가결하지만 겨냥한 곳으로부터 적정량의 조직이 얻어지지 않으면 정확한 병리진단에 이르지 못한다.

스콥선단을 채취 예정 부위로부터 지근거리(1 cm 정도)로 안정시키고, 정지 후 생검겸자를 직시하에서 수직으로 갖다 댐으로써 적절한 저격생검이 가능하다.

관강이 넓고 호흡성 변동을 받기 쉬운 위장에서는 채취예정부위와 스콥 선단의 거리를 일정하게 유지하기 위하여 반전조작이 매우 유용하다.

위체부 소만측의 생검은 말할 것도 없고, 대만측의 생검에 있어서도 반전조작으로 채취 예정 부위에 지근거리까지 가까이 다가갈 수 있는 경우는 마찬가지 방법으로 보다 적절한 조직채취가 가능하다.

① 지근거리, ② 안정직시하, ③ 처치구의 최적 접지, 이 3가지 포인트는 생검에 한하지 않고 지혈술, ESD 등 모든 내시경 술기 때에도 응용 가능한 사고방식이다.

생검에 있어서는 송기에 의한 벽신전 상태와

Mov1. 위체부 소만쪽 생검방법.

① 반전(올려다 봄) 조작으로 약간 멀리서 조직채취 부위를 눈으로 확인한다.

② 오른손으로 생검겸자 sheath를 잡고, 생검겸자의 스콥선단으로부터 돌출길이를 pantograph(축도기)상 가동부분이 보이는 정도의 길이(돌출길이 1 cm 정도)로 세팅한다.

③ 오른손을 스콥으로 이동시켜 스콥을 천천히 당기면서 조직 채취부위에 근접시키고, 그 사이 보조자에게 생검겸자를 열도록 지시한다.

④ 오른손으로 스콥을 당기는 동작을 계속하면서 왼손 엄지로 고정한 상하 앵글놉의 up을 서서히 해제함으로써 조직 채취 부위에 겸자컵을 접지시키고, 오른손과 왼손의 조작을 계속하여 겸자컵을 조직 채취부위에 가능한 한 수직방향이 되도록 한다.

⑤ 겸자컵이 조직 채취부위에 수직방향으로 접지한 단계에서 오른손을 생검겸자 sheath로 이동시켜 겸자컵을 가볍게 바싹대면서 보조자에게는 생검겸자를 닫도록 지시한다. 그 사이 왼손목을 우측으로 약간 돌림으로써 컵의 이빨이 확실히 조직에 파고들게 할 수 있다.

⑥ 겸자컵이 완전히 닫혔으므로 채취 예정 부위와 조직채취 부위가 일치하는 것을 확인하여 오른손으로 천천히 겸자 sheath를 당기면서 조직을 채취한다.

컵을 닫았을 때의 밀어붙이는 상태도 채취되는 조직의 질과 양에 영향을 준다.

과신전한 상태로 컵을 접지하고 강하게 밀어붙인 상태로 컵을 닫은 채 단번에 겸자를 잡아당겨 빼면 점막채취량이 적은 것 외에도 점막하층 심부의 굵은 혈관이 손상될 가능성이 높아진다.

약간 탈기한 상태에서 접지하여 가볍게 미는 정도로 닫고 적절히 재송기하면서 천천히 잡아당겨 빼면 점막채취량이 많고 보다 안전한 생검이 가능하다.

이러한 점을 이해했다면 환자의 상태와 병변에 대하여 점막과 점막하층의 조직 채취량과 심도를 어느 정도 조정할 수 있다.

숙달된 병리의로부터 병리의뢰서에 기재된 내시경진단과 채취조직의 질과 양으로 내시경의사의 레벨을 짐작할 수 있다고 들은 적이 있다.

노력을 다하여 병리의에게 신뢰받는 내시경 달인을 목표로 하자.

내시경치료 후 검체는 전사씰 벗기듯 쉽게 고정

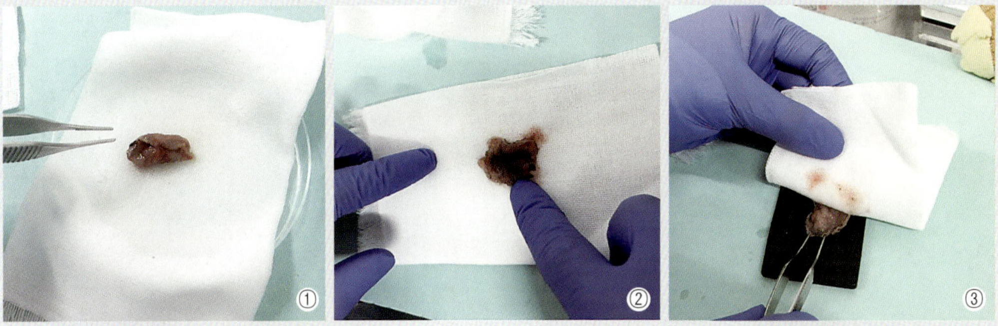

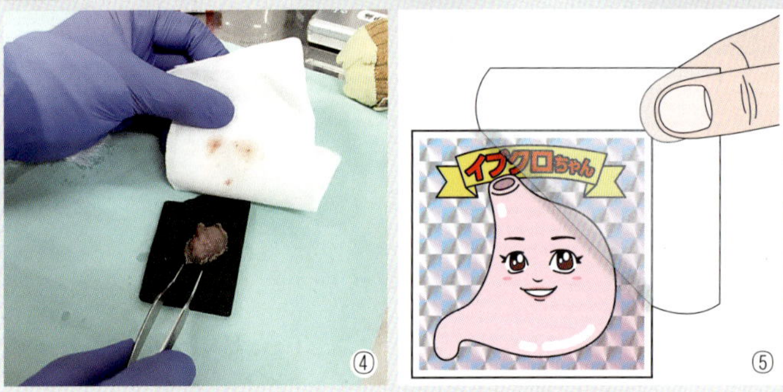

Fig.1. 점막하층쪽이 내측으로 말려 들어간 검체.
Fig.2. 마른 거즈 위에 점막면을 아래로 하여 놓고 편다.
Fig. 3, 4. 코르크판에 올리고 거즈를 천천히 가장자리부터 벗긴다.
Fig. 5. 전사씰 이미지.

내시경치료 검체를 코르크판에 고정하면서 고생하고 있지 않은가?

핀을 검체 끝에 찔러 텐션을 건 채 당겨 펴는데, 텐션이 너무 약하면 검체가 충분히 펴지지 않고 반대로 너무 강하면 검체를 손상시킬 수도 있다.

또 내시경치료 검체는 점막하층쪽이 내측으로 말려버리므로 적절히 핀을 끝에 찌르기가 어려운 경우도 적지 않다(**Fig.1**).

그럴 때는 조금 생각해 보자. 마른 거즈 위에 점막면을 아래로 하여 검체를 놓는다. 그리고 손가락으로 살살 검체를 거즈 위에 펼치면 점막면에 남은 점액의 접착력에 의해 깨끗하게 검체를 당겨 펼 수 있다(**Fig.2**).

이후 그 거즈 채 코르크판 위에 올려 거즈를 천천히 가장자리부터 벗겨나간다(**Fig.3,4**). 거즈를 벗긴 후에는 코르크판 위에 예쁘게 당겨 펼친 검체가 있는데 거기서 끝에 가볍게 텐션을 걸면서 핀을 찌르면 좋다.

어릴 적 갖고 놀던 캐릭터 전사씰 같은 이미지이다(**Fig.5**).

힘든 치료를 마친 후에 섬세한 작업을 하면 집중력이 떨어지기 쉽다. 치료 후 마지막 작업이 매우 즐겁게 되겠지요.

돈을 별로 들이지 않고 좋아하는 장소에서 깨끗하게 표본사진을 찍는 방법

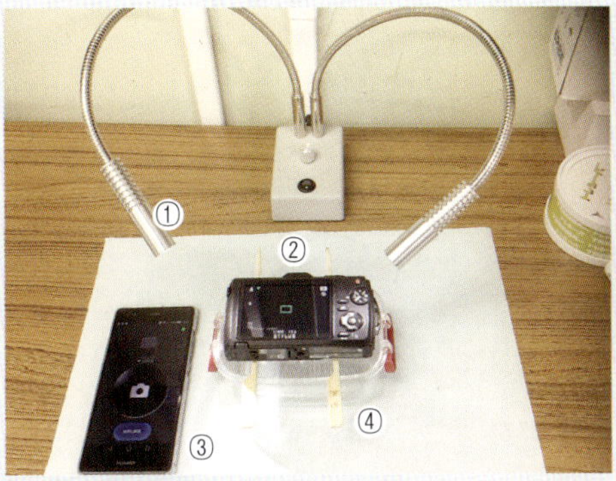

Fig.1. 나의 촬영 시스템.
① LED 현미경용 조명. 3만엔 정도로 구입하였다. ② 디지털카메라 본체를 꼬챙이로 지탱한다. ③ Wi-Fi로 스마트폰을 통해 셔터를 누른다. ④ 깊이 5 cm 정도의 투명한 용기에 고무판에 펴서 붙인 표본을 넣고 물을 4 cm 정도 채운다.

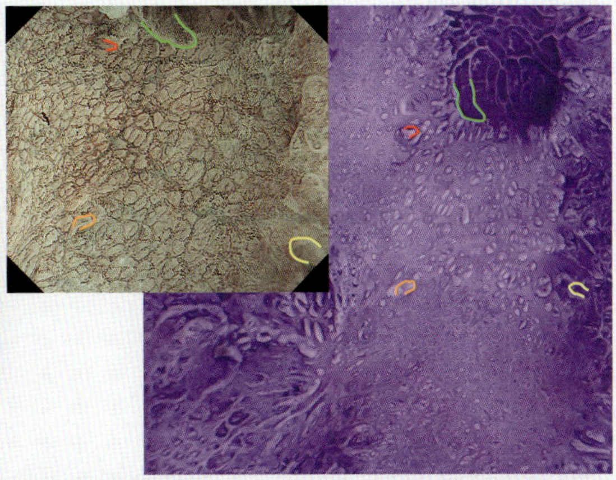

Fig.2. Mesh pattern/pit-like 구조의 위암 NBI 확대상과 피오크타닌 염색상의 비교.

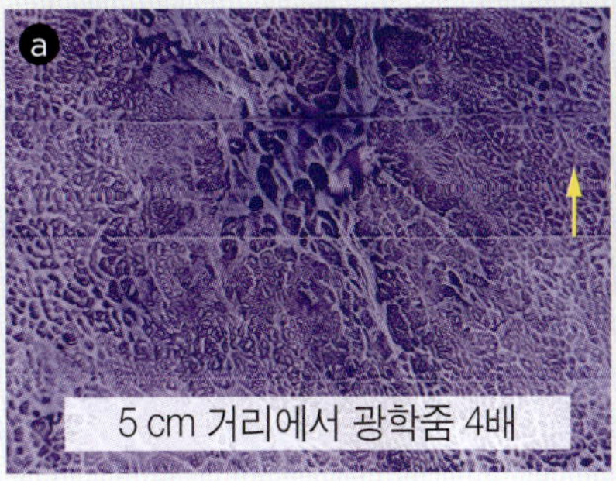

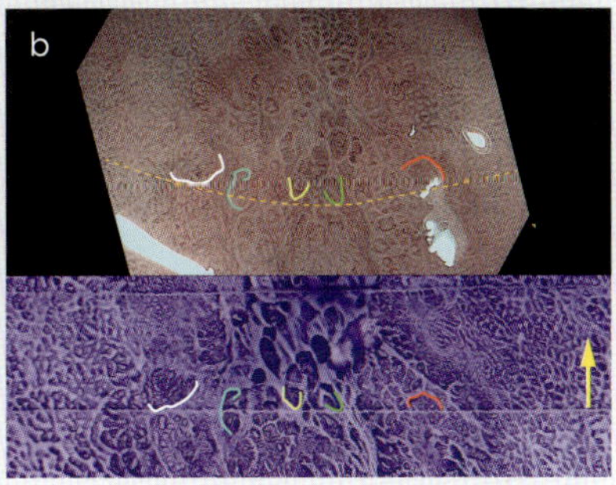

Fig. 3a. 최대 줌의 피오크타닌 염색상.
Fig. 3b. NBI 확대상과 피오크타닌 염색상의 비교.

ESD시의 정밀검사에서 보통의 병변에서도 조직상을 알고 싶은 영역이 있다.

이를 위해서는 관심영역을 잘라 넣어 사진을 기록할 필요가 있다. 고액의 실체현미경이 없어도 올림푸스사의 컴팩트 디지털카메라 TG 시리즈로 가능하다. 2014년 11월부터 TG-3로 **Fig.1** 처럼 촬영하였다.

줌 없이는 53 × 29 mm 영역, 최대 줌 4배로는 14 × 11 mm의 영역이 묘출된다.

Fig.2는 mesh pattern/pit-like 구조의 위암 NBI 확대상과 피오크타닌 염색 후 표본상과의 비교이다. 개구부도 깨끗하게 찍혔다.

Fig.3a 「loop pattern/villi-like 구조의 위암」의 최대 줌에서의 피오크나닌 염색상, **Fig.3b**는 NBI 확대상과의 비교이다. 작은 병변이라면 모양 하나하나가 거의 맞아 떨어진다.

표본이 깨끗하게 촬영되면 진단이 즐겁게 된다.

진행암을 발견했다면

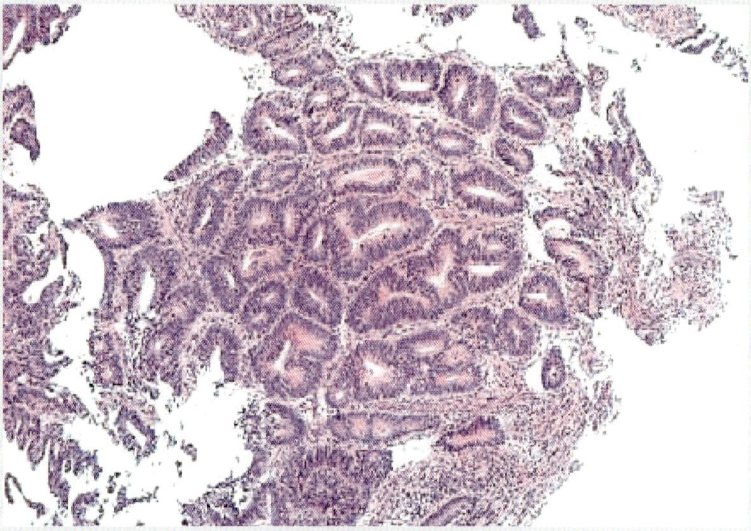

Fig.1. 하나의 종양 내에서도 성질이 불균일한 경우가 있다.

최근 소화관 진행암에서 수술적 치료와 약물 치료에 의한 다학제적 치료가 시행되는 케이스가 증가하였다.

검진 및 복통 · 빈혈 등의 증상을 계기로 내시경을 시행한 시점에서는 진전도 평가와 staging이 미실시 되는 경우도 적지 않다고 생각된다.

한편, 수술 곤란한 경우와 술전 치료로 시행되는 약물치료로 분자표적제를 포함한 regimen이 선택되는 경우도 있는데, 이 경우에는 HER2 단백의 발현과 RAS 유전자 변이 등을 조사하는 biomarker 검색이 필수이다.

이를 근거로 내시경 검사할 때에 암 진단만을 위한다면 한두개 생검으로 해결되는 경우도 많겠지만 추가 검사가 시행될 것을 염두에 두고 검체를 많이 채취하여 두는 것이 바람직하다.

특히 위암에서는 종양 내에 heterogeneity(동일 종양 내에서도 불균일성)의 빈도가 높다고 알려져 있고, 진단직후 뿐만 아니라 장래에 분자표적제를 투여할 가능성을 고려한 검체 stock도 필요하게 될 지도 모른다.

미소위암에 대한 진료 문제점과 요령

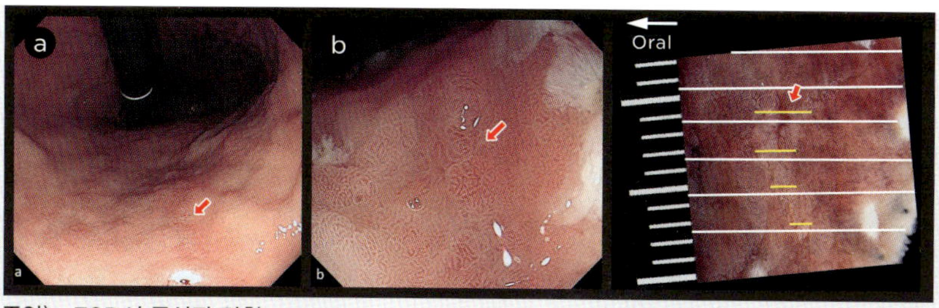

Fig.1 (좌, 중앙). ESD시 통상광 관찰.
Fig.1a. 병변(빨간 화살표)의 인식은 곤란하였다.
Fig.1b. 근접 관찰에서 생검반흔을 확인하였다. 반흔의 좌측에 황색조의 소함요를 확인하고 병변으로 판단하였지만 근접 관찰에서도 병변의 인식은 곤란하였다.
Fig.2 (우). ESD후 표본(포르말린 고정 후). 생검반흔(빨간 화살표)에 접하여 백색조의 소함요를 확인하고 병변으로 판단하였다. 흰색선처럼 잘라낼 때 황색선 부위에 고분화형 관상선암을 확인하였다.

위암은 내시경기기의 발전으로 작은 단계에서 진단되고 치료되는 증례가 증가하였다. 암은 클수록 심부 침윤할 위험성이 높아지므로 가능한 한 작은 상태로 진단되는 것이 바람직하다. 그러나 미소병변을 발견하여도 생검에 의한 변형으로 치료시 병변의 확인이 곤란해진다는 문제가 있다.

이번에는 제가 미소위암에의 진료에서 조심하는 것을 적어 보고자 한다.

우선 생검은 병변의 변형을 최소한으로 하기 위하여 병변 가장자리를 겨냥한다. 그리고 병변부위를 알 수 있도록 병변의 원경과 근접상을 생검 전후로 촬영한다. 이때 표식(용종, 황색종, 반흔 등)과 함께 촬영해 두면 치료시 병변 확인에 도움이 된다.

암으로 진단되어 ESD를 시행할 경우는 생검반흔이 남아 있을 때(가능한 한 생검한 지 1개월 이내) 치료를 시행한다. 치료시 병변을 알아보기 어려울 경우는 생검시 사진, 생검반흔(**Fig.1** 빨간 화살표)에 의지하여 병변을 확인하고 마킹을 한다.

ESD후의 절제에도 주의가 필요하다. 절제 전에 병변을 실체현미경으로 관찰하고 병변을 확인, 범위진단을 시행한다(**Fig.2**) 그리고 병변의 형태에 따라 절제방법을 결정한다. 미소병변의 경우 절제 방법을 잘못하면 병변이 충분히 절제되지 않을 위험성이 있다. **Fig.2**처럼 실체 현미경을 이용함으로써 자신을 갖고 절제할 수 있게 된다.

이상의 것에 주의하면서 일상의 진료를 하고 있다. 문헌에 많은 증례가 있으니 참조 바란다.

문헌

1) 岸埜高明, 他. 微小病変に対する内視鏡生検. 胃と腸 46(6):869-879, 2013

담관 brush 세포진의 한가지 고안

Di
Diagnosis Tips

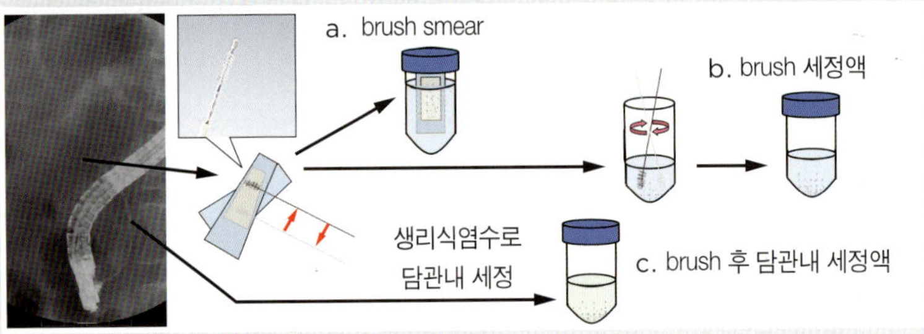

Fig.1. 브러시 찰과세포진 (scraping cytology).

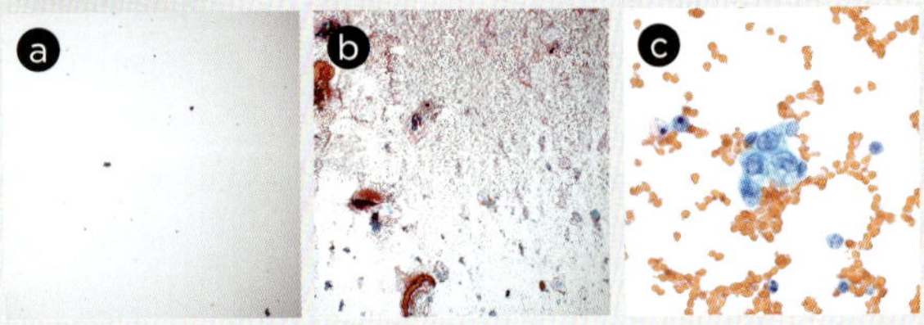

Fig.2. 하부담관암 증례.

담도계종양의 세포진에는 담즙흡인 세포진, 담관찰과 brush 세포진, 경비담관배액(ENBD)에 의한 담즙 세포진 등이 있고, 이러한 검체를 이용한 분자병리학적 검사를 임상 응용하는 기관도 있다. 본원에서는 상기 모든 검체 채취법을 시행하고 있지만 1회 세포진으로 가장 민감도가 높은 것은 brush 찰과 후에 담관 내부를 세정하는 방법이다.

Brush 찰과 세포진에는 올림푸스사 찰과브러시(BC-24Q) 제품을 사용하고, 협착부 윤곽을 알 수 있을 정도로 조영한 후 협착부를 20회 정도 조금씩 찰과(scraping)한다(**Fig.1**). 브러시 선단부를 2장의 프레파라트(현미경용 표본)에 끼워 넣어 압찰한 smear 검체(**Fig.1a**)와 그 후 10 mL 정도의 생리식염수로 브러시를 교반(攪拌) · 세정한 브러시 세정액 검체(**Fig.1b**)를 제작한다. Brush에 달라붙은 세포가 떨어지지 않을 경우에는 브러시 선단부를 손톱깍기로 절단하고 생리식염수에 담근 후 가볍게 vortex 교반기에 얹으면 떨어진다. 추천하는 담관내 세정액은 brush 찰과 후에 담관내에 흩날리는 암세포를 세정 회수하는 방법이다. 가압이 지나쳐 담관염을 일으키지 않도록 주의하고 담관용적에 맞게 5~10 mL 정도의 생리식염수를 수회 주입 · 흡인하는데(**Fig.1c**) 회수액량이 많을수록 민감도가 증가하는 경향이 확인되었다. **Fig.2**에 하부담관암 증례(결절침윤형, 46 mm)의 흡인담즙 세포진(a, x20)과 브러시 찰과 후 담관내 세정액(b, x20)의 Papanicolaou 염색상을 제시하였는데, 후자에서 상피세포 수량이 많고 일목요연하고 쉽게 암세포를 검출할 수 있다(c, x400). 본원에서 담관암 증례의 흡인담즙, brush smear, brush 세정액의 세포진의 민감도는 32~43%, brush 찰과 후 담관내 세정액에서는 70%였다.

Tr

Treatment
Tips

치료의 Tips

국소주사는 소프트크림 이미지로

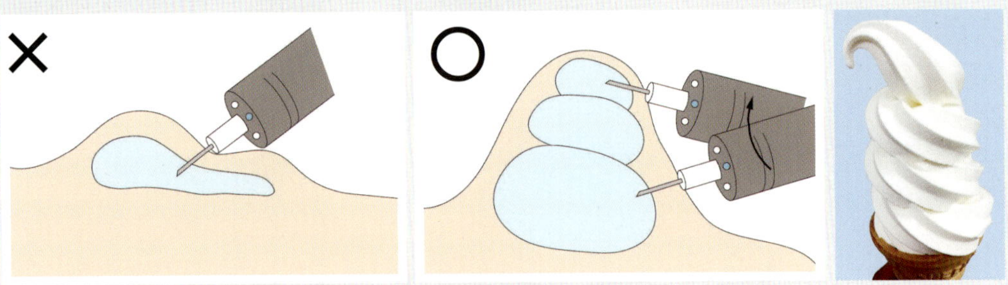

Fig.1. 국소주사는 콘 위에 소프트크림을 높이 쌓는 것 같은 이미지로 시행한다.

점막하층 주사로 시작하는 내시경적 점막절제술이지만 특히 snaring으로 절제하는 경우는 주사 방법 하나로 병변의 절제가 어려워지게 되는 경우도 있어 양호한 병변의 거상을 얻기 위해서는 주사가 매우 중요하다.

내시경치료에 사용하는 주사침은 sheath와 그 선단에 돌출되는 금속침으로 구성되는데, 실제에서는 sheath가 제어장치로서 점막표면에 머물고 점막을 관통한 금속침의 선단으로부터 주사제가 주입된다.

따라서 찌르는 부위가 아니라 금속침 선단개구부를 중심으로 주사제가 주입되는 이미지를 그려 가면서 주입할 필요가 있다.

또 금속침 선단으로부터 동심원상으로 주사제가 확산한다는 점을 생각한다면, 선단의 위치를 고정한 채로는 sheath가 점막의 거상을 억제하게 되므로 점막거상에 맞추어 금속침 선단의 위치를 움직여 주면 그 이동시킨 방향으로 병변을 잘 거상시킬 수 있다(**Fig.1**).

동심원상으로 퍼져가는 주사제 볼 위에 주사제를 차곡차곡 포개어 가는 느낌으로, 비유하자면 콘 위에 소프트크림을 높게 포개는 것 같은 이미지와 비슷할 것 같다.

다만 소프트크림의 경우는 소프트크림 제조기가 고정된 상태에서 콘을 움직이는 것이지만 국소주사의 경우에는 콘은 고정되고 소프트크림 제조기가 움직이는 것이 된다. 소프트크림 제조기가 아닌 주사침 선단의 위치를 항상 의식하면서 무너지지 않고 회오리 높게 주사제를 포개어 쌓아 나가는 이미지로 시행하면 좋겠다.

또한 소프트크림도 마찬가지지만 너무 욕심부리면 주위로부터 무너지게 되어 snare를 걸기 어려워진다. 소프트크림도 국소주사도 적당히 해야 한다.

Tr
Treatment Tips

주사의「생명」

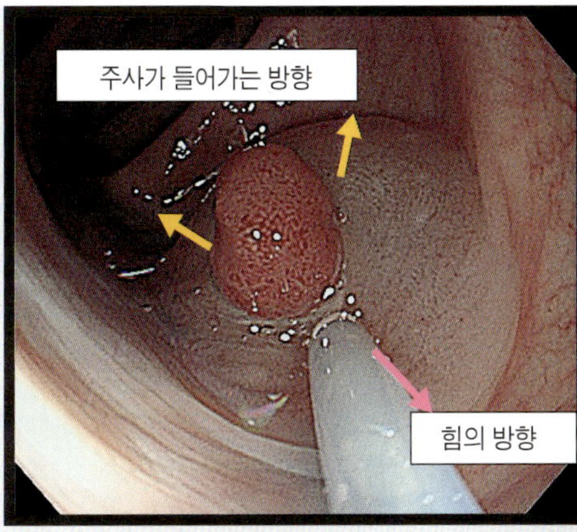

Fig.1. 힘을 아래로 주면(핑크 화살표) 주사는 위로 들어간다(노란 화살표).

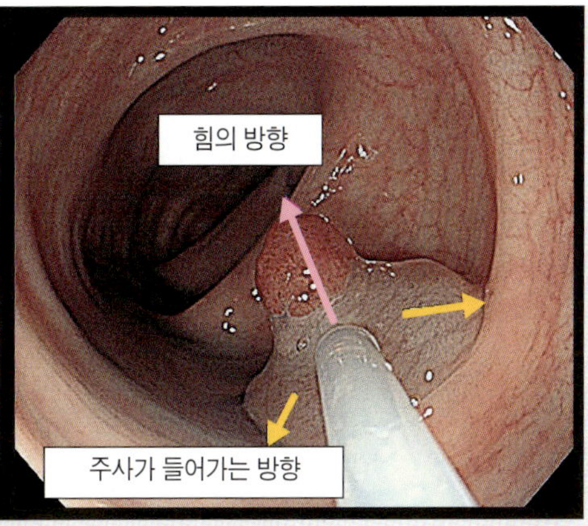

Fig.2. 힘을 위로 주면(핑크 화살표) 주사는 아래로 들어간다(노란 화살표).

하부 소화관내시경 검사에서 혼자서 삽입할 수 있게 되었다면 다음 과제는 polypectomy, EMR 그리고 ESD이다.

후자 2가지에 붙어 다니는 것이「국소주사」이다. 점막층의 병변을 띄우기 위한「주사」지만 여러분은 이 주사를 그냥 되는대로 주입하고 있지는 않은가?

주사로 술기의 난이도가 크게 변할 수 있다. 바꾸어 말하면 술기를 매우 쉽도록 하는 하나의 수단이 될 수 있다. 병변의 위치와 크기, 방향에 따라 적잖이 "이쪽으로 향해 주었으면 좋겠는데"라고 생각하면서 주사한다고 생각한다.

사실 주사 주입방법은 컨트롤할 수 있다. 즉 주입하고 싶은 곳에 주입하고 싶은 양을 넣을 수 있다.

주사는「주입하는」것이 아니라「주입되는」것이다.

결국 치료를 하기 쉽도록 병변의 방향을 컨트롤할 수 있느냐 하는 것이다.

예를 들면 상기 사진(**Fig.1,2**)이다. 점막하층에 찌른 주사침을 찌른 상태에서 아래로 약간 힘을 주면 주사는 위(사진에서는 oral side)로 들어가게 된다. 위로 조금 힘을 주면 아래(바로앞)으로 주사가 들어가게 된다.

오른쪽으로 힘을 주면 주사는 왼쪽으로, 반대도 마찬가지이다. 이렇게 스스로 처치하기 쉬운 상태를 만들어 주는 것이다.

주사가 잘 주입되지 않는 것은 보조자 탓이 아니다. 처치가 잘 안되는 것이 간호사 탓이 아니다.

주사를 컨트롤하여 정밀도 높은 치치를 목표로 하자(주: 힘을 옮기는 방향은 조금씩 시험해 보듯이 해 주기 바란다. 천자침 선단은 예리한 칼이다).

감히 종양을 관통하는 주사

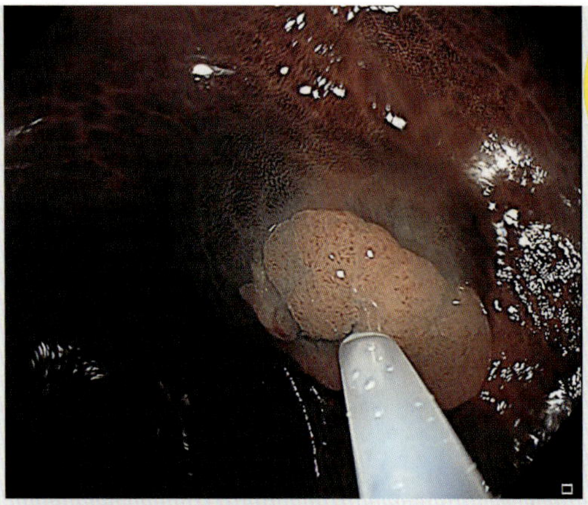

Fig.1. 종양을 직접 관통하여 주사하여 종양 전체를 마름모꼴로 거상시킨다.

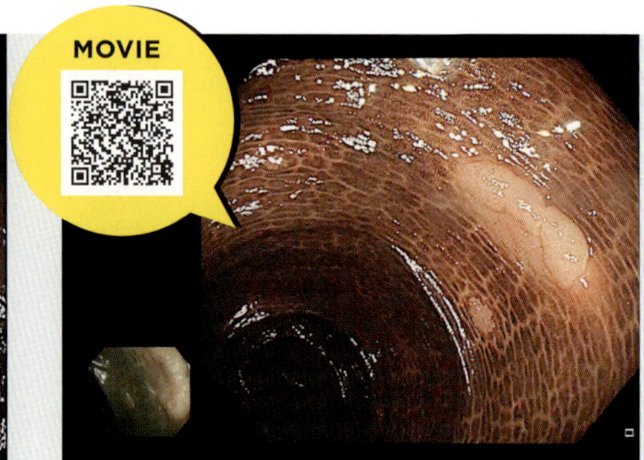

Mov.1. 근처에 있는 정상 점막에 소량의 주사를 한다. 찌르고 싶은 종양부 직하가 조금 융기하였다면 종양부를 찌른다.

20 mm를 넘는 병변과 평탄한 병변에 대하여 EMR을 시행할 때 주사량이 많아져 snaring이 어렵게 돼 버린 경험이 있지 않은가?

그와 같은 경우를 피하기 위해 나는 종양을 수직으로 관통하여 주사하여 종양 전체를 마름모꼴 모양으로 거상시킨다(**Fig.1**). 이 방법은 병변주위에 주사하는 것보다 주입량이 적고 주사액이 점막하층에 과도하게 퍼져서 snaring이 곤란하게 되는 것도 피할 수 있다.

물론 점막하 주사에 의한 종양세포의 파종이 걱정되므로 암이 시사될 것 같은 부위에의 천자는 극히 피할 필요가 있다. 그러나 그래도 병변 자체를 찌르지 않으면 절제가 곤란할 것으로 예상되는 경우도 있다고 생각한다. 그와 같은 때는 우선 근처에 있는 정상 점막에 소량 주사를 한다. 침의 방향을 적절히 조정하여 찌르고 싶은 종양부 직하가 약간 융기된다면 같은 부위를 찌르는 방법을 취한다(**Mov.1**).

종양직하의 점막하층에 주사액을 주입하면서 찌르면 심부로의 종양세포의 파종 가능성도 거의 없어지고 병변자체에의 천자도 허용될 것이라고 스승께서 가르쳐 주셨다.

이 방법을 사용하면 병변의 바로 아래에 마름모꼴 모양의 융기를 쉽게 형성할 수 있고 snaring이 매우 간단해지게 된다.

큰 측방 발육 대장 종양(laterally spreading tumor, LST)의 절제시 등에 시험해 보기 바란다.

스테로이드 주사는 나이프의 water-jet으로 즐겁게!

Tr
Treatment Tips

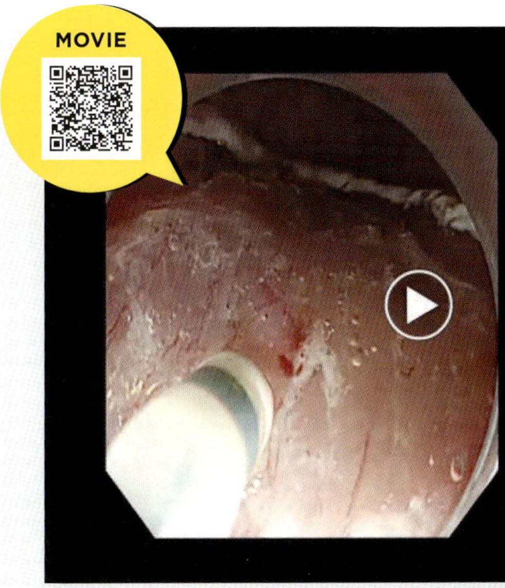

Mov.1. Water-jet을 연결해 얇은 점막하층을 부풀린다.

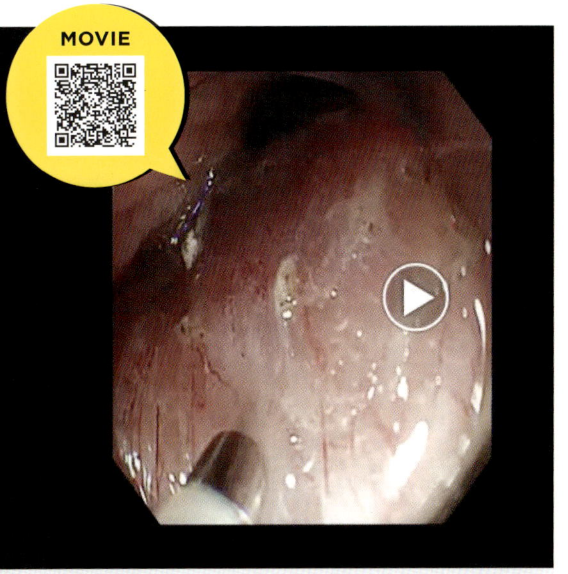

Mov.2. 충분히 두꺼워진 점막하층에 steroid injection을 시행한다.

식도 ESD에서 넓은 병변을 절제할 때는 협착 예방을 위하여「steroid injection」을 시행한다.

많은 기관에서 병변 절제 직후에 시행하고 있다고 생각한다.

얇게 남은 점막하층에 주사침을 찔러 시행하는데, 너무 깊게 찔러 근육층에 주입되면 후천공의 원인이 되고 너무 얕게 찌르면 새어서 효과가 감소할 것으로 생각한다.

ESD로 몹시 지쳤을 때에 신경을 써야 하는 처치가 된다.

사용하는 나이프에 water-jet 기능이 있는가?

Water-jet을 연결하여 막힌 나이프를 눌러 붙여 페달을 밟으면 얇아진 점막하층이 점점 부풀어 오른다(**Mov.1**).

충분히 두꺼워진 점막하층에 steroid injection하는 것은 간단하다(**Mov.2**).

2/3 circumference 이상 점막결손에서 협착의 위험성으로 steroid를 사용하지만 나는 1/2 이상 점막결손부터 주사를 하는 경우가 많다.

협착에는 이르지 않아도 식도가 경련이 일어난 것 같다거나 음식이 걸린다고 호소하는 경우가 많기 때문이다.

그래도 워터젯을 사용하면 steroid injection이 고통 없이 즐겁게 될 것이다.

손이 작은 사람을 위한 앵글 활용법

Tr Treatment Tips

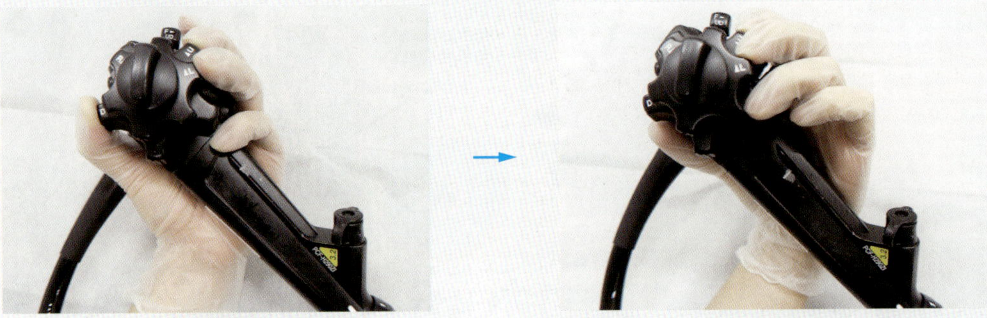

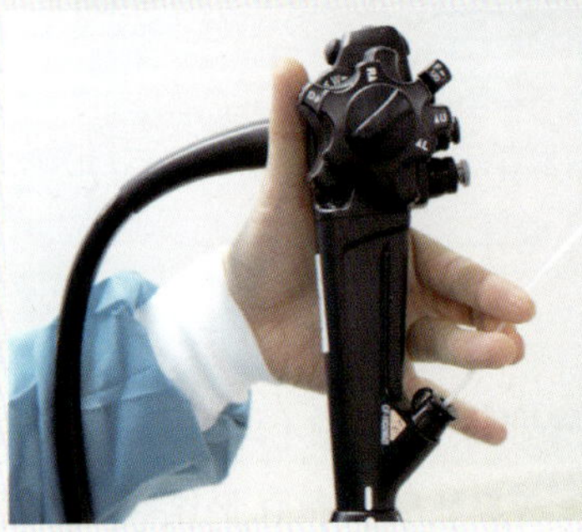

Fig.1. (상) 왼손을 스콥 축에 대하여 약간 오른쪽으로 감아보면 상하앵글 조작성은 유지된 채 사이드 앵글에 확실히 손가락이 걸린다.
Fig.2. (하) 왼손을 뻗으면 처치구를 조작할 수 있게 된다.

내시경은 왼손으로 앵글을 조작하는데 특히 내시경 처치중에는 상하좌우 앵글을 full로 활용해야 하는 경우가 많다. 이때 손이 작은 선생님은 좌우앵글에 손가락이 잘 닿지 않거나 힘을 주기 어려워 고생하는 경우는 없습니까?

제 손 사이즈는 수술용 장갑으로 6.5에 딱 맞아서 평균 남성보다 조금 작은 정도라고 생각하는데, 내시경 처치 중에 상하앵글을 걸면서 강한 사이드앵글 조작이 필요한 상황에서는 생각한 대로 조작할 수 없어 고생하는 경우도 있었다.

이럴 때는 앵글놉 attachment를 사용하는 것도 한 방법이지만, 보다 간편한 방법으로써 왼손을 스콥 축에 대하여 약간 오른쪽으로 감아보면 상하앵글의 조작성이 유지된 채 사이드앵글에 확실히 손가락이 걸린다(**Fig.1**).

응용으로써 처치구를 조작할 때에 유용한 two-fingers method[1](Tips No.80을 참조)는 손이 닿지 않으므로 어렵다고 생각하는 선생님에게도 마찬가지로 왼손을 뻗으면 처치구 조작이 가능하게 된다(손을 뻗으면 약간 힘이 들어가기 어렵게 되어 나는 제 2~4 손가락을 사용하고 있다. **Fig.2**). 손이 작아서 곤란한 분은 꼭 시험해 보기 바란다.

문헌

1) Nishizawa T, et al. Control of the treatment device for endoscopy by the left hand: two-fingers method. Gastrointest Endosc 80(6):1206-1207, 2014

ESD에서는 오른손이 스콥을 잡을 것인가, 기구를 잡을 것인가

Tr Treatment Tips

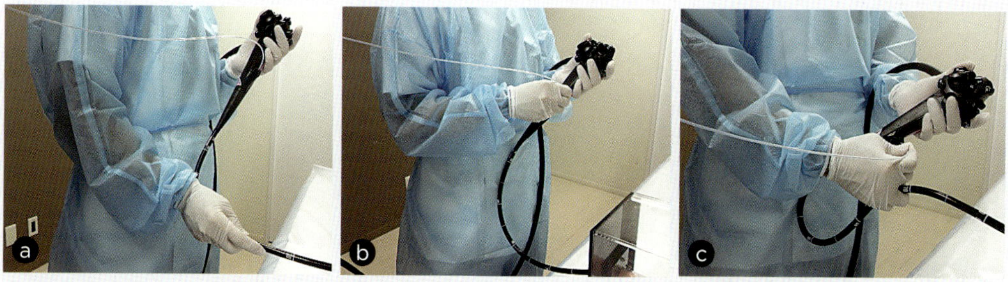

Fig.1a. 오른손으로 스콥을 잡고 조작하는 경우.

Fig.1b. 오른손으로 기구를 잡고 조작하는 경우.

Fig.1c. 오른손으로 스콥과 기구를 동시에 잡는 경우.

ESD의 경우 오른손은 주로 스콥을 잡고 조작하는 파(①, Fig.1a)와 주로 기구를 잡고 조작하는 파(②, Fig.1b) 등 전문가에서도 나누어지므로 조작이 고민되는 분도 있지 않을까 생각한다.

①, ② 이외에도 오른손으로 스콥과 기구를 동시에 잡는 방법(③, Fig.3)과 Two-fingers method(④, Tips No. 80을 참조)가 있고 사용할 수 있다면 폭이 넓어진다.

스콥 선단이 흔들리면 화면이 안정되지 않으므로 ①,④처럼 오른손으로 스콥을 잡는 방법이 시야가 안정되기 쉽고 ①의 조작으로 기구를 움직이는 것이 우선 기본이다. 한편 스콥 조작성이 나쁜 경우와 short needle knife 등의 선단계 기구로 정밀한 박리를 하고자 하는 경우 등에서는 오른손을 스콥에서 떼고 ②,③처럼 오른손으로 기구를 출입하는 방법이 유효한 경우도 많다. 이 경우도 오른손을 스콥으로부터 뗄 경우도 배로 스콥을 누르기도 하는 등으로 시야를 안정시킨 가운데 기구를 조작할 필요성이 있다. 대장 ESD등에서 paradoxical movement가 현저하여 스콥에서 오른손을 떼넌 빠져버리는 경우에는 보조자에게 스콥을 고정해 달라고 하는 것도 유효하다.

어느 방법도 상황에 따라 사용할 수 있는 방법이라고 생각하지만 오른손으로 스콥의 출입과 비틀기를 행하고 왼손만으로 상하좌우 앵글을 사용할 수 있도록 하는 것이 고수로 가는 첫걸음이므로 지금부터 ESD를 시작하는 분은 우선은 일상의 상하부 내시경검사와 EMR, hands-on 세미나 등에서 충분한 트레이닝을 쌓도록 하자.

왼손 약지에 일을 맡길 것!

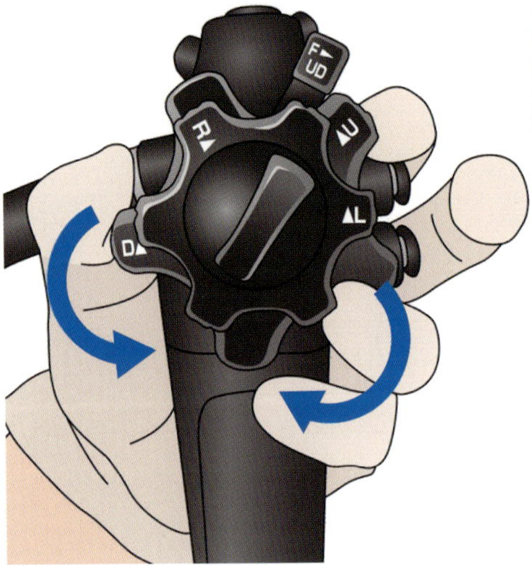

Fig.1. 왼손만으로 상하 · 좌우 2가지 앵글휠을 각각 컨트롤한다. 각 앵글을 잡고 조작.

스콥 컨트롤에서 앵글 컨트롤 패턴은 아마 다음 두가지 가운데 하나라고 생각한다.

① 엄지만으로 컨트롤.

② 적극적으로 약지(사람에 따라서는 중지도)를 사용.

나는 후자를 권한다. 스크리닝 등 검사만이라면 ①의 조작방법으로 충분하겠지만 ESD를 예로 생각하면 왼손만으로 상하 · 좌우 2가지 앵글휠을 각각 컨트롤할 수 있는 것은 매우 중요한 포인트이다(**Fig.1**).

두 휠 모두를 뜻대로 한손만으로 컨트롤한다고 생각한다면 약지를 쉬게 내버려 둘 수는 없다.

이 앵글 조작이 가능하면 나이프 선단이 겨냥한 지점으로 부드럽게 움직일 수 있고, 부드럽게 절개 라인과 박리 라인을 trace할 수 있게 된다.

내시경을 막 시작한 즈음에는 좌우앵글은 뒤로 미루는 것으로 지도하는 경우가 많다고 생각하는데 나는 반대로 적극적으로 좌우앵글을 사용하도록 지도한다.

예를 들면 대장내시경 검사의 관찰은 특히 좋은 트레이닝이다. 삽입하였다고 긴장을 풀지 말고 관찰할 때에 토크 조작을 최소한으로 하고, 앵글을 조작주체로 하여 스콥 선단을 선회시켜 전주를 빠짐없이 관찰하는 것은 매우 유효하다.

처음에는 생각대로 움직이지 않지만 자전거 처음 탈 때와 마찬가지로 서서히 부지불식간에 자연스럽게 약지가 운동하여 움직이고 있을 것이다.

ESD는 페달조작이 중요!

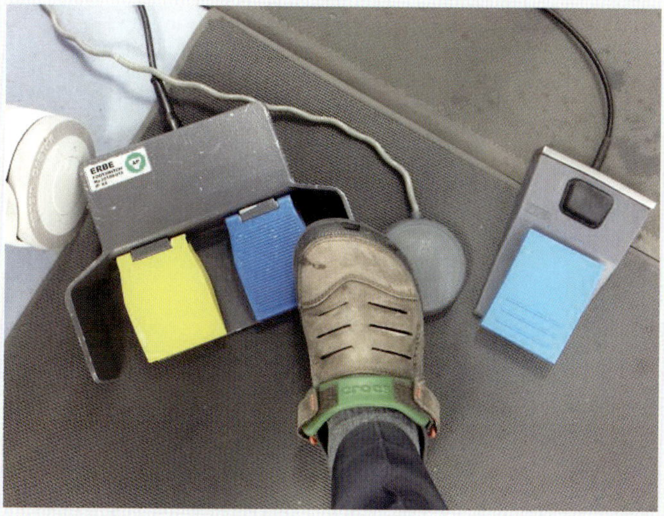

Fig.1. ESD의 페달조작.

ESD를 원활히 하기 위하여 자동차 운전과 마찬가지로 손발의 협조 조작이 중요하다.

왼손 앵글조작과 오른손의 스콥 고정으로 양호한 시야를 만드는 것이 필수임은 말할 필요도 없지만, 막상 점막절개와 점막하층 박리를 시행하게 되면 이번은 고주파 발생장치에 의한 통전조작이 필요하게 된다.

상황에 따라 순식간에 절개와 응고 페달을 번갈아 밟고 송수용 페달을 조작하거나 하는 것이 요구된다. 혈관이 풍부한 부위를 지혈할 때에는 충분한 응고작용을 얻기 위하여 페달을 약간 길게 밟아야 한다. 또 절개할 때에는 반복적으로 조금씩 페달조작을 한다[1]. 즉, 리듬감 있게 미세한 발끝 조작을 한다.

그러기 위해서는 운전용 신발처럼 발바닥에 감각이 쉽게 전달되는 신발을 선택하는 것이 중요하다.

여러 개의 페달을 순식간에 번갈아 밟는 데는 자동차의 악셀과 브레이크페달을 조작하듯이 뒤꿈치를 지지점으로 하여 발을 움직인다(**Fig.1**).

고주파용 페달과 송수용 페달을 좌우 발로 각각 따로 밟는 사람도 있지만 개인적으로는 주로 쓰는 발이 오른발이라면 왼발로 몸의 축을 지탱하고 오른발로 미세한 조작을 번갈아 가면서 하는 편이 좋다고 생각한다.

고주파용 페달도 발끝의 움직임이 곧바로 전달되는 것을 선택하는 것이 최선이다.

문헌

1) Morita Y. Electrocautery for ESD: settings of the electrical surgical unit VIO300D. Gastrointest Endosc Clin N Am 24(2):183-189, 2014

날지 못하는 펭귄에게도 날 수 있는 날이 오길...

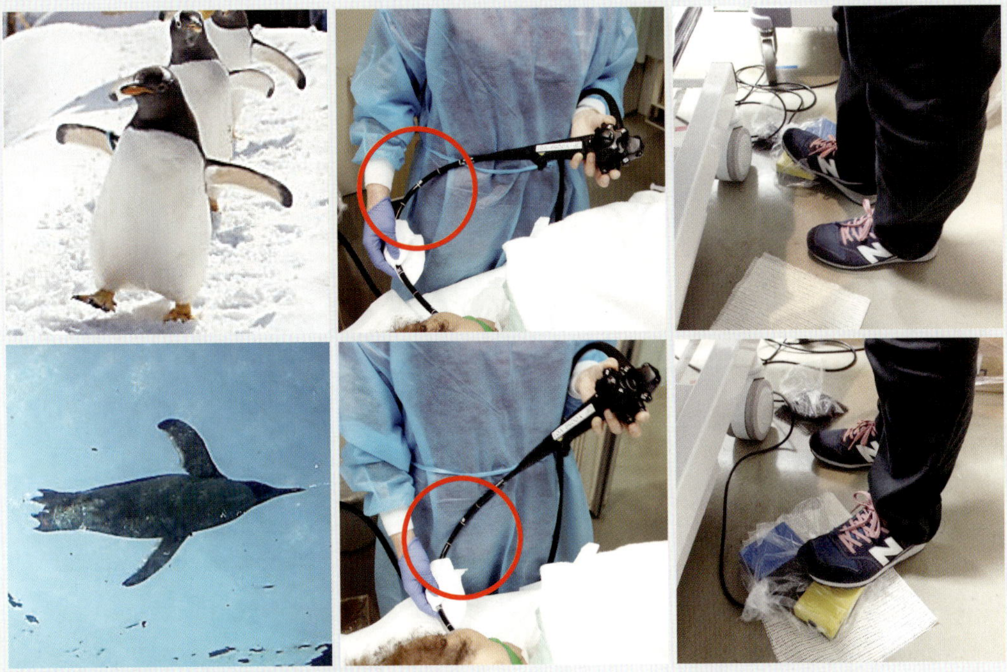

Fig.1 (상). 오른발로 페달을 밟으면 볼품없다.
Fig.2 (하). 왼발로 페달을 밟으면 스콥이 확실히 고정되고 보기 좋다.

"뭔가 볼품없네, 꼭 날지 못하는 펭귄이라고 할까나"

내시경을 손에 잡고 있을 때 그런 말을 던지는 경우가 있었다.

펭귄과 볼품없는 게 닮았다고 말을 걸었던 것이지요. 지금이라면 직장내 괴롭힘이라고 고소당하겠지요(웃음).

볼품없음의 정체는 오른발로 고주파장치의 페달을 밟고 있었기 때문이었다(Fig.1).

왼발로 페달을 밟는다 → 오른발이 축이 되어 우측으로 벽이 된다 → 스콥이 배로 확실히 고정된다 → 보기 좋게 된다(Fig.2).

프로라고 불리는 사람의 자세는 어쨌든 보기 좋다. 쓸데없는 것을 버리는 심플한 자세이다.

그것은 내시경에서도 마찬가지이다.

스스로 보기 좋은 자세가 되고 있는지 날마다 질문하는 것도 중요하다.

날지 못하는 펭귄에서도 날수 있는 날이 오길!

의자에 앉아 대장 ESD를 해 보지 않겠는가?

Tr
Treatment Tips

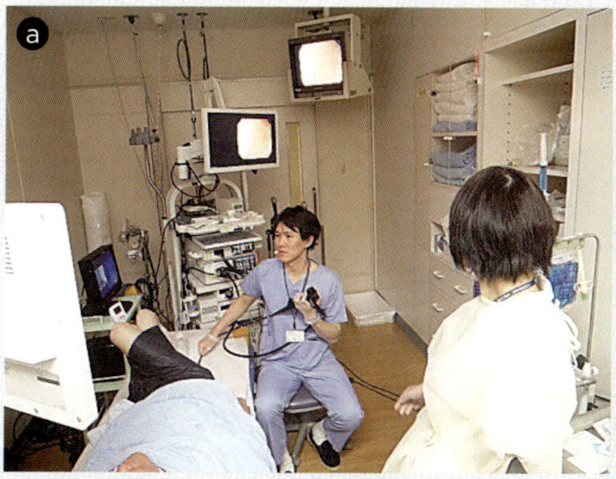

Fig.1a. 의자에 앉아 시행하는 대장 ESD(전체 모습)

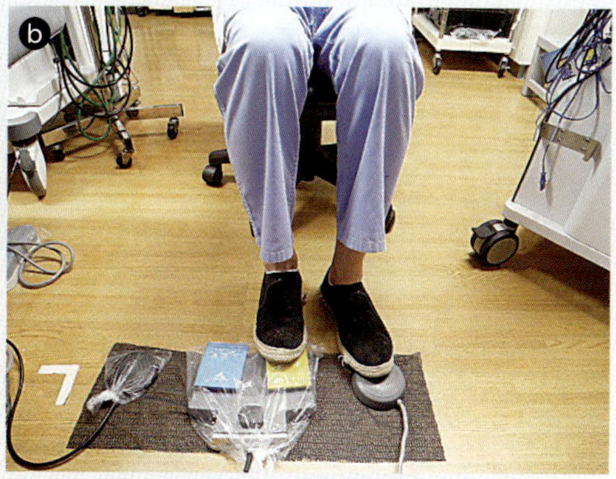

Fig.1b. 의자에 앉아 시행하는 대장 ESD(foot switch)

내시경뿐만 아니라 ESD 나이프에도 송수기능이 구비된 것을 사용할 경우 발밑에 많은 foot switch가 있어 혼란스럽지 않은가?

4가지 foot switch를 모두 한쪽발로 밟으려면 지탱하는 다리(축족, 軸足)를 비켜두고 한쪽발만 사용하거나 축족을 바꿔가면서 밟아야 한다.

그때 발밑을 눈으로 확인하면 화면 시야가 변하게 되고 시야를 잡기 위하여 다시 내시경 화면으로 눈을 돌리면 발밑이 흐트러져 버린다. 이런 것을 몇 번은 경험하리라 생각한다.

그럴 때에는 앉아서 해 보기 바란다.

어라 신기하네, 양발로 foot switch가 밟으니 내시경 화면으로부터 거의 눈을 떼지 않고 해 보네(**Fig.1**).

저도 7년 정도 내시경 술기를 전부 서서 시행해 왔는데 처음으로 대장 ESD를 시행할 때 앉은 상태에서의 술기밖에 본 적이 없었으므로 자동적으로 좌위에서의 술기가 되었다.

처음에는 위화감이 있었지만 상반신을 트위스트하여 토크를 걸 때 축족을 신경쓰지 않고 원하는 만큼 토크를 걸었다. Foot switch도 밟기 쉽다.

나는 나이프 송수기능을 매번 사용하고 있다. 점막하층에 주입되어 점막거상을 유지할 뿐만 아니라 점막하층과 근층을 냉각함으로써 열변성을 경감시킬 수도 있다. 즉, 고주파뿐만 아니라 송수 foot switch도 꽤 사용하므로 축족을 필요로 하지 않는 좌위에서의 ESD는 상당히 장점이 있다고 생각한다.

지금은 상부소화관 ESD에서도 앉아서 시행하고 있다. 꼭 한 번 시험해 보기 바란다.

위 ESD, 근접하기 어려울 때는 배를 눌러보자

복부압박송달법

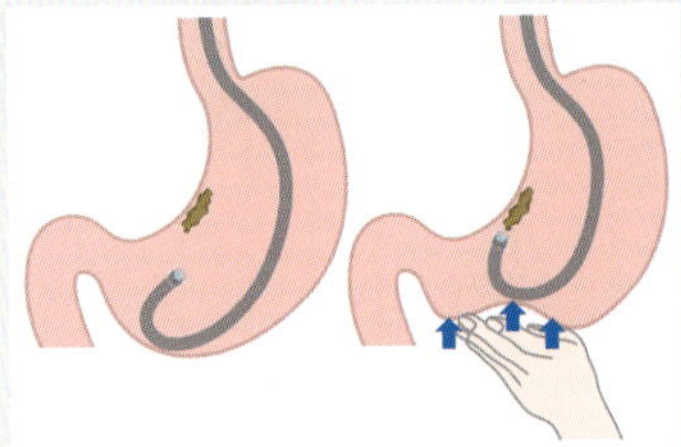

Fig.1. 복부 압박근접법의 schema.

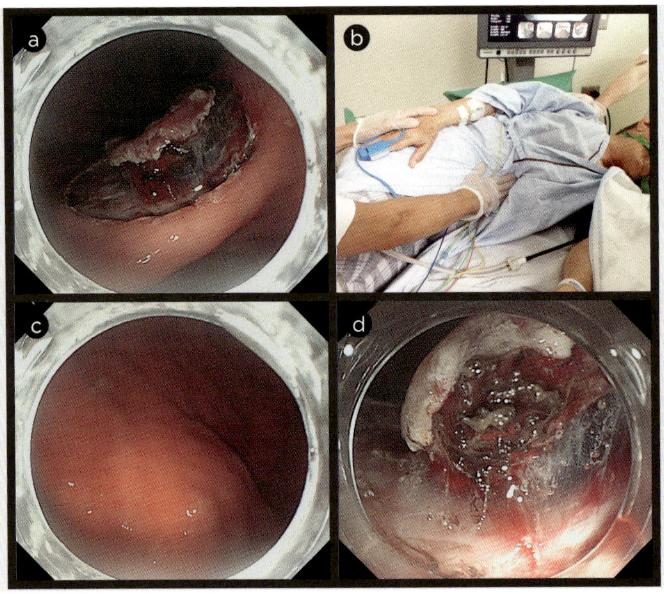

Fig.2a. 근접 곤란한 위체하부 소만병변.
Fig.2b. 손을 이용한 복부압박.
Fig.2c. 내시경 화면에서 압박 부위를 확인.
Fig.2d. 복부압박에 의해 근접가능.

위체중하부 소만병변을 ESD 할 때 근접이 곤란하여 고생한 적이 없는가?

기본은 탈기하여 근접하지만 탈기하여도 근접이 안되면 multi-bending scope과 air-assisted single-balloon enteroscope(에어어시스트®) 등이 유효하다.

그러나 모든 기관에서 상비하고 있는 것은 아니고 실제 저희 기관에도 없다. 그럴 때는 배를 눌러 보자!(복부 압박근접법, Fig.1).

근접이 어려울 때(Fig.2a)는 PEG 시술 때의 요령으로 위각부 대만에 해당하는 부풀어 오르는 곳을 누른다(Fig.2b, c).

스콥을 푸시하면 압박부위에서 반전하여 병변에 가까워진다(Fig.2d).

이처럼 간단하게 사용하는 방법[1]이므로 꼭 시험해 보기 바란다.

모든 환자에서 잘 되는 것은 아니므로 ESD 전에 미리 배를 눌러 근접이 되는지 시험해 보는 것도 좋겠다.

문헌

1) 土肥統, 他:胃ESD における腹部圧迫近接法. Gastroenterol Endosc 56(10):3658-3659, 2014

내시경 선단의 움직임을 이미지할 수 있는가?

Tr
Treatment Tips

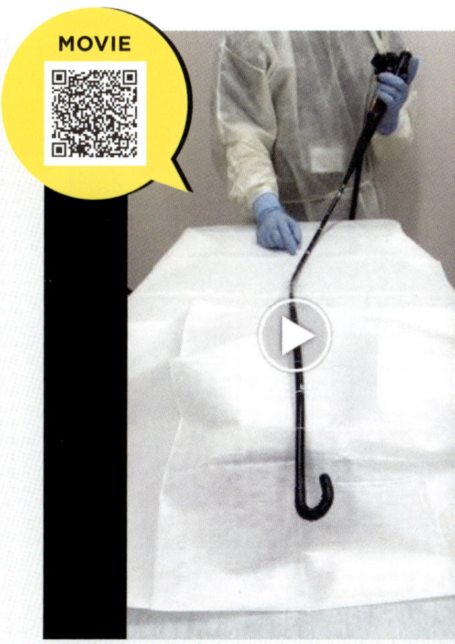

Mov.1. up 앵글.

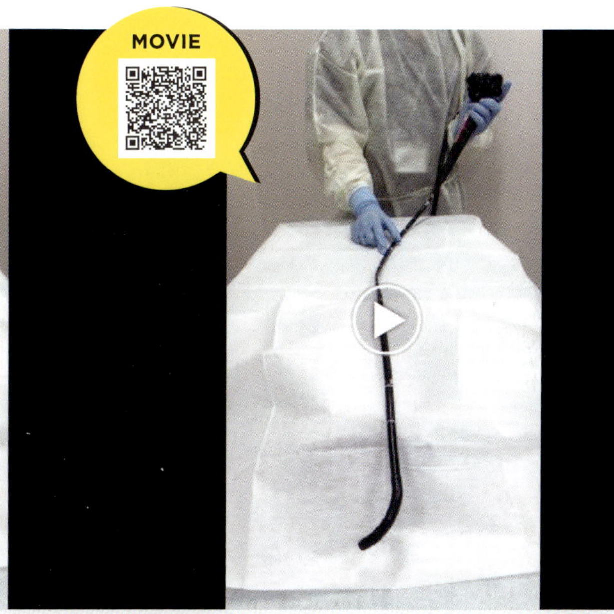

Mov.2. down 앵글.

여러분은 ESD에서 나이프를 움직일 때 주로 아래의 방법들 가운데 사용하고 있다고 생각한다.

① 왼손으로 상하 · 좌우 앵글 모두를 사용한다.
② 오른손으로 내시경 선단부를 잡고 좌우로 토크를 건다.
③ 내시경 선단부에서 손을 떼고 오른손으로 기구를 출입하면서 왼손으로 내시경의 조작부를 좌우로 선회한다.

Down 앵글을 건 상태에서 ②,③ 조작을 할 때에 왼쪽으로 내시경을 움직이려고 하였는데 오른쪽으로 움직이게 돼 버리는 경우를 경험하였으리라 생각한다.

원리는 간단하다(Mov.1,2).

Up 앵글에서의 ②,③ 조작은 좌우 생각한 방향으로 움직이지만 down 앵글 조작은 익숙하지 않으면 하기 힘들다.

즉, 조작 ①은 down 앵글을 건 상태에서도 좌우 생각한 방향으로 움직인다. 여러분은 ESD 중에는 무의식적으로 이러한 조작을 하고 있지 않나 생각한다.

그래도 ESD 중에 "지금은 up 앵글이므로… down 앵글이므로…" 등으로 생각하면 잘 빗나가지 않는다.

ESD 전의 정밀검사 내시경과 평소 스크리닝 내시경 때부터 ①~③의 조작을 의식한다면 내시경선단의 움직임을 보다 이미지할 수 있어 ESD도 숙달될 것이라 생각한다.

병변과 스콥의 위치관계를 의식하는가?

Tr Treatment Tips

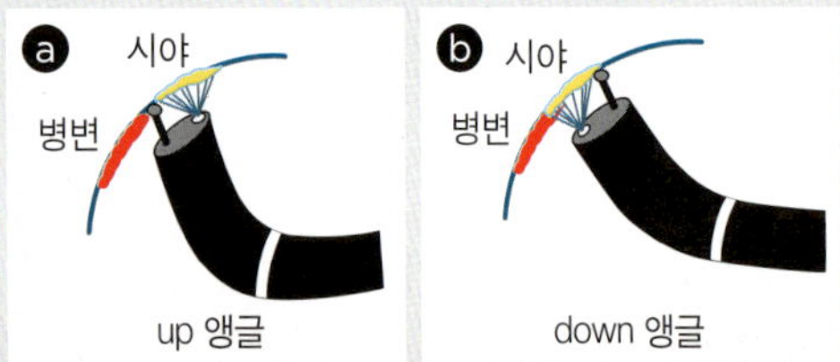

Fig.1. Marking: 12시(a) → 6시(b).

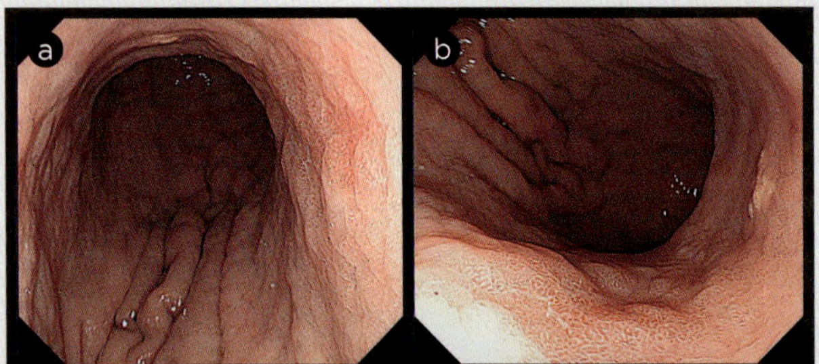

Fig.2. 접선방향(a) → 대물렌즈 반대측(b).

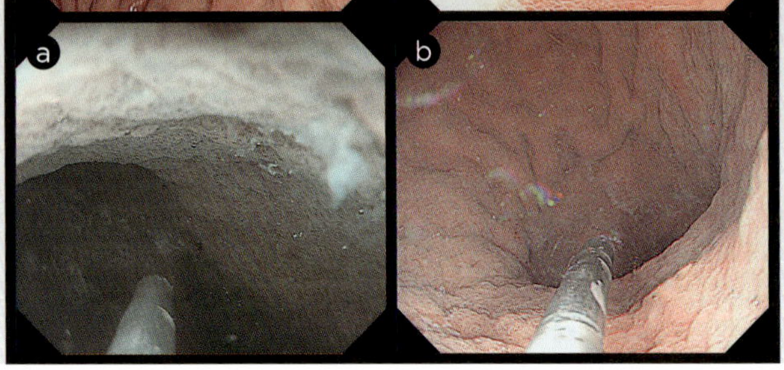

Fig. 3. EUS probe(a): 비스듬함 → 평행(b).

기종마다 차이가 있긴 하지만 상부소화관용 스콥의 겸자구는 대체로 6~7시 방향이다. 한편 대물렌즈는 대체로 12~3시에 위치한다.

병변과 스콥의 상황을 생각하지 않고 있는 그대로의 위치관계에서 뭔가 하려고 하여 고생하는 젊은 선생을 자주 보게 된다.

예를 들면 12시 방향의 병변을 그대로 up 앵글로 마킹하면 어떻게 해도 블라인드가 되고 만다.

그럴 때는 스콥을 비틀어 병변을 6시 방향으로 가져다 놓으면 병변을 직시하면서 마킹할 수 있다(**Fig.1**).

관찰도 마찬가지이다. 접선방향에서 잘 보이지 않는 병변은 대물렌즈의 반대측으로 이동시키면 전체상이 관찰하기 쉽게 된다(**Fig.2**).

Mini-probe 내시경초음파검사(EUS)에서도 병변의 위치가 중요하다. 병변을 겸자구 방향으로 갖다 놓으면 probe가 병변에(소화관 벽에) 평행하게 되어 깨끗한 화면을 묘출할 수 있다(**Fig.3**).

조금 의식하는 것만으로 시야가 매우 변하므로 꼭 시험해 보기 바란다.

ESD 등 내시경 치료를 위해 일상 진료에서 할 수 있는 간편한 트레이닝

Tr
Treatment Tips

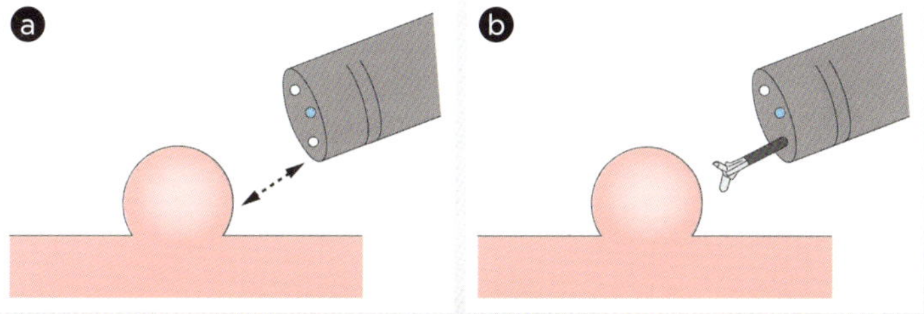

Fig.1. 저격생검을 고안하여 내시경 치료 이미지를 훈련하는 방법.
a. 생검겸자 삽입 전에 대상병변과의 위치를 결정.
b. 다음은 스콥을 움직이지 않고 생검겸자를 넣기만.

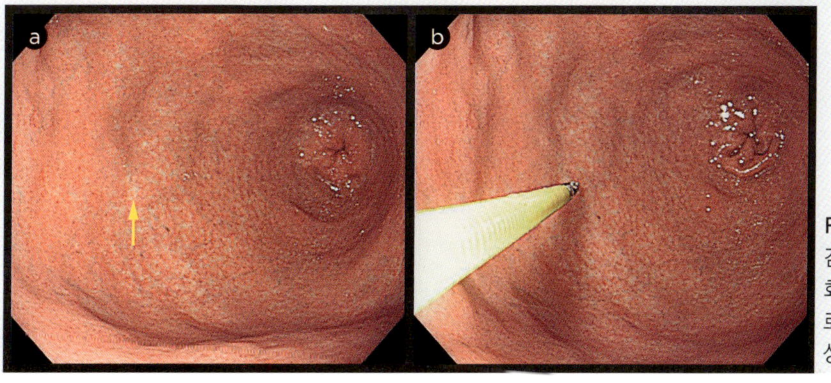

Fig.2. 내시경적 생검. 저격생검(a 노란 화살표)을 할 때 실제로 생검겸자를 내면 상상이상으로 멀다.

내시경치료를 하는데 있어 간편한 훈련법을 소개한다.

어느 정도 내시경검사를 해낸 trainee 선생님은 다음으로 내시경치료, 특히 ESD를 하고 싶을 것이라 생각한다.

내시경치료에서 중요한 포인트의 하나는 대상병변과의 거리를 정확하게 유지, 술자가 겨냥한대로 움직이는 것이다. 그래서 그 실현을 위해서는「이미지 훈련」이 필요하다. 저격생검은 그 훈련이 되는데 조금 생각함으로써 보다 좋은 훈련법이 되지 않을까 한다.

그 방법이란 생검겸자 삽입 후에 스콥을 전혀 움직이지 않고 생검할 수 있게 겸자를 넣기 전에 스콥을 적절한 위치에 조정해 두는 것이다(**Fig.1**). 보통 부지불식간에 생검겸자를 넣으면서 내시경을 미세조정하는 경우도 많은데 이처럼 사전 위치결정만으로 정확하게 생검하는 것은 의외로 어렵다.

그러나 이 훈련법을 수행함으로써 스콥과 대상병변과의 거리, 위치관계의 이미지를 단련하여(**Fig.2**) ESD 등 내시경치료에서 적절한 거리감각이 생긴다.

한 번 시험해 보지 않겠는가?

ESD 시작 단계에서 좌절하지 않기 위하여

precut은 신중하게

Tr
Treatment Tips

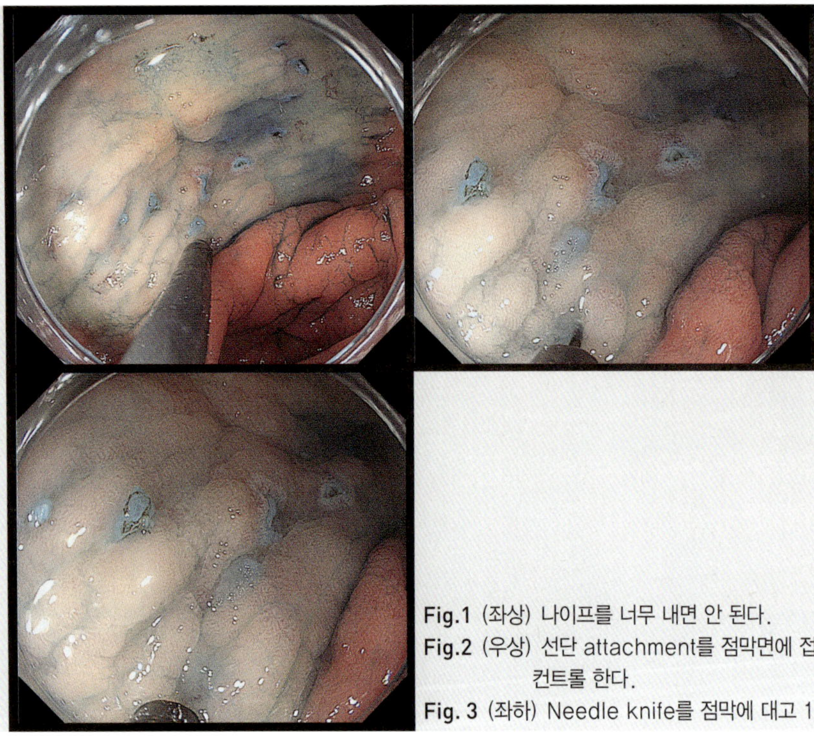

Fig.1 (좌상) 나이프를 너무 내면 안 된다.
Fig.2 (우상) 선단 attachment를 점막면에 접지하도록 컨트롤 한다.
Fig. 3 (좌하) Needle knife를 점막에 대고 1회 통전한다.

ESD 초심자로서(옆에서 봐주는 지도의로서도) 가장 무서운 단계의 하나는 precut이다. 여기서 깊어 천공돼 버리면 바로 내시경을 빼앗겨 모처럼 준비한 것이 물거품이 돼 버린다.

Precut이 어려운 예로 호흡성 변동이 강한 케이스를 들 수 있다. 이처럼 예상치 못한 움직임이 일어날 때에 cut이 너무 깊게 되지 않도록 나이프를 너무 내면 안 된다(**Fig.1**).

우선은 선단 attachment가 점막면에 접지하도록 컨트롤한다(**Fig.2**). 이것만으로도 호흡성 변동은 경감한다. 거리가 먼 경우에도 탈기함으로써 가까운 거리로 처치 가능한 경우가 많다.

또 precut을 처음부터 한 번에 타타타 하는 사람도 있는데 이것은 초심자에게는 권하지 않는다.

Needle knife를 점막에 붙이고 1회 통전하면 나이프 부위가 점막내로 자입(刺入)된다(**Fig.3**). 이 상태에서는 호흡성 변동도 거의 없게 되어 이후는 천천히 원하는 방향으로 앵글 · 토크를 걸면서 절개를 계속한다.

시작단계에서 좌절하지 않기 위해서도 precut은 신중하게 하자.

깨끗한 마킹으로 쾌적한 식도 ESD를!

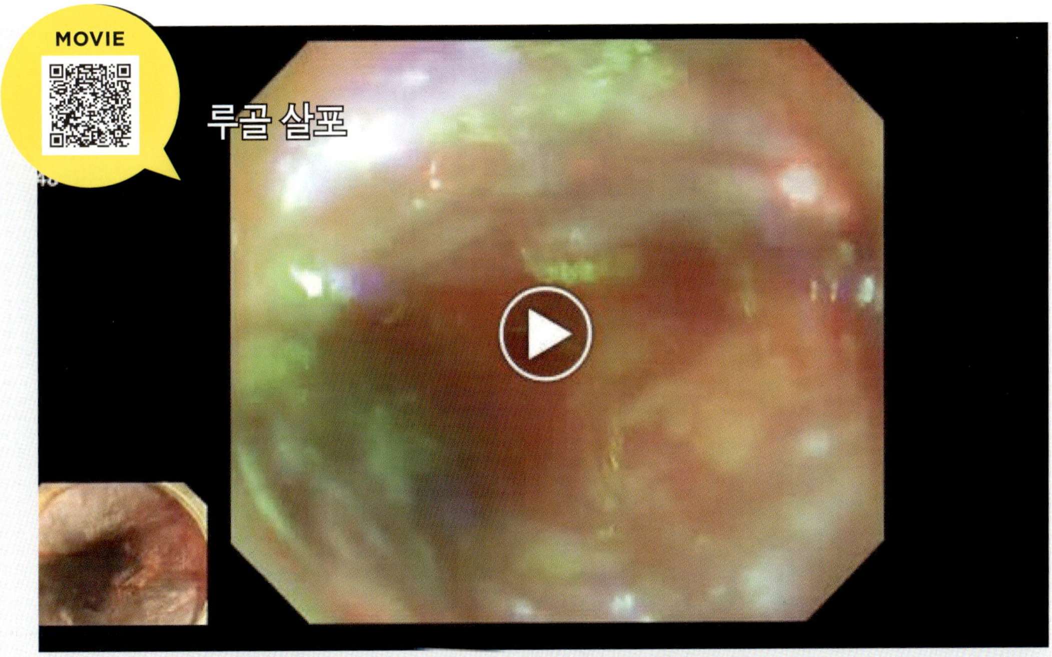

Mov.1. 나이프 송수기능에 의한 세정. 마킹의 「붙임성」이 나쁠 때는 생리식염수로 세성해 보자.

식도 ESD 마킹의 괜찮은 작은 tip을 소개한다.

여러분은 식도 ESD할 때 루골을 살포하여 범위진단을 하겠지요.

깨끗한 마킹을 함으로써 ESD 치료술기에 전념할 수 있게 되므로 마킹은 중요하다.

자, 드디어 마킹을 시작하면 "어라? 마킹의 붙임성이 나쁘네... 위와 대장은 이러지 않았는데..."라고 한 적이 없는가?

그럴 때는 고주파 설정을 다시 살펴보는 경우가 많지 않은가?

그 전에 시험해 보았으면 하는 것이 이번 소개할 고주파 나이프 송수기능을 사용하는 방법이다.

최근의 나이프는 대부분 송수기능이 붙어 있다.

마킹의 「붙임성」이 나쁠 때는 마킹 직전에 송수 기능을 사용하여 생리식염수로 마킹을 하고 싶은 부위를 잠시 세정해 보기 바란다.

생리식염수로 요오드를 씻어냄으로써 통전 효율이 높아지고 놀라울 정도로 깨끗한 마킹을 시행할 수 있다.

깨끗한 마킹으로 쾌적한 식도 ESD를!!

대장 ESD시 주변 절개는 주사구멍을 마킹 대신으로

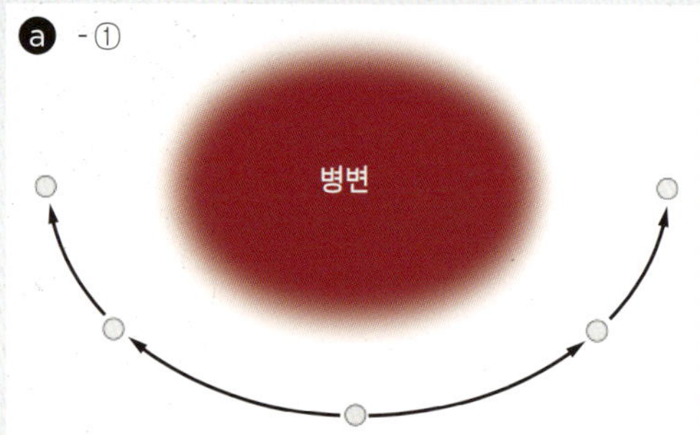

Fig.1a -① 절개라인을 실수하지 않기 위한 아이디어 ①

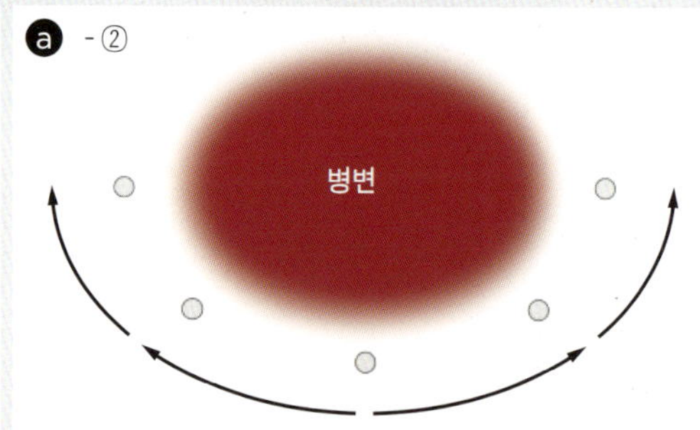

Fig.1a -② 절개라인을 실수하지 않기 위한 아이디어 ②

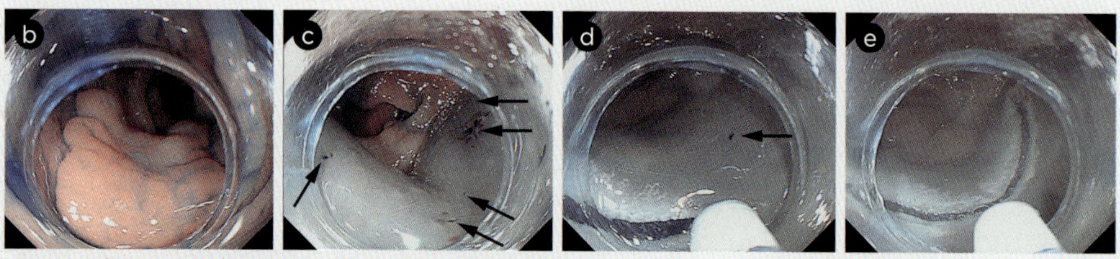

Fig.1b. 28 mm 크기의 IIa형(LST-NG, flat) 종양을 확인하였다.
Fig.1c. 병변 anal side에 주사(화살표: 주사구멍).
Fig.1d. 주사구멍을 표식으로 삼아 절개(화살표: 주사구멍).
Fig.1e. 주사구멍을 연결하듯이 절개.

대장 종양의 ESD는 위나 식도 ESD와는 달리 경계를 알기 쉬우므로 마킹을 하지 않고 ESD를 시작하는 경우가 많다고 생각한다.

그러나 절개시 병변이 시야에 들어오지 않는 경우도 많고, 마킹을 시행하지 않았으므로 당초 계획했던 절개 라인보다 안쪽으로 절개해 버리는 것을 경험한 선생님도 계시지 않을까 한다.

절개 라인을 실수하지 않을 tip으로써 나는 절개하고자 하는 라인 위에 주사하고 주사구멍을 연결하듯이 절개한다(**Fig.1a-①**). 이 방법은 절개하고 싶은 라인이 잘 부풀어지므로 일석이조이다.

또 주사가 병변에 가깝게 되어 버리는 경우에는 주사구멍을 마킹 대신으로 사용하여 그 바깥쪽을 절개한다(**Fig.1a-②**).

이 방법으로 수평단단(horizontal margin)이 양성 또는 불명료한 병리결과가 얻어지는 경우가 줄어든다고 생각하므로 꼭 한 번 시험해 보기 바란다.

Tr
Treatment Tips

스피디한 대장 ESD를 목표로

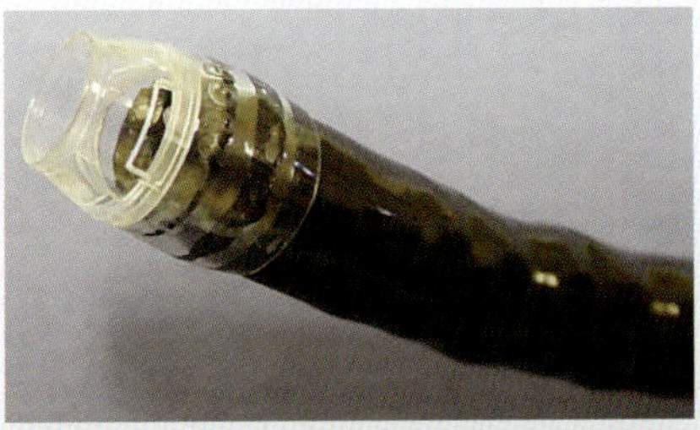

Fig.1 (상). 선단세경형(small-caliber-tip type) 후드.
Fig.2 (하). 박리 초기단계부터 점막하 파고들기 가능.

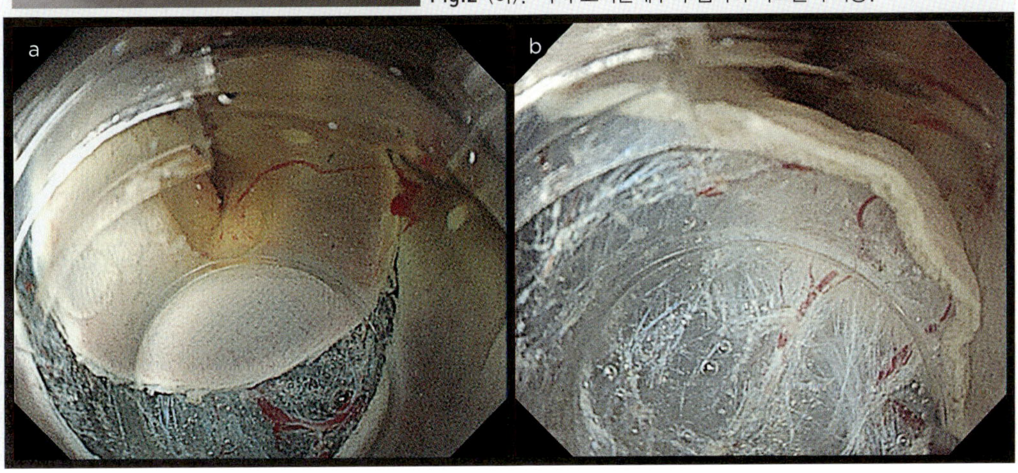

대장 ESD에서 주위절개후 스콥이 점막하층으로 파고들기까지가 소위「율속단계(律速斷階, rate-determining step)」의 하나이다.

주위절개 직후의 박리는 나이프선단의 직시하 조작이 힘들고 약간 블라인드 느낌으로 조작을 요하므로 경험이 적은 술자에서는 주저하는 시간이 많은 것 같다. 예전 ESD에서는 straight type의 투명후드가 많이 사용되었지만 선단세경형후드(small-caliber-tip type hood, ST hood)(**Fig.1**)를 사용함으로써 주위절개 후 가볍게 2~3회 덧그리는 정도로 점막하층으로 파고드는 것이 가능하게 되었다(**Fig.2**). 그 후는 직접 나이프 선단을 눈으로 보면서 박리 처치하게 되어 보다 안전 · 확실하게 시행할 수 있다. 또한 섬유화 등 스페이스가 좁은 점막하층 영역에서도 파고들기 쉬어 처치가 용이하다.

한편, 단점은 전체 시야가 좁아지는 것과 예전보다 약간 원거리시야에서의 나이프조작이 되는 것이다. 그러나 최근에는 후드의 투명도가 높아져 시야가 방해되지 않고, 원거리 처치도 약간 익숙해지는 것이 필요하지만 그 정도는 고생도 아니겠지요.

대장 ESD의「율속단계」가 되는 초기박리 공략에 ST hood는 유용한 툴이 된다.

선단세경형 투명후드의 장착이 ESD 난이도를 낮춘다

Tr
Treatment Tips

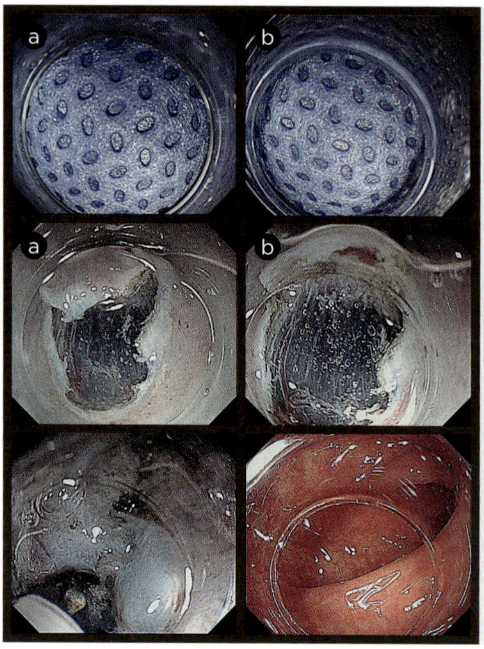

Fig.1. 각종 후드 장착화면.
Fig.1a. Straight hood 장착시.
Fig.1b. ST hood 장착시(선단외경은 약 2/3). 통상보다 1.5배 점막하층으로 파고들기 쉽다.

Fig.2. 식도 ESD 1회 절개 후.
Fig.2a. Straight hood 장착시.
Fig.2b. 식도 ESD 1회 절개 후(ST 후드로의 변경하였을 때 파고들 수 있다).

Fig. 3 (좌). 위 반흔병변 ESD시 점막하층으로의 파고듦 + 양호한 시야(박리 라인의 확인).
Fig. 4 (우). 대장 ESD 삽입시(양호한 시야).

ESD시 스콥의 후드(attachment) 장착이 필수이고 안정된 ESD의 포인트는 「어떻게 스콥을 점막하층으로 파고들게 하여 치료할 수 있는가」이다.

점막하층으로 파고듦으로써 호흡과 심박의 영향이 경감되어 스콥이 안정되고 박리 라인을 확실히 확인할 수 있으므로 안전한 ESD가 가능하게 된다.

여러분은 ESD시 스콥에 어떤 타입의 후드를 장착하고 있는가?

Straight type이라는 분이 많을지도 모르지만 small-caliber-tip type의 투명후드(이하, ST hood)라는 선택은 어떤가?

ST hood라면 시야가 나쁘다는 등의 인상이 있을지도 모르지만 현재 후드의 투명도가 높아져 통상의 straight hood와 크게 다르지 않다(**Fig.1**).

이어 ST hood 장착시의 3례[식도 ESD 1회 절개후」(**Fig.2**), 위 반흔병변 ESD시(**Fig.3**), 대장 ESD의 삽입시(**Fig.4**)]를 제시하였다.

"ST hood는 사용하기 어렵구나~"라는 생각이 조금은 불식되었나요?

꼭 시험해 보기 바란다.

ESD 후 출혈에서 궤양저에 붙은 혈괴를 어떻게 떼는가?

Tr
Treatment Tips

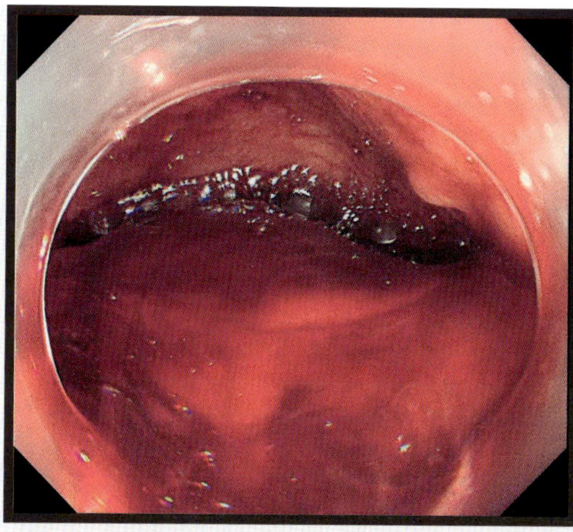

Fig.1. ESD후 출혈. 위장내 궤양저에 두꺼운 혈괴가 부착되어 출혈점을 알 수 없다.

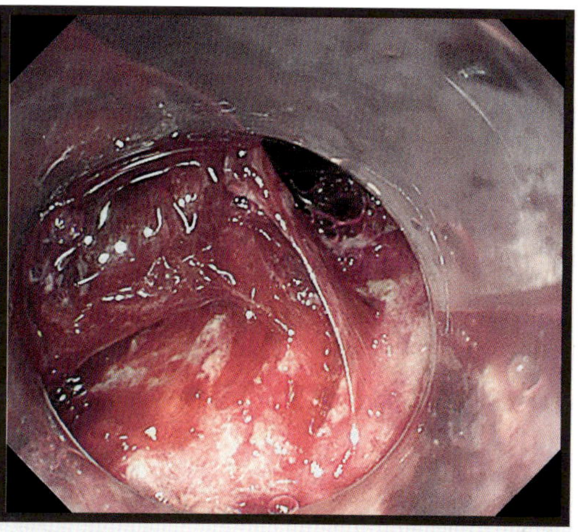

Fig.2. 후드로 혈괴의 아래쪽으로 파고들어 떼어 낼 수 있다.

ESD시 적절한 층에서 박리를 하고 ESD후에 확실히 예방지혈을 하여도 ESD후 출혈은 제로가 되지는 않는다.

ESD후 출혈의 응급내시경검사에서 위장내 피투성이로 궤양저에 두꺼운 혈괴가 붙어 있어 어디서 출혈하고 있는지 알 길이 없는 경우가 있다(**Fig.1**). "혈괴를 잡고 지혈겸자로 태워버려!"는 안 된다. 출혈점을 확인하고 pin-point로 지혈하는 것이 지혈술의 key이다.

이럴 때 혈괴를 어떤 방법으로 걷어낼 것인가?

Alligator forcep? ESD 후 출혈에서 궤양저에 두껍게 부착한 혈괴는 부드러워 alligator forcep으로는 쉽게 끊어져 버려 잘 벗겨낼 수 없다.

Retrieval net? 회수네트는 네트 내에 조금 밖에 혈괴가 들어오지 않아 잘 벗겨낼 수 없다.

그래서 권하는 것이 snare이다. 대장 EMR 때 사용하는 허리가 있는 wire snare를 권한다. Snare는 통전없이 cold snare polypectomy하듯이 혈괴를 자르는 요령으로 벗겨낸다. 궤양 가장자리의 혈괴부터 처치하고 궤양저가 일부라도 보이면 그것을 기점으로 snare로 혈괴를 잘라 궤양저가 보이는 범위를 넓혀 궤양저 전체가 깨끗하게 보이도록 한다. 혈괴와 궤양저의 경계가 인식되면 후드로 혈괴와 궤양저 사이를 파고드는 것도 유용하다(**Fig.2**). 여러 곳으로부터의 출혈도 있으므로 혈괴는 전부 제거할 작정으로 처치를 하자.

별로 맞닥뜨리고 싶지 않은 ESD후 출혈이지만 혈괴를 완전히 제거한 다음에 유효한 지혈술을 시행하여 한 번에 지혈하자.

대장 ESD 초심자를 위한 안전한 countertraction

ring 실을 이용하여

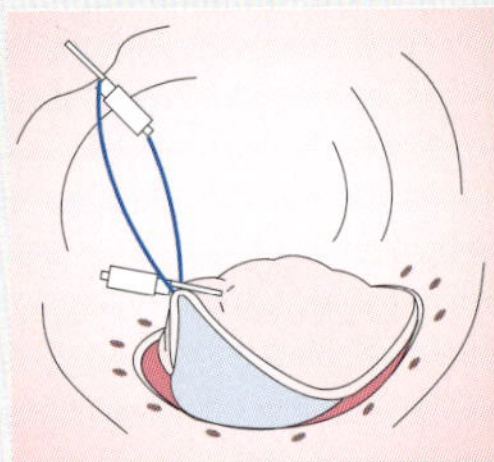

Fig.1. Schema.

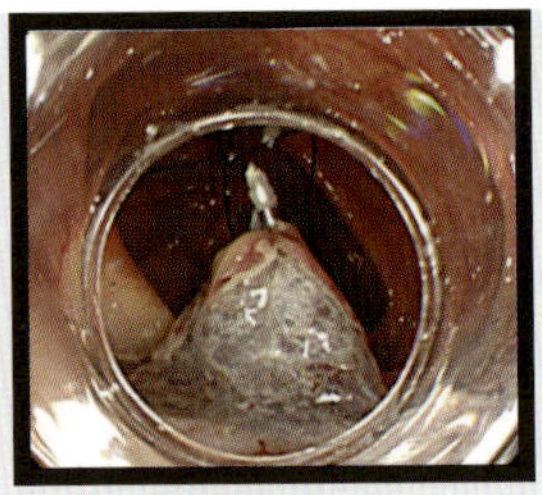

Fig.2. 내시경상.

MOVIE

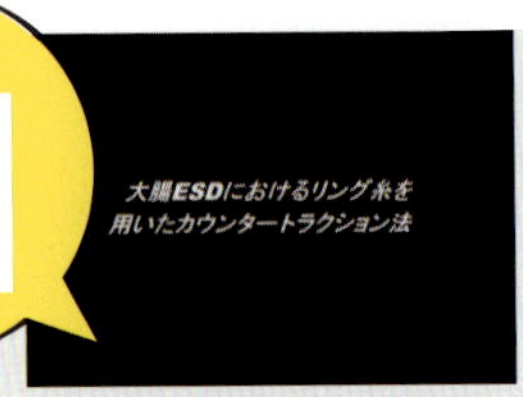
大腸ESDにおけるリング糸を
用いたカウンタートラクション法

Mov.1. 대장 ESD에서 ring 실을 이용한 countertraction 법.

대장 ESD 때 주름의 굴곡과 근층이 마주보는 국면도 많아 고생하는 경우가 많이 있다. 보다 안전하고 확실한 박리를 위해서는 하층의 양호한 시야확보가 중요하다. 이것은 시술중 출혈예방으로도 이어진다. 그래서 본원에서는 ring 모양으로 만든 외과실을 이용하여 traction을 걸고 시술하고 있다[1]. 비용면에서도 저렴하고 단시간에 누구라도 용이하게 하층박리를 할 수 있게 된다.

술기의 개요

전주(全周) 절개후 미리 8 mm로 만든 ring 실을 진입구의 점막 flap 부위에 클립 고정한다. 이어 탈기후 관강의 반대측 점막에 ring을 clipping하여 송기시에 양호한 countertraction을 얻는다(**Fig.1, 2, Mov.1**).

준비물

회전식 클립장치, 청색 E-Z 클립(올림푸스사), 직경 약 8 mm ring(3-0 나일론실로 미리 제작)

Traction 술기 순서 (Mov.1)

① 클립을 조금 열고 링의 매듭을 고랑에 걸고 장치 sheath 안으로 넣는다.

② 내시경 겸자구로 링실을 넣은 클립장치를 삽입하고, 배치 예정 부위에서 클립을 천천히 열고 링을 놓는다.

③ 링실을 주워 올린 클립으로 하층진입구로 만든 점막 flap 부위에 링실을 고정한다(불충분한 하층박리에 의한 작은 점막 flap에서 클립이 근층을 잡거나 충분한 시야확보가 되지 않는 것에 주의).

④ 추가 클립으로 링을 줍고 탈기하면서 반대측 점막에 링실을 클립 고정한다(양호한 카운터트랙션이 얻어진다).

⑤ 박리 종결 후에는 루프커터로 링실이 쉽게 잘리고 절제편을 회수할 수 있다. 꼭 시험해 보기 바란다.

문헌

1) Mori H, et al. Novel and effective countertraction using a ring-shaped thread for safer gastric and colorectal endoscopic submucosal dissection. Gastrointest Endosc 84(4):735-736. 2016

대장 ESD 표본의 새로운 회수법 「TED법」

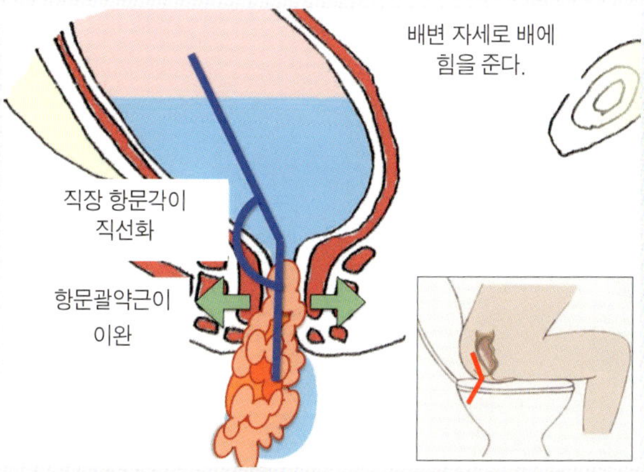

Fig.1. 「TED법」에 의한 배출 방법. 변기에 앉아 상체를 앞으로 숙여 배출한다.

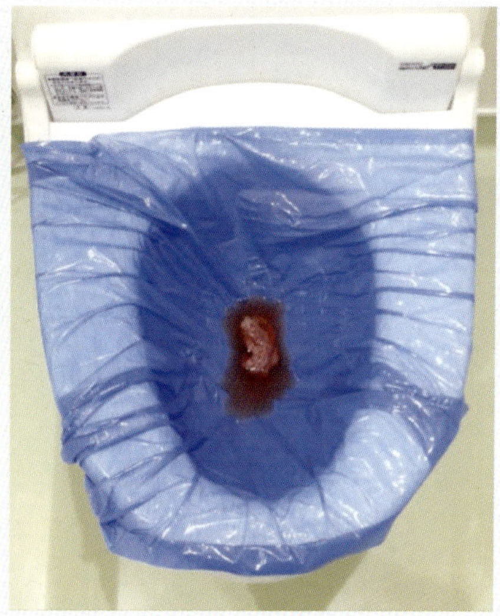

Fig.2. 본 원에서는 좌변기에 비닐봉지를 씌워 회수하고 있다.

여러분은 대장 ESD 표본을 어떻게 회수하고 있는가?

표본의 이면을 흡인하면서 스콥과 함께 탈거하거나 기존 회수 기구를 사용하고 있지는 않은가?

그러나 거대한 표본의 경우는 이러한 방법으로는 잘 되지 않고 회수에 고생하는 경우도 적지 않다.

특히 항문부 통과는 어렵다. 왜냐하면 항문부는 직장항문각(anorectal angle)과 항문괄약근의 저항이 있기 때문이다.

이것을 무시하고 표본을 당겨 빼 버리면 표본이 끊어져 버리는 경우도 있다.

그래서 생각해낸 것이 신속하면서도 간편한 회수법, TED(tumor extraction by defecation)법이다. 순서는 다음과 같다.

① 직장에 물을 약 300 mL 주입한다(변의를 쉽게 느끼도록 한다).

② 변기에서 배출시킨다(앉아서 상체를 앞으로 숙이면 직장 항문각이 직선화한다. 또한 배에 힘을 주면 항문괄약근 상부로의 압력이 더해져 항문괄약근이 이완한다. **Fig.1**).

상세한 내용은 문헌 1)을 참조하기 바란다. 약 25 cm의 거대 표본도 부서지지 않고 간단하게 회수할 수 있었다. 본원에서는 좌변기에 비닐봉지를 씌워 회수하고 있다(**Fig.2**).

문헌

1) Nemoto D, et al. A novel retrieval technique for large colorectal tumors resected by endoscopic submucosal resection: tumor extraction by defecation. Endosc Int Open 4(1):E93-E95, 2016

병변을 흡인 회수할 수 없을 때 도움이 되는 한가지 고안

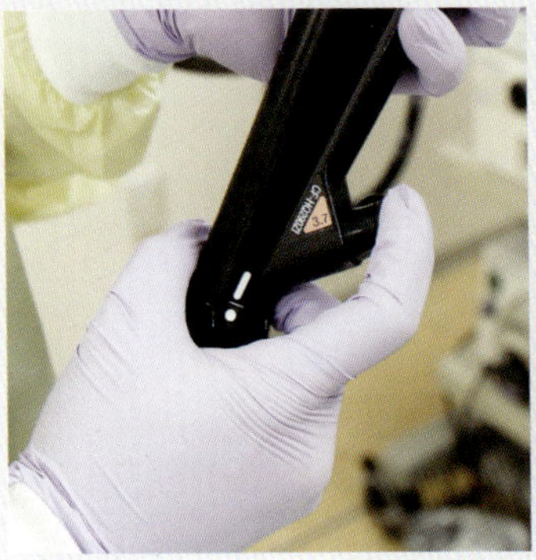

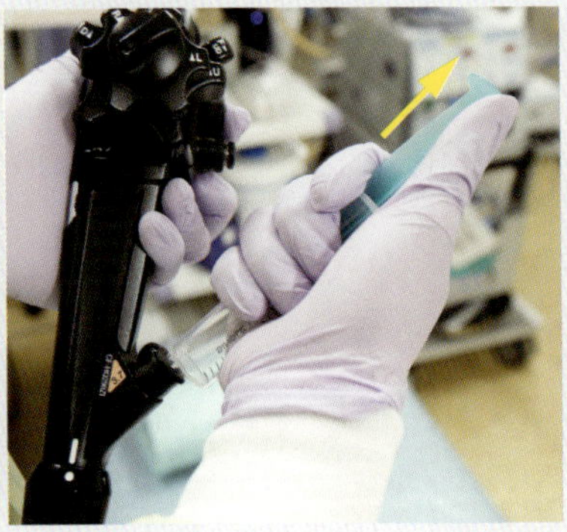

Fig.1 (좌). 흡인중에 고무마개에 공기 새는 것을 막는다.
Fig.2 (우). 흡인하면서 주사기를 당긴다.

대장용종을 절제한 후에 검체를 흡인 회수하는데 검체가 좀 커서 흡인되지 않아 부득이 삼발이 등으로 회수한 적이 있지 않는가? 이번에는 그럴 때에 도움이 되는 흡인 회수의 tip을 소개한다.

1) 공기 새는 것을 없게 한다.

흡인압은 각 기관의 흡인설비에 따라 일정하여 이것을 조작할 수는 없다. 그래서「공기 새는 것」을 적게 하여 흡인압을 헛되지 않게 사용하는 것이 중요한 포인트가 된다.

① 내시경에서 흡인기까지 관로상에 '슈' 소리가 나는 경우는 소리가 나지 않도록 관로를 고쳐보자.

② 흡인 중에 겸자구의 고무마개를 오른손으로 눌러 막아보자(**Fig.1**).「고무마개가 꽉 닫힌 듯 보여도 약간 공기가 새고 있는 경우가 있다. 고무마개를 손가락으로 눌러 완전히 겸자구를 막아 공기 새는 것을 앨 수 있다」

③ 송수버튼으로 조금 송수하여 흡착한 검체를 적시면 검체와 겸자구의 사이의 약간의 틈을 막고, 동시에 미끌거리게 되어 흡인 회수 효율이 높아진다.

2) 흡인압을 더한다.

내시경에서는 흡인압을「더할 수」있다. 검체를 스콥 선단에 흡착한 채 겸자구에 25 cc 주사기를 꽂고 손으로 당긴다(**Fig.2**). [주사기를 당긴 상태로 keep한다. 그러면 이 때 주사기를 손으로 당기는 음압분이 흡인기의 흡인압을 상승시킨다. 이것으로 스콥 선단에 종래의 흡인압보다도 강한 음압을 걸 수 있다]

검체를 흡인 회수할 수 있는 경우와 할 수 없는 경우에서는 그 외 병변의 발견 · 처치에도 영향을 미쳐 검사자체의 질에 큰 차이가 난다. 꼭 시험해 보기 바란다.

대장 EMR에서 병변의 구측을 남기지 않는 snaring 요령

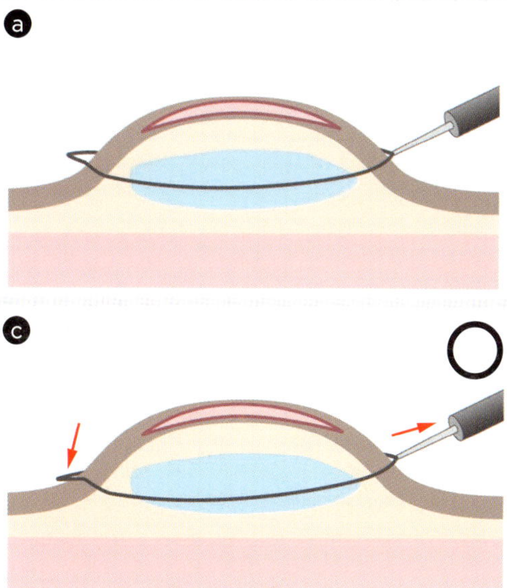

Fig.1a. Snaring.
Fig.1b. Snare를 너무 누르면 snare 선단이 튀어 올라 구측의 병변이 잔존한다.
Fig.1c. Snare를 아주 조금 당기면 snare 선단이 내려가 구측의 병변을 남기지 않고 절제할 수 있다.

EMR할 때 주사가 중요함은 말할 필요도 없지만 이번에는 snaring 요령에 대하여 설명하고자 한다.

주사하여 부풀은 병변 위에 snare를 씌우고 밑부분이 빠져나오지 않도록 고정하여 교액(絞扼)할 때(**Fig.1a**) snare로 부터 병변이 빠져나오지 않도록 무심코 힘을 주어 snare를 너무 눌러버리는 경우가 있다.

그러면 snare 선단이 튀어 올라 버리고 최종적으로 구측(口側)의 점막이 남게 되어 분할절제(**Fig.1b**)되는 유감스러운 결과를 초래한다.

특히 약간 큰 병변에 손을 대기 시작한 초급~중급 레벨의 술자에서 많이 보인다.

선단고정법의 EMR을 시행할 때는 snare 선단이 보이지만 장관의 부위와 병변의 육안형에 따라서는 구측에 snare가 잘 걸렸는지 확인할 수 없는 상태로 snare를 교액해야 하는 경우도 자주 있다.

그럴 경우 정확히 주사하는 것이 필요조건이지만 병변 주위의 정상점막에 snare를 건 후 밑부분이 빠져나오지 않도록 교액함과 동시에 snare 자체를 아주 조금 당긴다(**Fig.1c**).

그러면 snare 선단이 내려가 구측의 병변을 남기지 않고 깨끗하게 절제할 수 있다.

EMR 할 때 꼭 시험해 보기 바란다.

큰 대장 종양을 일괄 절제하기 위한 한가지 고안

Tip-in EMR, simply modified EMR

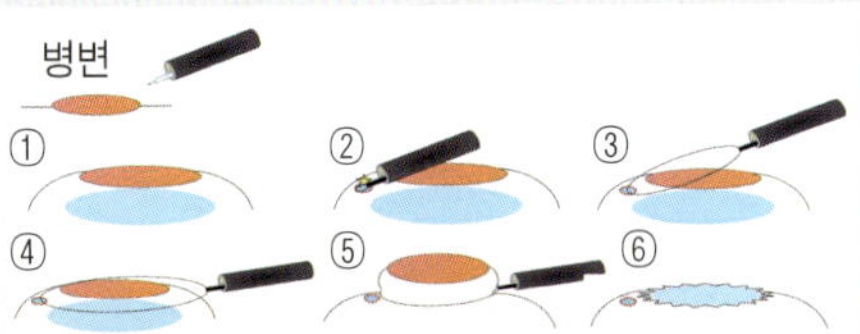

MOVIE

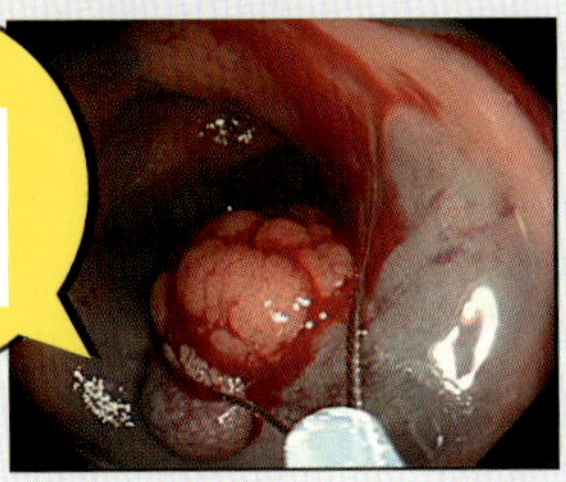

Fig.1. Tip-in EMR 술기의 개요.

① Glyceol®을 주사하여 점막을 충분히 부풀린다.
② Snare 선단을 2 mm정도 낸 상태로 병변의 oral side 점막에 절개모드를 이용하여 small incision 한다.
③ Snare 선단을 지지점으로 하여 스콥을 컨트롤하면서 펼친다.
④ 병변의 가장자리를 눈으로 확인하면서 margin을 확보하여 snare를 죈다.
⑤ 한 번 죈 후에 일단 snare를 풀고, 스콥으로 송기하고 다시 죈다.
⑥ 절개모드로 절제한다.

Mov.1. Tip-in EMR.

대장 EMR은 ESD와 비교하여 저침습 술기이지만 ESD보다 일괄 절제율이 낮고 국소 재발율이 높은 점이 난제이다. 일괄 절제율 향상을 위한 아이디어로 precutting EMR과 hybrid ESD의 유용성이 보고되고 있지만 간편한 술기라고 하기는 어렵고 그 나름대로 숙련을 요한다.

그래서 본고에서는 간편하면서도 높은 일괄 절제율을 달성할 수 있는 「Tip-in EMR」을 소개한다. 이 술기는 2001년에 스네어선단자입법(先端刺入法)으로 노무라 선생 등이 처음 보고하였고[1], 2016년에 본원이 영문지에 「Tip-in EMR」이라는 명칭으로 보고한 것이다[2].

Tip-in EMR은 통상의 EMR에 사용하는 snare가 있으면 시행가능하고 특수한 기구는 필요 없다. **Fig.1**에 술기의 개요를 제시하였다.

선단으로 small incision할 위치는 겸자구의 약간 반대측에 두는 것이 안정된 교액 요령이다. Snare를 전부 펼친 후에 스콥의 앵글조작과 snare 출입으로 병변전체가 snare에 들어오도록 위치를 조정한다. 주름을 넘는 큰 병변에서는 snare 선단이 교액시 눈으로 확인할 수 없지만 선단 incision site가 고정되었으므로 병변 oral side margin을 확보할 수 있다. 통상 EMR보다도 보다 크게 snare로 파지할 수 있는 술기로 교액 후에 일단 snare를 풀어 고유근층을 확실히 빠지도록 하는(re-snaring) 것도 천공예방을 위하여 중요하다.

본원에서는 20 mm 전후의 큰 대장 종양에 대하여 적극적으로 이 술기를 사용하고 있다. 특별한 기구는 필요 없으므로 꼭 시험해 보기 바란다.

문헌

1) Nomura et al, Endoscopic treatment for early stage colorectal tumors: The comparison between EMR with small incision, simplified ESD, and ESD using the standard Flush knife and the ball tipped Flush knife Gastroenterol Endosc 43(9):1821-1827,2001
2) Chien HY, et al. Tip-in EMR for R0 resection for a large flat colonic tumor. Gastroenterol Endosc 84(4):743,2016

내가 시행하고 있는 cold snare polypectomy를 소개한다

Tr
Treatment Tips

최근 10 mm 미만의 작은 용종에 대한 내시경적 절제방법으로 cold snare polypectomy가 시행되게 되었다.

전용 snare로 용종을 죄고 통전을 하지 않고 그대로 절제하는 방법이다.

술기가 간편하면서도 단시간에 끝나며 더욱이 후출혈의 위험도 적으므로 나의 내시경진료에서도 활약하고 있다.

병변을 남기지 않도록 정상 점막도 충분히 포함시켜 병변을 snare로 쥘 필요가 있다.

그 때의 요령은 snare 선단을 병변으로부터 거리를 둔 위치에서 정상점막에 고정하고 필요에 따라 가볍게 흡인하면서 snare를 죄는 것이다.

반드시 snare를 전부 펼칠 필요는 없다.

정상점막을 충분히 포함한 snare 선단을 확인하면서 주위 정상점막을 죄는 이미지로 snare를 닫은 후는 그대로 죄어 자르면 된다.

절제 직후는 다소 혈액이 배어 나오지만 기본적으로는 혈괴가 부착하여 자연 지혈된다.

처음에는 괜찮을까 하는 걱정도 있지만 익숙해지면 큰일 아님을 느끼게 된다.

물론 절제면의 점막을 클립으로 봉합할 필요도 없다. 간단히 말하면 생검의 느낌으로 접근하면 된다.

지금까지 많은 cold snare polypectomy를 시행하고 있는데 대부분 후출혈은 없었고 적어도 지금까지의 EMR보다 출혈하는 경우는 없다. 주사와 클립을 하지 않으므로 많은 폴립을 1회 검사로 절제할 때에는 특히 유용하지 않나 생각한다.

수평단난(horizontal margin)이 걱정될 경우는 주사 후에 시행하는 경우도 있다(통상의 EMR 술기로 통전을 하지 않은 채 절제하는 방법이다).

매우 유용한 치료술기로 여러분도 꼭 시도해 보기 바란다.

Cold polypectomy 할 때 확대 내시경을 사용하는가?

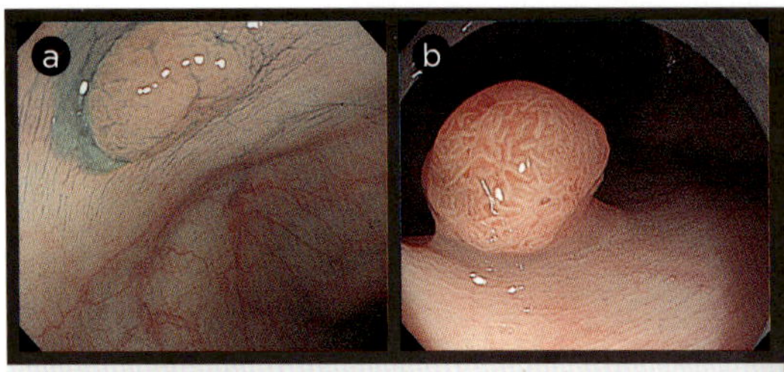

Fig.1. 작은 대장암.

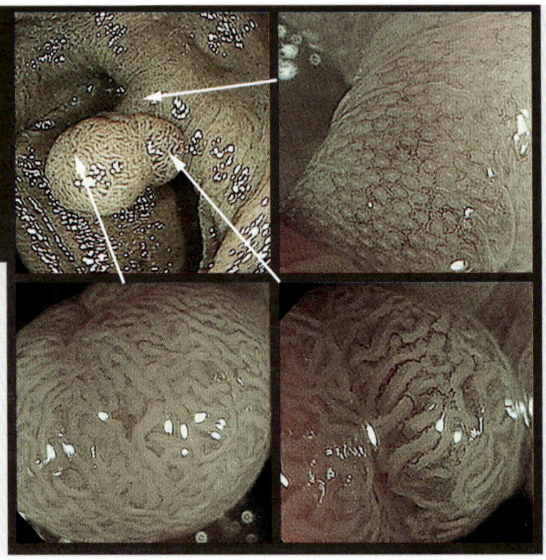

Fig.2. 어느 용종의 관찰.

대장암 스크리닝과 대변잠혈양성 등으로 대장내시경 검사를 받게 되는 경우가 많아졌다. 대장용종의 절제가 대장암 예방이 되므로 발견한 용종을 어떻게 간편히 효율 좋게 절제하는가는 언제나 고민된다.

최근 snare와 점보겸자에 의한 cold polypectomy가 확대되고 있다. 이 술기 자체는 1989년에 Meeroff가 「Gastrointestinal Endoscopy」에 보고한 것이 최초로 기억되는데, 그 후에 내시경기기의 발전과 함께 현재 일본에 일대 movement가 일어나고 있다.

Cold polypectomy는 간편하고 효율적인 방법이지만 절제의 대상이 되는 병변에 작은 대장암이 포함된 경우가 있다(**Fig.1**).

여러분도 cold polypectomy로 할까 EMR로 할까 고민하는 경우도 많다고 생각한다. 그런 치료선택의 판단에 확대 내시경 관찰이 도움이 되는 것 같다.

확대 관찰로 질적진단과 범위진단이 명료하게 된다. 확대 내시경은 이전과 비교하여 선단 경성부에 의한 나쁜 조작성이 개선되었고 삽입성도 향상되었다.

Pit pattern 진단과 JNET 분류를 공부하는 것은 기본이지만 우선은 작은 용종을 통상내시경과 확대 내시경으로 관찰해 보면 용종의 다양성이 보여 새로운 발견으로 이어질 지도 모른다.

매번 쉽게 잊어버렸지만 용종의 형태학이 가장 중요한 것임을 잊지 말 것. 그렇다고 용종 관찰에 너무 몰입하여 상사에게 혼나지는 말기를.

이익을 보는 EST와 쇄석술

「〈」자 모양으로 스트레스 없는 EST를

Treatment Tips

Table. 1 EST 상환가격표(엔)

	EST/Stonetome™			EST/CleverCut3V™		
	희망판매 가격	상환가격	항목	희망판매 가격	상환가격	항목
조영 튜브	16,000	—	—	16,000	—	—
가이드 와이어	23,000	—	—	23,000	—	—
EST knife	67,200	67,200	십이지장 유두절개 기능(+)	25,000	—	—
쇄석용 바스켓	46,000	42,300	쇄석용 바스켓카테터 전디스포저블형	46,000	42,300	쇄석용 바스켓카테터 전디스포저블형
채석용 바스켓	44,000	40,000	채석용 바스켓카테터	44,000	40,000	채석용 바스켓카테터
Retrieval balloon	—	—	채석용벌룬 triple-lumen	37,500	37,500	triple-lumen
	196,200	149,500		191,500	119,800	
		−46,700			−71,700	

K687 내시경적 유두절개술 1. 유두괄약근 절개만:11,270점. 2. 담도쇄석술을 동반한 것: 24,550점 Stonetome™으로 시행하면 25,000엔 이득으로 채석할 수 있다.

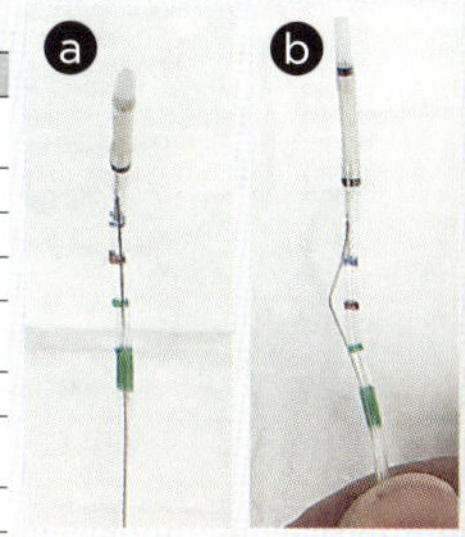

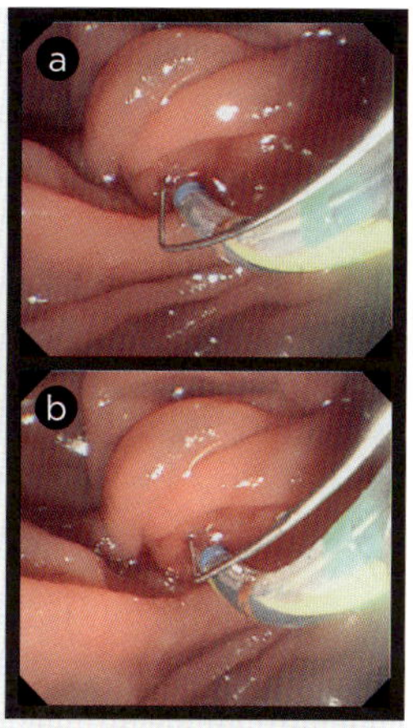

Fig.1. Stonetome™ blade.
Fig.1a. 통상 blade 위치. Fig.1b. 「〈」자 blade 위치
Fig.2. Stonetome™으로 절개
Fig.2a. Pull-type blade 통상시 CleverCut3V™의 push와 같은 정도의 위치에 blade가 있다.
Fig.2b. Pull-type blade를 pull하면 11시 방향으로 blade가 향한다.

여러분은 비교적 작은 결석을 쇄석할 때 어떤 기구를 사용하는가?

일반적으로는 EST를 하고 작은 돌은 balloon으로 쇄석하는 경우가 많다고 생각한다.

우리들도 마찬가지로 그때 EST 나이프와 retrieval balloon의 일체형인 「Stonetome™」을 사용하고 있다.

Stonetome™은 채석에 대하여 상환가격이 나이프와 벌룬을 각각 사용하는 것보다도 이득인 치료를 할 수 있는 장점이 있다(**Table. 1**).

그러나 EST 나이프로서 큰 시장점유율을 점하는 「CleverCut3V™」과 비교하면 아래와 같은 단점이 떠오른다.

① 절개 와이어(blade)가 담관 방향으로 향하기 어렵다.

② 절연체 커버가 blade에 대해서 없으므로 oral side 십이지장벽에 blade가 닿아 희게 타버리게 된다.

③ Pull-type blade임에도 불구하고 push로 blade를 조작할 수 없다.

그래서 우리들은 처음부터 blade를 「〈」자로 손으로 꺾어 조작성의 향상을 기하고 있다(**Fig.1**).

Fig.1처럼 정면시의 상태로 blade가 cannula보다 좌측에 「〈」자로 튀어나오는 정도로 꺾어 구부린다. 그렇게 하여 pull-type Stonetome™으로 종래 push에 상응하는 여유를 얻는다.

조작방법으로서는 담관축에 blade를 세워 절개한다. 만약 축이 11시 방향으로 향하지 않을 때는 blade를 눕힘으로써 push와 마찬가지의 사용이 되고 11시 방향으로 향하여 절개가 가능하게 된다(**Fig.2**).

꼭 시험해 보기 바란다.

EST 절개가 잘 안될 때는 유두의 위치를 재확인!

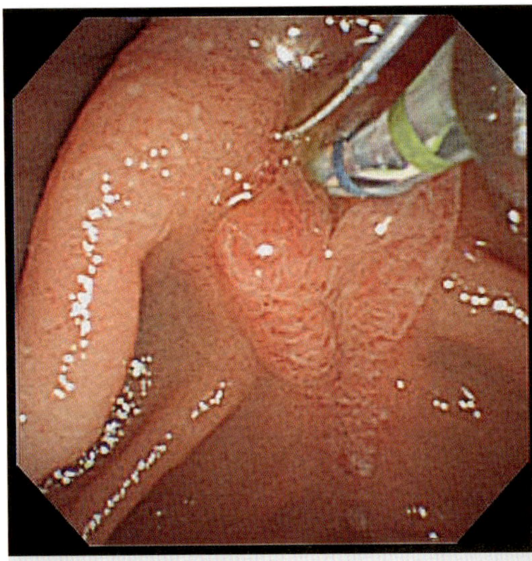

Fig.1. 담관삽관시 정면시.

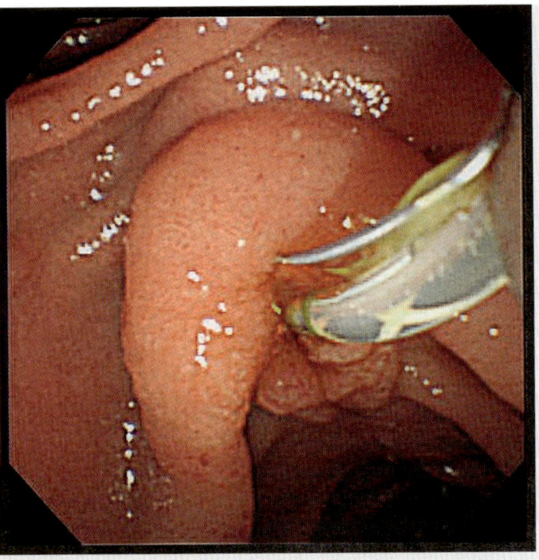

Fig.2. EST시 정면시.

담췌내시경의가 되어 내시경적 유두괄약근 절개술(endoscopic sphincterotomy; EST)을 능숙하게 하는 것은 영원한 주제이다. "뭔가 잘 절개되지 않네, 더 이상 elevator가 올라가지 않아!" 이럴 때는 유두의 위치를 재확인해 보기 바란다.

담관 삽관할 때와 같은 위치에 유두가 있지 않은가? 담관 삽관시와 EST시의 유두 정면시는 다르다.

담관 삽관시 카테터 선단을 유두에 삽입할 때 스콥에 up 앵글을 걸어 카테터가 자연스럽게 담관방향으로 심부 삽관되는 위치를 유두정면시라고 한다.

대개의 경우 유두는 내시경화면의 약간 우상방에 있게 된다(**Fig.1**).

그에 반해 EST시는 유두를 내시경 화면중심 또는 중심보다 약간 하방에 위치시키면(약간 스콥을 당긴 이미지) (**Fig.2**) 나이프에 적당한 tension이 걸리고 페달을 밟으면 자연스럽게 담관 방향으로 잘린다. 이처럼 쓸데없이 up 앵글과 elevator를 올리지 않고도 자를 수 있게 하는 것이 이상적이다.

또 충분히 송기하여 장관을 부풀리는 것도 중요하다. 게다가 이 위치로 있으면 스콥의 up으로도 elevator를 올려도 자를 수 있어 선택지도 넓어진다.

꼭 시험해 보기 바란다.

비유두부 십이지장 종양의 내시경치료는 대장용 스콥을 사용해 보지 않겠는가?

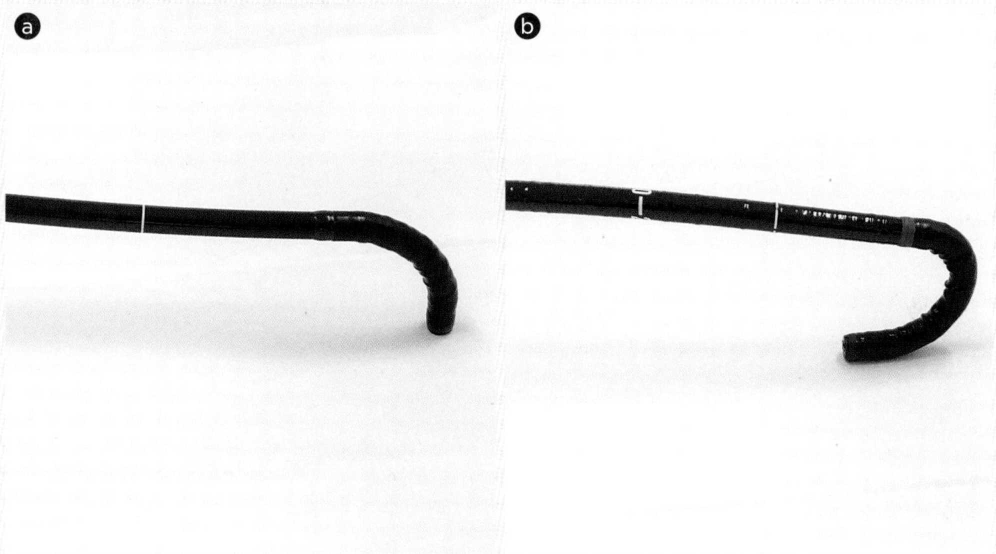

Fig.1a. 상부용 스콥.

Fib. 1b. 대장용 스콥.

비유두부 십이지장 종양의 내시경치료는 우발증의 비율이 높은 것이 문제가 되었다.

그러나 비교적 작은 십이지장종양에 대해서는 CSP(cold snare polypectomy)와 UEMR (underwater EMR)이라는 방법이 안전하게 시행된다고 최근 보고되고 있어 이후 십이지장의 치료를 할 기회가 많아질지도 모른다.

여러분은 십이지장 종양의 내시경치료에 어떤 스콥을 사용하고 있는가?

「십이지장 = 상부용 스콥」일지도 모르지만 일반적으로 상부용 스콥은 down 앵글이 90도까지 밖에 굽혀지지 않으므로(**Fig.1a**) 병변을 정면의 6시 방향으로 갖다 놓아도 down 앵글이 불충분하여 snare를 걸지 못하는 경우가 있다.

한편, 대장용 스콥은 down 앵글이 180도까지 굽어지므로(**Fig.1b**) 간단하게 병변에 snare를 걸 수 있다.

한 번 대장용 스콥으로 십이지장 종양의 CSP와 UEMR를 시도해 보기 바란다.

반드시 지금까지의 상부용 스콥과는 달리 가려운 곳에도 손이 닿듯이 되고 내시경치료가 하기 쉬워질 것이라 생각한다.

가이드 와이어는 손가락 바닥으로 돌려!

보조자 스페셜리스트를 목표로

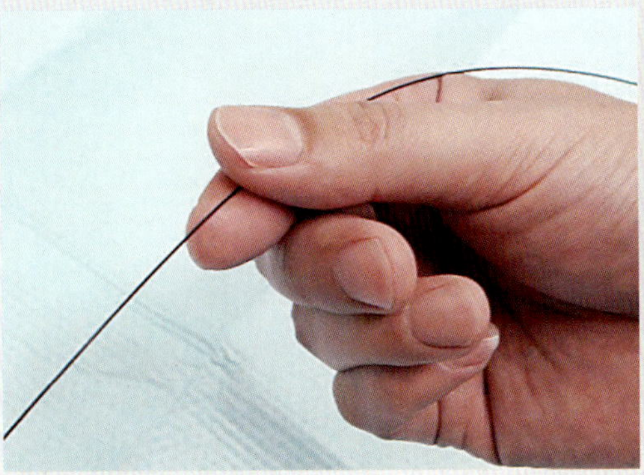

Fig.1. 오른손으로 잡는 방법.

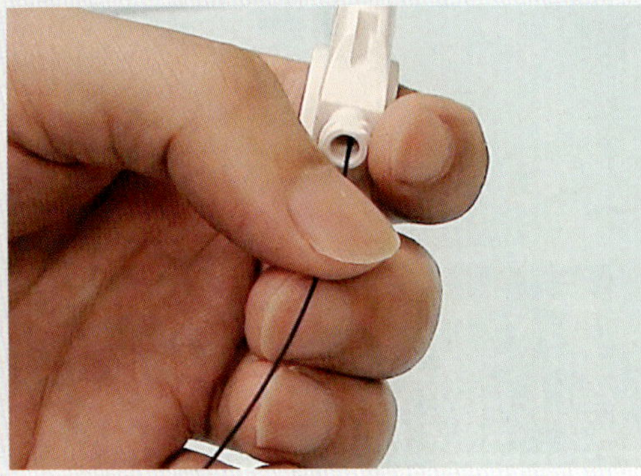

Fig.2. 왼손으로 잡는 방법.

ERCP는 술자도 물론이지만 보조자가 중요한 검사이다.

보조자의 주된 역할로는 가이드와이어(이하 GW) 조작으로 협착부 돌파와 목적담관지 seeking 등이 있다고 생각한다.

GW를 잘 다루는 것이 검사성공의 열쇠이다. 그래서 제가 실천하고 있는 GW 잡는 요령을 소개하고자 한다.

Fig.1과 같이 엄지와 검지로 잡고 손가락의 「바닥」으로 굴리듯이 토크를 건다.

종이끈(손끝으로 꼬아 실처럼 만드는 것)을 만드는 이미지로 천천히 작게 회전을 건다. 이 때 크게 움직이면 3회전 정도 돌아버리고 선단을 잘 컨트롤할 수 없게 되므로 주의가 필요하다.

또 왼손은 **Fig.2**처럼 2개 손가락으로 GW를 지탱한다. GW의 자유를 빼앗지 않을 정도로 부드럽게 지탱함으로써 안정된 GW 조작이 가능하게 된다고 생각한다(주: 장갑을 끼세요!).

GW 조작시에는 GW를 전부 넣은 sheath로부터 내어 말단부를 처치대와 처치자루 안에 넣어 프리한 상태로 한다. 그렇게 함으로써 토크가 전해지기 쉽게 된다. 또 술자가 스콥의 기립대로 GW를 고정한 경우에는 당연 움직임이 제한되므로 술자가 몰두하여 정신이 없는 경우는 말을 걸어주기 바란다.

「돌 위 3년」이라는 말이 있지만 ERCP의 보조자는「보스 옆 3년」이라고 생각한다. 우선은 확실히 보조자역할을 잘 하기 바란다.

그렇게 하여 검사 전체를 파악할 수 있게 되고 자신이 술자가 된 때에 보조자의 확실한 경험이 반드시 도움이 된다.

Balloon catheter는 180(one-eighty) method로 간단히 조절할 수 있다

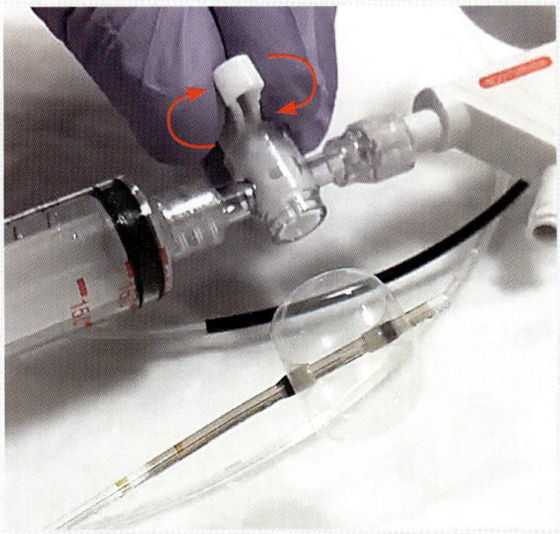

Fig.1. 콕 회전 전. Multi-3V Plus Extraction Balloons(올림푸스사)와 부속의 20 cc 주사기를 이용한다.

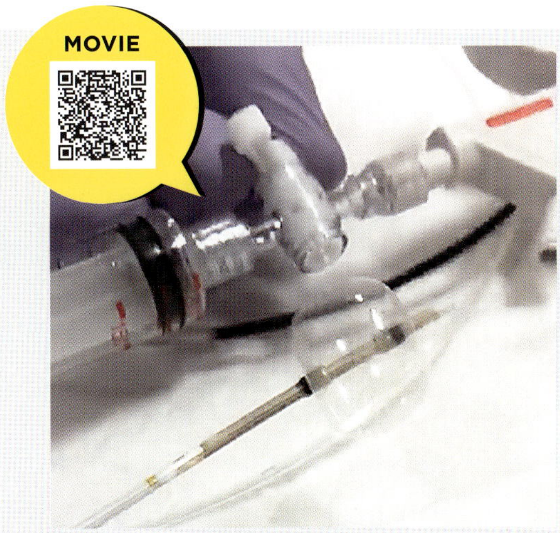

Mov.1. 콕 180도 회전 후. 주사기 안에 약간의 공기가 모인다.

주로 담관결석의 배출에 많이 이용하는 balloon catheter지만 그 balloon 사이즈 조정에는 부속의 콕(개폐장치)에 붙은 주사기를 이용하는 경우가 많다고 생각한다.

주사기로 공기를 안으로 밀어 넣고 콕을 닫음으로써 balloon이 확장한 상태를 유지하는 것은 쉽게 할 수 있지만, 반대로 balloon을 조금 위축시켜 매번 최적의 balloon 직경으로 조정하는 것은 의외로 어렵다고 생각된다.

콕을 연 상태로 주사기 내에 공기를 조금씩 되돌림으로써 balloon을 위축시키듯이 한다면 완전히 deflation시켜 버려 다시 한 번 새로 하게 된 경험이 누구라도 있을 것이다.

Balloon 조정이 잘 되지 않는 당신에게 이번에 이름하여「180(one-eighty) method」를 소개한다. 방법은 간단하다(**Fig.1**).

① 보통 하듯이 balloon을 부풀리고 바로 옆에 콕을 완전히 닫아 둔다.

② 빠르게 콕을 180도 회전시킨다.

동영상(**Mov.1**)을 보면 알 수 있듯이 180도 회전으로 약 0.5 mL 정도 deflation할 수 있다.

이 동작을 반복하여 조금씩 balloon이 줄어들어 최적의 사이즈를 얻을 수 있다.

주의점은 힘이 남아 270도 회전시켜 버리면 갑자기 balloon은 완전히 deflation돼 버리므로 확실히 180도에서 멈추는 것이다. Balloon의 조정에 고민되는 분은 꼭 한 번 이 방법을 시도해 보면 좋겠다.

첫 초음파 내시경하 cyst drainage (EUS-CD)는 트러블 연속

Tr Treatment Tips

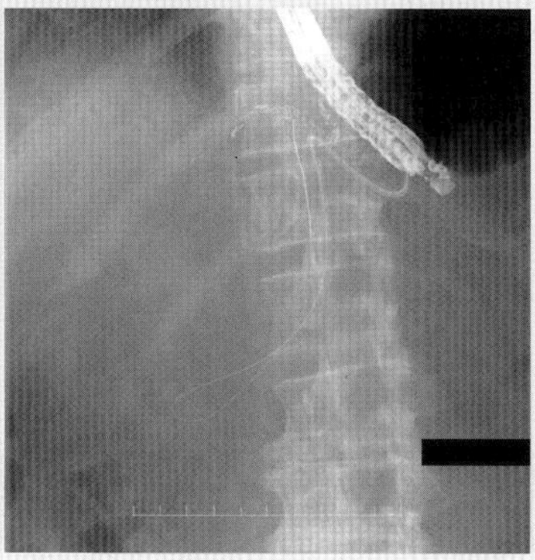

Fig.1. EUS(투시하). 낭포내 double-pigtail stent 삽입을 시도해 보아도 GW째로 휘어버렸다.

EUS-CD를 처음 시행하는 선생님들이 참고하면 좋겠다.

EUS-CD는 다음 순서로 시행한다고 생각한다. ① 가성췌낭포/WON(walled-off necrosis)를 EUS로 천자하고 내부를 조영, ② GW(가이드와이어)를 유치하고 뚫은 누공을 확장. ③ Double lumen catheter로 GW를 2개 유치. ④ Double-pigtail stent를 낭포/WON-소화관에 유치.

이런 순서 가운데 제가 경험한 trouble과 대응책은 다음의 것들이다.

① WON은 내부가 high/low/무에코가 혼재하므로 가성췌낭포와 비교하여 눈으로 확인하기 힘든 경우가 있다. 서두르지 말고 찾으면 좋겠다.

② 가성췌낭포는 벽이 단단하므로 통전(通電) dilator로 관통할 수 없어 고생하는 경우가 있다. 현재는 ES Dilator(Zeon medical社)와 담도확장용 벌룬으로 smooth한 관통과 확장이 된다.

③ 낭포/WON의 내강이 좁아 GW를 유치할 수 있는 공간이 적어서 어려운 경우가 있는데 부드러운 GW가 바람직하다고 생각한다.

④ Pusher식 double-pigtail stent로는 낭포내 삽입할 때에 힘이 전달되기 힘들고 GW째로 휘어 빠져버리게 되는 경우가 있다(**Fig.1**). 현재는 손놀림으로 release하는 Advanix™J (Boston Scientific社)를 사용하여 smooth한 stent 유치가 가능하게 되었다. 스콥이 천자부로 부터 가능한 한 떨어지지 않도록 하는 것도 중요하다.

동영상을 보고 이미지트레이닝을 해 보아도 막상 실전에서 예상외 trouble을 만나는 경우가 있다. EUS-CD를 처음 시행하는 선생님은 trouble에 충분히 주의하면서 서두르지 말고 시행해 주면 좋겠다. 또한 현재는 dumbbell stent 사용이 개시되었으므로 참고하면 좋겠다.

시작부터 좌절하지 않기

Plastic stent 발거의 2가지 포인트

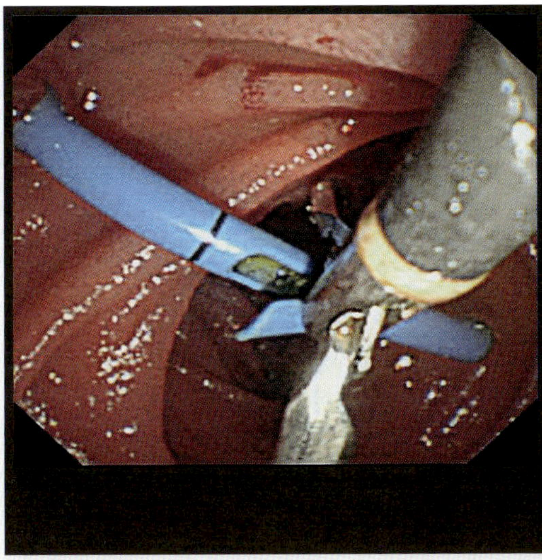

Fig.1. 파지겸자는 단단하므로 겸자 elevator를 아래로 하고 낼 필요가 있다.

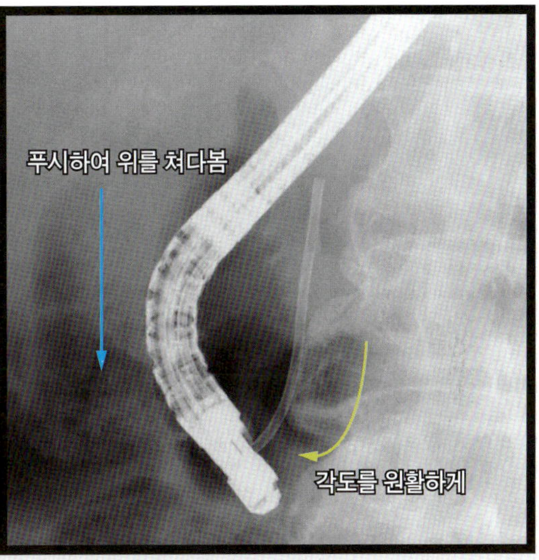

Fig.2. 스텐트를 파지한 후에는 한 번 스콥을 푸시하여 위로 올려다보는 각도를 다시 만든다.

ERCP 트레이닝에서 담관 plastic stent 교환은 트레이닝 증례로 최적이다.

그러나 스텐트 발거에 시간이 걸려 주위로부터 차가운 시선을 느낀 적이 없는가?

스텐트 발거는 ① 스텐트 파지, ② 스콥 안으로 당겨 넣는 두 단계가 있다.

아무 생각없이 시행하는 선생님도 많다고 생각되는데 나는 다음과 같은 포인트를 의식하면서 하고 있다.

파지겸자는 단단하므로 겸자 elevator를 아래로 하여 낼 필요가 있다. 후방측시경에서 겸자는 화면우상방에서 하방향으로 나오므로 스텐트에 대하여 좌상에서 아래로 내려다보이는 시야가 권장된다(**Fig.1**).

스텐트를 파지한 후는 그대로 당겨 빼도 겸자구에 걸려버리게 된다. 그럴 때는 한 번 스콥을 푸시하여 위로 올려다보는 각도를 다시 만들어 보자. 그렇게 하면 담관의 축과 겸자구의 각도가 원활해져 발거하기 쉽게 된다(**Fig.2**).

유사한 처치에도 응용할 수 있으므로 꼭 의식하길 바란다.

담관 멀티스텐팅 요령

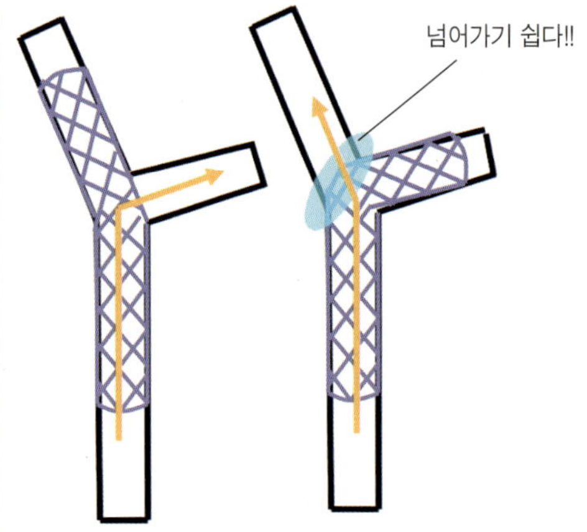

Fig.1. 총담관에 대하여 예각으로 분기하는 가지를 우선한다. 예각으로 분기하는 가지 쪽의 mesh가 더 벌어지게 된다.

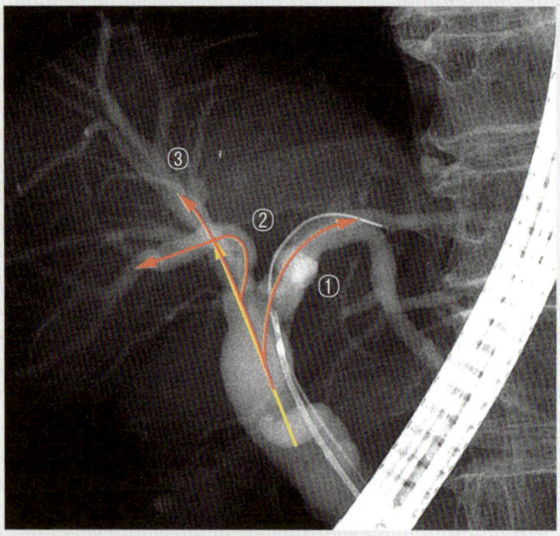

Fig.2. 기본은 좌(左) → 후(後) → 전(前)

담관스텐트 유치에 의한 담도배액술은 담췌내시경의에게 있어서 가장 기본적인 술기임과 함께 여러 개 유치가 필요한 경우는 난이도 높은 술기의 하나라고 생각한다. 우리 기관에서는 예전부터 멀티스텐팅을 적극적으로 시행하고 있어 요령의 일부를 소개한다.

멀티스텐팅을 성공시키기 위해서는 이론이 필요하다(물론 체력과 끄떡없는 정신력도 필요). ERC 소견으로부터 어떤 가지, 어떤 순서로 넣고 선단의 위치를 어떻게 할 것인지가 중요한 포인트이다.

이번은「순서」에 대해서 설명한다. 유치 순서는 스텐트 틈이 벌어지도록 총담관에 대하여 예각으로 분기하는 가지부터 넣는 것이 요령이다(**Fig.1**). 따라서 기본적으로는 좌 → 후 → 전의 순서로 한다(**Fig.2**).

플라스틱 스텐트의 경우에는 어려운 가지부터 넣는 것이 철칙이다. 왼쪽 가지로의 유치는 스콥의 위치와의 관계로 힘의 전달방향이 S자가 되므로 힘이 전달되기 어렵고 넣기 어렵다.

한편 앞가지는 힘이 전달되는 방향이 직선적이 되어 전달되기 쉽고 넣기 쉽다. 따라서 이쪽도 기본적으로는 좌 → 후 → 전이 된다.

또한 보조자의 가이드와이어 조작도 매우 중요하고 사용하는 GW의 특성도 고려할 필요가 있다.

멀티스텐팅에는 여러 가지 요소가 관련 있다. 이론을 정리하면서 유치하면 성공률도 올라갈 것이다. 꼭 실천해 보기 바란다.

게실 출혈은 게실 내부의 관찰이 중요

Tr Treatment Tips

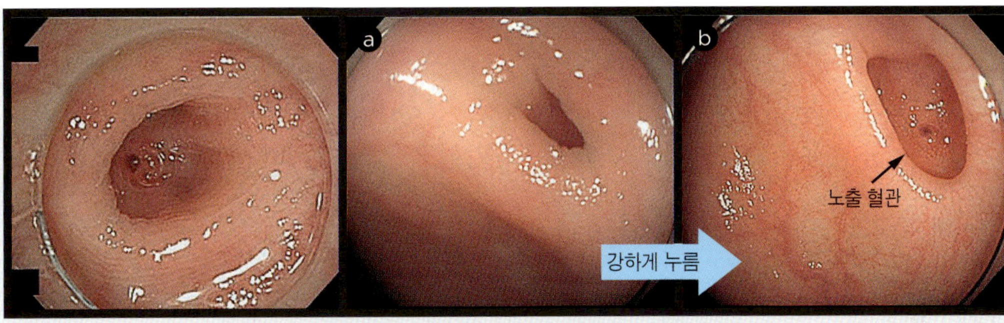

Fig.1. 약간 긴 듯[전주(全周)가 확인 가능한 정도]하게 장착한 선단 투명 후드.

Fig.2. 선단 후드를 강하게 눌러 게실을 넓힌다.

대장 게실 출혈은 최근 증가경향인 질환으로 대장 게실 환자의 약 5~10%[1]에서 갑자기 무통성 혈변이 발생하다.

자연 지혈되는 경우가 많으므로 원인 게실의 확인율은 20~30% 정도[2]이다. 게실 출혈은 원칙적으로 동맥출혈이므로 게실내 노출 혈관을 확인한다. 그러므로 자연 지혈된 경우에도 원인 게실 찾아내는 것이 중요하다.

게실 출혈의 원인 게실의 확인이 곤란한 이유로는 ① 전처치 미시행에 따른 시야불량, ② 게실의 다발, ③ 게실내 관찰 곤란의 3가지를 들 수 있다.

그래서 우선 조영 CT로 출혈 부위를 추리고, 경구 장관세정액으로 양호한 시야를 확보하며, 선단 투명후드를 사용하여 게실 내부를 관찰한다. 양호한 시야라면 게실 내부의 관찰도 가능하다. 약간 길게(전주가 확인 가능한 정도)로 장착한 선단 투명후드(**Fig.1**)로 게실을 눌러 넓힘으로써 노출 혈관이 확인하기 쉽게 된다(**Fig.2**).

또 송수기능이 달린 스콥을 사용하여 부착된 응고 혈괴를 신중히 제거함으로써 게실내 노출 혈관의 확인이 가능하게 된다.

구체적인 방법은 일본소화기내시경학회의 [내시경비디오 라이브러리]에서 열람 가능하므로 참고해 주면 좋겠다.

문헌

1) Young-Fadok TM, et al. Colonic diverticular disease: natural history, clinical features and diagnosis. In:Rose BD, ed. UpToDate in medicine [CD-ROM. Wellesley, MA:UpToDate, 1997

2) 櫻井 幸弘, 大腸憩室症の病態. Gastroenterol Endosc 47(6):1204-1210, 2005

게실 출혈을 현행범으로 잡았다면 유치 snare로 결찰하자

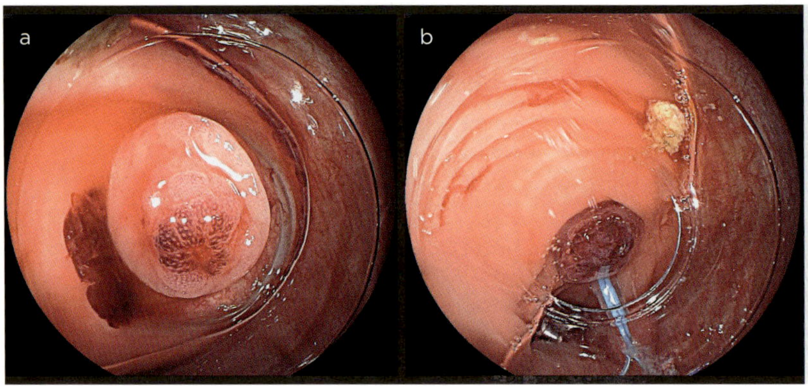

Fig.1a. 흡인 반전한 게실. 게실 저부에 노출 혈관을 동반한 미란이 확인되어 출혈원으로서의 게실로 판단하였다. 본 증례에서는 straight 조부형(爪付型) 선단 캡을 사용하였다.
Fig.1b. 반전시킨 채 유치스네어(detachable snare)로 결찰한 직후의 게실.

대장 게실 출혈의 치료에 고생한 적이 있는 선생님이 적지 않으리라 생각한다. 클립 등의 종래방법은 지혈이 불확실하였다.

최근 식도정맥류 치료용 고무밴드를 사용한 EBL(endoscopic band ligation)의 유용성이 보고되고 있다[1]. 다만 출혈원을 확인 후에 EBL device를 부착한 내시경을 재삽입해야만 하고 고무밴드를 실패하면 재장전을 위해서 내시경을 발거해야 하는 난점도 있었다.

그러나 유치 snare에 의한 결찰지혈법[2,3]을 이용하면 이러한 문제를 해결할 수 있다. 게실을 흡인 반전시킨 다음 cap EMR의 요령으로 결찰하면 좋다. 이때 내시경 선단직경에 맞는 투명캡(올림푸스사)을 사용함으로서 캡 안에서의 유치 snare 유지가 용이하게 된다. 유치 snare는 식도정맥류 결찰용의 개방폭 13 mm의 유치 snare(MAJ-339, 올림푸스사)가 가장 좋고, 대장내시경에서 사용하는 긴 결찰장치(HX-20U-1, 올림푸스사)로도 사용가능하다. 흡인성능의 유지에는 직경 3.2 mm 이상의 겸자구를 가진 내시경이 바람직하다.

또 게실 출혈의 경우 대장내 혈액으로 시야불량한 경우도 있어 가능하면 Niflec®(EA파머社)을 waterjet 탱크에 넣어 두면 물로 씻는 것보다도 깨끗하게 대장벽에 붙은 혈액의 오염을 제거할 수 있다고 생각한다.

우발증에 대해서는 EBL후의 증례이지만 시술 후 게실염과 지연성 천공의 보고가 있으므로 결찰 후에도 주의하여 경과 관찰하는 편이 좋겠다.

문헌

1) Ishii N, et al. Endoscopic bank ligation for the treatment of bleeding control and ileal diverticula. Endoscopy 42(2): E82-E83, 2010
2) 奈良坂俊明, 他. 大腸憩室出血に対する留置スネアによる結紮止血法. Prog Dig Endosc 86(1):87-89,2015
3) Akutsu D, et al. Endoscopic detachable snare ligation: a new treatment method for colonic diverticular hemorrhage. Endoscopy 47(11):1039-1042, 2015

"잘하네!"라고 칭찬 듣는 클립지혈술

Tr
Treatment Tips

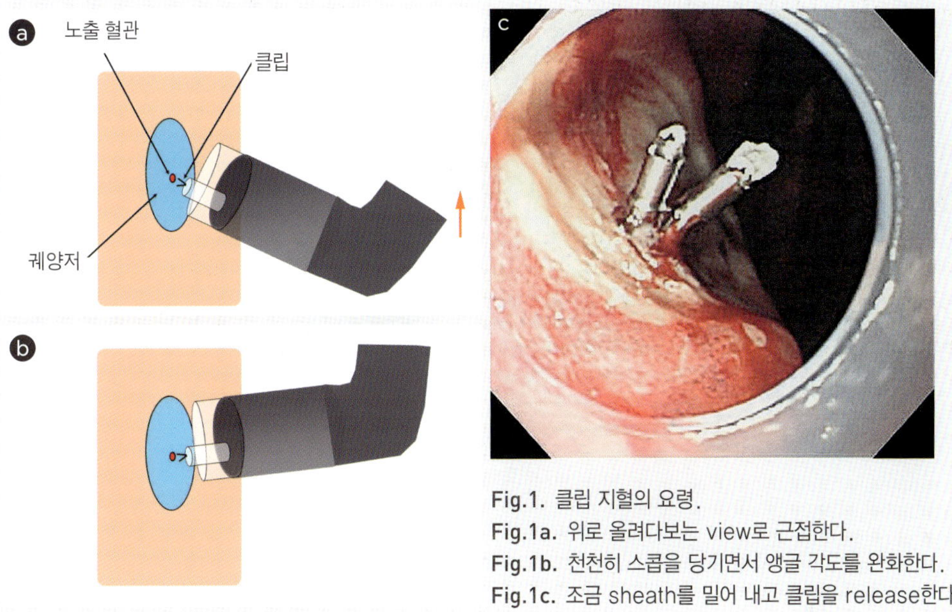

Fig.1. 클립 지혈의 요령.
Fig.1a. 위로 올려다보는 view로 근접한다.
Fig.1b. 천천히 스콥을 당기면서 앵글 각도를 완화한다.
Fig.1c. 조금 sheath를 밀어 내고 클립을 release한다.

ESD 전성기인 현재, 어떤 병원에서도 주된 지혈법이 응고지혈은 아니겠지요?

그러나 한가지 지혈법만으로는 지혈할 수 없는 경우도 있어 여러 지혈술을 습득하는 것은 필수이다.

한편 클립지혈술에 있어서 위체부 병변의 딱딱한 궤양저의 노출 혈관에 클립을 수직으로 세우는 것은 생각보다 어렵다. 클립이 탈락해 버리거나 수직으로 세우지 못한다든지, 반대로 출혈을 야기한다든지 등….

오늘은 선배에게 "잘하네!"라고 칭찬 들을 클립 지혈의 요령에 관해서 기술하고자 한다.

① 우선 재빨리 노출 혈관과 출혈점을 확인한다.

② 위로 올려다보는 view로 근접한다(**Fig.1a**).

③ 클립을 벌린 채로 노출 혈관에 닿지 않도록 혈관을 끼우듯이 궤양저에 클립 선단을 댄다.

④ 천천히 스콥을 당기면서 스콥 앵글각도를 완화하면 지렛대 원리가 응용되고 서서히 궤양저에 대하여 수직이 된다(**Fig.1b**).

⑤ 조금 sheath를 밀어 내고 클립을 release한다(**Fig.1c**).

이 방법을 사용하면 위체부 생검에 대하여 큰 조직을 얻을 수 있고, 위암의 full zoom 확대검사를 시행할 때에도 응용할 수 있다. 꼭 참고해 주면 좋겠다.

대장 게실 출혈의 출혈점에 대한 cliping 요령

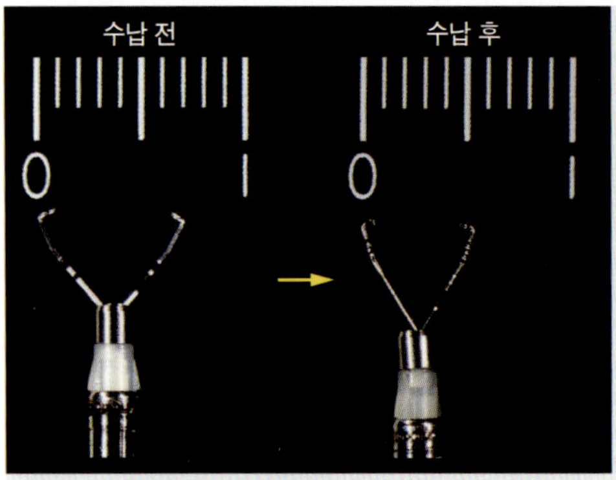

Fig.1. 겸자구에 한 번 넣어 좁아진 클립폭.

MOVIE

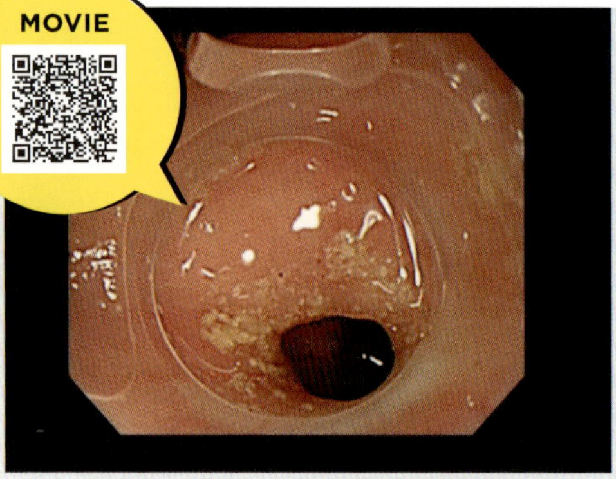

Mov.1. 대장 게실 출혈에 대한 클립핑(직달법).

대장 게실 출혈은 출혈점의 확인뿐만 아니라 지혈술 후의 재출혈도 아직 큰 과제이다.

최근 밴드결찰술(endoscopic band ligation)과 유치스네어법(endoscopic detachable snare ligation)이라는 결찰법이 개발되어 그 유용성으로 계속 보급되고 있지만 처치후의 게실염과 지연천공이 드물지만 보고되고 있다.

그 때문에 나는 우발증 예방의 관점에서 「게실내 출혈점에 대한 cliping」을 지혈처치의 제 1 선택으로 하고 있다.

Cliping을 시행할 경우 ① 게실내 시인성, ② 게실 내의 클립 삽입, ③ 시야의 안정 등이 문제가 된다.

나의 경우 ①에 대하여는 침수하 관찰[1)]로 대응하고 있다. 침수하 관찰로 halation이 없게 되고 게실내 시인성이 좋게 된다. 또 게실 내에 송수함으로써 게실이 넓어지고 클립을 게실 내로 삽입하기 쉽게 된다.

②에 대해서는 벌어진 클립을 겸자구 내에 한 번 넣어 대응한다. 그렇게 함으로서 다시 겸자구로부터 낼 때 클립폭이 좁아지게 되고(**Fig.1**), 좁은 게실에서도 cliping이 가능하게 된다.

③에 대해서는 길게(7 mm 정도) 장착한 선단후드로 대응한다. 후드를 길게 함으로써 후드 내에서 클립의 방향을 바꿀 수 있고 정밀한 클리핑이 가능하게 된다(**Mov.1**).

Cliping이 가능한 증례는 제한되지만 가능하면 꼭 한 번 시도해 보기 바란다.

문헌

1) Kishino T, et al. Usefulness of water immersion observations to identify the stigmata of hemorrhage in colonic diverticular bleeding. Dig Endosc 30(1):121-122, 2018

클립 다시 죄는 3단계법으로 성공률 UP

Tr
Treatment Tips

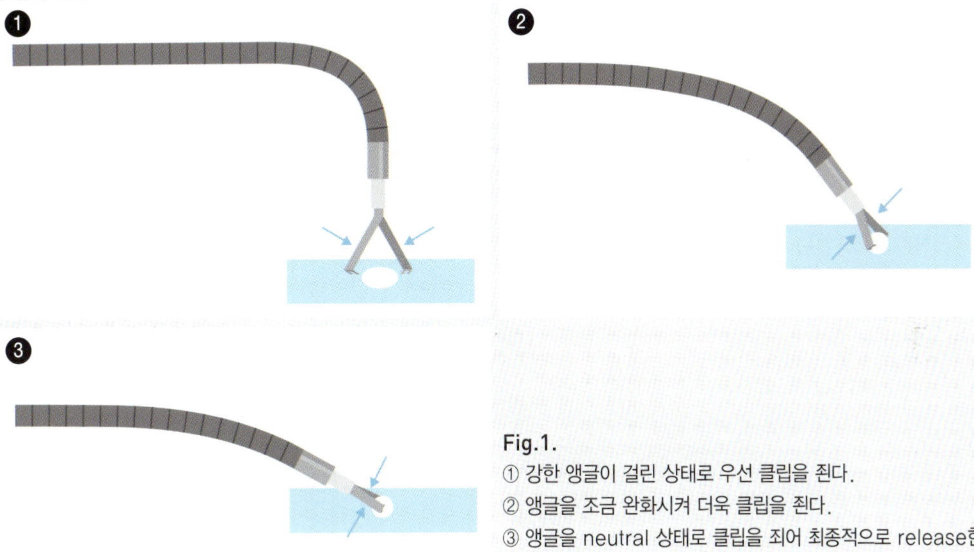

Fig.1.
① 강한 앵글이 걸린 상태로 우선 클립을 쥔다.
② 앵글을 조금 완화시켜 더욱 클립을 쥔다.
③ 앵글을 neutral 상태로 클립을 죄어 최종적으로 release한다.

다양한 내시경적 처치에 clipping은 필수불가결하게 되었다.

ZEOCLIP®(제온메디컬社)은 새로운 클립시스템으로 조직 파지량이 우수한 것이 특징이다. 그러나 실제 사용해 보면 때로는 조직을 파지할 때에 힘이 작용하기 어려워 술기가 곤란해지는 것이 지적되었다.

이것은 강한 앵글과 스콥의 비틀림 등에 대하여 이중구조의 외측부 sheath의 굴곡으로 선단의 클립장치에 힘이 전달되지 않는 것이 원인이었다.

그래서 최초 물어뜯는 조작(클립 본체의 링 부분을 내보내는 조작)을 수행(**Fig.1**①)하고, 그 후 앵글을 천천히 1단계 해제(앵글을 조금 해제)하며(**Fig.1**②), 2단계 해제(대략 neutral로)하여(**Fig.1**③) 같은 조작을 반복함으로써 확실히 클립에 힘이 전달될 수 있다.

조직을 대량 파지할 수 있는 클립이므로 힘을 너무 써서 실패하는 것을 예방하는 의미로도 매우 유용하다. 꼭 시도해 보기 바란다.

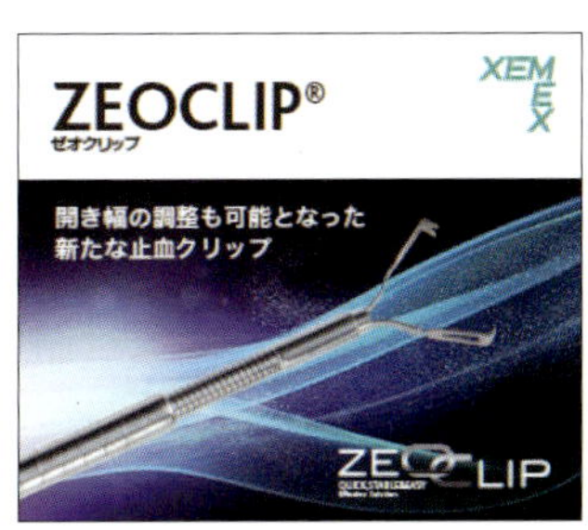

Large mucosal defect의 클립봉합은 면만들기가 열쇠

Tr
Treatment Tips

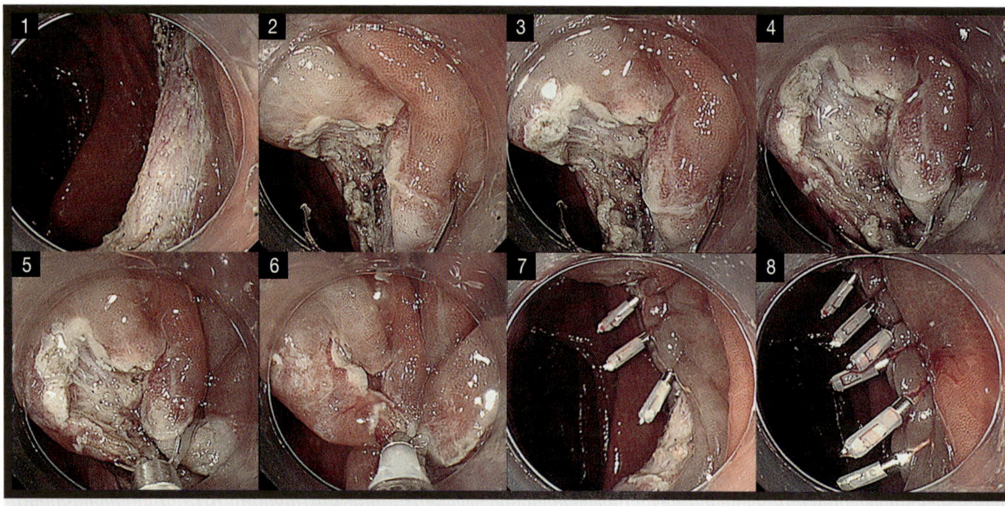

Fig.1. Large mucosal defect의 클립봉합 요령.

내시경절제술 후 mucosal defect의 클립봉합은 후출혈과 지연천공 예방에 유효하여 자주 하는 술기의 하나가 되었다. 그렇지만 큰 defect 봉합에 어려움을 겪는 젊은 선생도 많은 듯하다. 그래서 그 요령을 소개한다(**Fig.** ①~⑧).

① Mucosal defect를 화면의 3시 또는 9시 방향으로 축을 맞춘다.

② 수평(3시~9시 방향)으로 펼친 클립 선단 편측의 고랑부분을 근위측 가장자리 정상점막에 당겨 건다.

③ 스콥을 천천히 지글링(흔듦) 가하면서 원위측 정상점막 가장자리에 다른 한쪽의 클립 고랑이 걸리도록 스콥을 밀어붙인다.

④ Mucosal defect가 축소하면 함께 접선방향이었던 mucosal defect가 수직방향으로 shift하여 소위 '면(面)만들기'가 가능하다. 술기전과 면만들기의 과정에서 탈기에 의한 mucosal defect 단축도 중요한 포인트이다.

⑤ 축소한 mucosal defect를 너무 밀어붙이지 않고 천천히 클립을 파지한다.

⑥ Mucosal defect 일단의 부분을 봉합한다.

⑦ 가장자리부터 순차적으로 같은 조작을 반복한다.

⑧ Mucosal defect 전체를 완전히 봉합한다. 만약 mucosal defect 일단을 봉합하여도 큰 mucosal defect가 남은 경우는 한 번 더 일단의 가장자리에 봉합을 하면 중심의 mucosal defect 직경이 축소하여 봉합하기 쉽게 되는 경우도 있다.

이 방법은 공기량의 핸들링과 공간능이 응축한 술기이다. 전문가를 목표로 하기 위해서는 꼭 습득해야 하는 술기이다.

"기분 좋게"하는 보조를 위하여

지혈클립 방향

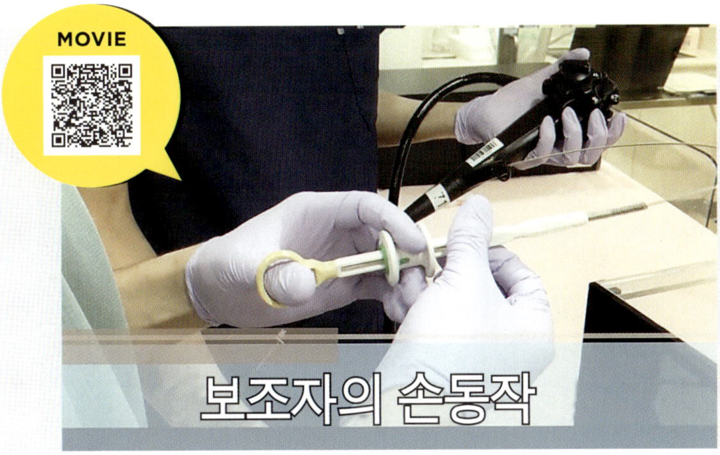

Mov.1. 클립 작동법.

날마다 진료에 수고 많습니다.

내시경 진료에 종사하는 여러분들은 때로는 응급내시경 술자와 보조자가 되는 경우도 많다고 생각한다. 술자와 보조자가 마음을 맞추어 치료가 원활히 진행되면 우리들도 성취감이 크고 무엇보다 환자의 부담도 줄어들 수 있다.

그 가운데 보조자가 된 때에 클립의 고랑 방향으로 고민한 적이 없는가?

술자: 클립으로 지혈합시다.

보조자: 예.

술자: 겸자를 내고 "클립을 벌려 주세요."

보조자: 예

술자 · 보조자: (이 방향이 아닌데..)

1분 1초가 소중한 응급내시경에서 꺼낸 클립의 방향이 별로 원치 않는 방향으로 나왔을 때 체념하지 않는가?

여기서 무리하게 돌리면 빙글빙글 의도치 않게 움직여 버리고 술자에게는 쓸데없는 스트레스가 될지도 모른다. 사실 간단하게 생각한 방향으로 클립 방향을 바꿀 수 있다(Mov.1).

보조자는 클립을 잡은 손으로 클립을 약간 내거나 당기거나 움직이면서 동시에 반대편 클립을 지지하는 손으로 손잡이 부분을 천천히 돌린다.

이 회전 동작은 클립을 낼 때에 전달되고 희망 부위에서 당기면 고정된다. 한 번에 큰 움직임이 되지 않도록 클립의 출입은 작고 섬세하게, 또 천천히 회전시키면 조절이 편하다.

만약 돌리는 쪽의 손이 짬이 나지 않을 경우에는 클립을 잡은 손을 회전시키는 것만으로도 클립은 회전한다. 내일부터 임상현장에서 꼭 시도해 보기 바란다.

새로운 경비 ileus tube 삽입법 「선단벌룬법」

Tr Treatment Tips

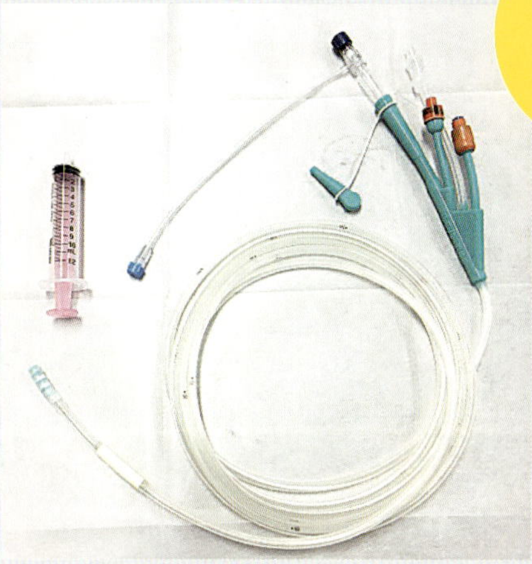

Fig.1. 준비물: 선단벌룬 부착된 ileus tube와 10 cc 주사기.

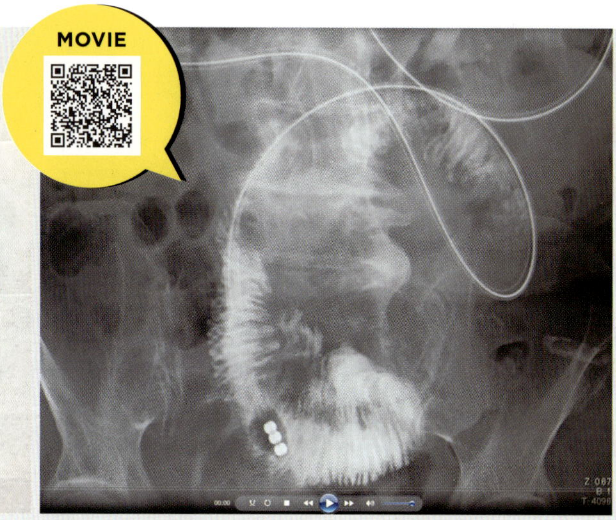

Mov.1. 선단 벌룬법에 의한 ileus tube 삽입의 실제.

유착성 ileus 환자에 대하여 여러분은 경비내시경을 이용하여 ileus tube를 삽입하리라 생각한다.

내시경을 사용하여 십이지장까지 삽입하기는 하였으나 그 후 투시하에 tube를 밀거나 당기거나 하는 것이 매우 힘들다고 생각하는 분도 많지 않은가.

그럴 때는 꼭 「선단벌룬법(anterior balloon method)」을 사용해 보자.

준비물은 선단벌룬부착 ileus tube(CLINY double-balloon type; Create Medic Co.Ltd, Tokyo, Japan)와 10 cc 주사기 뿐이다(**Fig.1**).

경비내시경을 이용하여 투시하에 십이지장 수평각(duodenal 3rd portion)까지 ileus tube를 삽입한 후 선단 balloon에 10 cc 공기를 재빨리 넣는 것만으로 갈팡질팡하는 ileus tube가 전진해 나간다(**Mov.1**). 장관의 굴곡이 강한 부분과 소장 심부에서 특히 효력을 발휘한다. 삽입시간도 단축되고 복통과 구토의 임상증상도 단기간에 개선된다.

상세한 사항은 참고문헌을 참조 바란다.

내일이라도 실천 가능한 선단벌룬법, 꼭 시도해 보기 바란다.

문헌

1) Yamaguchi D, et al. Effective insertion method of transnasal ileus tube for adhesive small bowel obstruction. Dig Endosc 30(1):120-121, 2018

M_e

Mental
Attitude Tips

마음가짐의 Tips

내시경은 내 친구

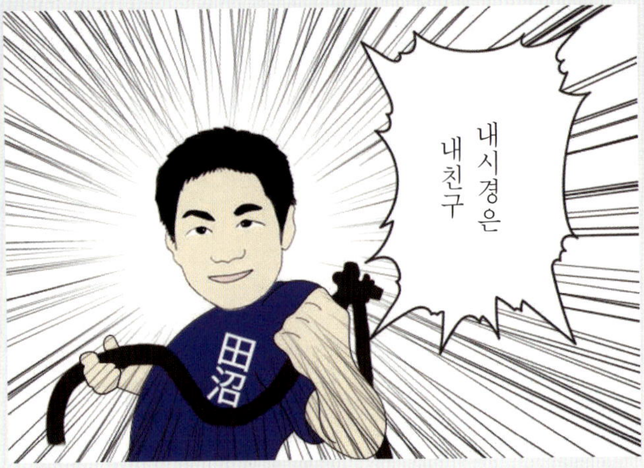

내시경 전문가가 되기 위하여 필요한 것은 무엇일까.

우선은 내시경을 자유자재로 조작할 수 있게 되는 것이다. 그러기 위해서는 착실한「마음가짐」으로 날마다의 검사에 임하고, 상하좌우 앵글조작, 토크를 거는 방향 등을 수련할 필요가 있다.

마찬가지로「보는 것」도 중요하다. 전문가의 술기를 보고(라이브 및 DVD도 가능) 좋은 이미지를 마음속에 새겨 그것을 스스로 재현할 수 있도록 훈련하는 것이 고수로 가는 지름길이라고 생각한다.

그리고 또 한가지 중요한 것이 있다. 그것은「내시경의 소리를 듣는 것」이다. 그 소리는 오른 손가락 끝으로 느낀다. 나의 경우 내시경을 잡는 제 1~3지 외 제 5지로 내시경을 가볍게 흔들거나 튕기거나 하여 작은 비틀림과 저항을 확인하고 있다.

술기가 밀릴 때는 쓸데없는 힘이 들어가는 경우가 많다. 내시경이 싫어하는데(저항이 강한데) 힘주어 비틀거나 하는 것은 환자에게 고통을 줄 뿐이고 천공 등의 중대한 우발증을 야기할 위험이 있다. 그럴 때는 한 번 내시경을 손에서 놓아 볼 것을 권한다. 한 번 호흡을 가다듬고 부드럽게 내시경을 다시 잡고 내시경에게 가고 싶은 방향(저항이 적은 방향)을 물어보면 좋겠다.

옛날 만화에「볼은 내 친구」라는 명대사가 있었다. 바로「내시경은 내 친구」이다. 내시경과 함께 동행한다는「마음」을 잊지 말고 신중한 조작을 명심한다면 전문가로의 길이 열리게 될 것이라 믿는다.

치료술기는 얼마나 이미지 할 수 있는가가 중요

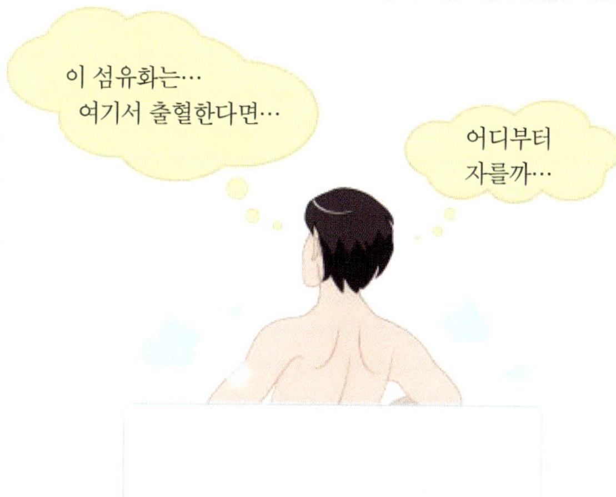
이 섬유화는…
여기서 출혈한다면…
어디부터
자를까…

Fig.1. ESD 등 내시경치료 전 이미지 트레이닝.

여러분은 ESD를 포함한 내시경치료를 하기 전에 이미지트레이닝을 하는가?

물론 치료전 검사와 컨퍼런스 등으로 치료방침을 결정할 때에 치료가 가능할지를 고려한다고 생각한다.

어느 정도는 이미지한다고 생각하지만 수술과 치료는 그 이미지를 얼마나 구현할 수 있는가가 중요하다고 생각한다.

다만 잘 완수할 수 있는 이미지도 중요하지만 어려운 상황이 되었을 때 어떻게 대처할 것인지 이미지를 상정하는 것이 보다 중요하다고 생각한다.

어떤 전략을 구사할 것인가? 어느 쪽부터 절개를 시작할까? 어느 정도 박리를 진행할까? 이 부위에서 출혈한다면? 어떻게 지혈할까? 이곳 섬유화는? 어떤 기구로 어떤 식으로 박리할까? 이곳은 거리와 각도가 맞지 않으므로 어떻게 할까? 이곳에서 천공한다면 어떻게 봉합할까? 등 곤란한 상황을 사전에 이미지 하는 것이 실제 ESD시 troubleshooting으로 이어진다(ESD에 국한하지 않고 모든 치료술기에 있어서).

이를테면 나는 치료 전날 밤 욕조에 몸을 담그고 있을 때에 다음날 치료할 것을 이미지 해 본다.

처음에는 쉬운 이미지를, 다음에는 어려운 이미지를, 마지막에는 그것을 타개하는 이미지를. 전날 당직 섰을 때는 어렵겠지만요(웃음).

나의 마음에 새긴 말씀 3가지

내시경을 시작한지 20년 조금 넘게 경과하였지만 아직 배우는 것이 많은 일상을 보내고 있다. 그런 일상 가운데 신세를 진 선생님으로부터 술기를 배우는 것뿐만 아니라 여러 말씀을 들었다. 그 가운데 마음에 남은 말씀 3가지를 소개하고자 한다.

① 「Practice makes perfect」

아이치현 암센터 중앙병원에서 초음파내시경을 연수할 때에 야마유 선생님으로부터의 말씀이다. 일본어로 말하면「배우는 것보다 경험으로 체득하라」와 같은 의미이다.

겨우 3개월이었지만 야마유 선생님에서 많은 증례를 경험하였고 바로「체득」하였다. 물론 많은 것도 배웠다.

지금도「체득」하기 위한 수행을 날마다 계속하고 있고, 초음파내시경 선단에 벌룬을 장착하고 공기를 빼는 술기는 베테랑 경지에 도달하였다고 자부한다.

② 「Slow and steady」

사쿠 종합병원에서 내시경 연수를 할 때에 코야마 선생님으로부터 들은 말씀이다. 직역하면「천천히 착실히」라는 의미이지만 의역하면「급하면 돌아가라」는 의미이다.

사쿠 종합병원 위장과를 저 레벨까지 올린 코야마 선생님다운 말씀을 지금도 특히 치료할 때에 이 말씀을 잊지 않고 내시경을 잡고 있다.

이를테면 나의 치료는 시간이 걸린다고 생각하지만 합병증은 적다고 자부하고 있다.

③ 「끝나지 않는 ESD는 없다」

이 말씀은 2018년 4월부터 Memorial Sloan Kettering Cancer Center에 내시경의로 부임한 니시무라 선생님이 하신 말씀이다.

그는 정립병원 재임중 5~6년차에 혼자서 ESD(첫 번째 증례가 맹장병변!)을 시작한 강자인데 어려운 병변에서 시간이 걸릴 때에도 "끝나지 않는 ESD는 없다"고 터벅터벅 묵묵히 술기를 수행하셨다.

저도 "이것 끝나기는 할까"라고 생각하는 증례도 이 말씀을 가슴에 새기고 날마다 열심히 하고 있다.

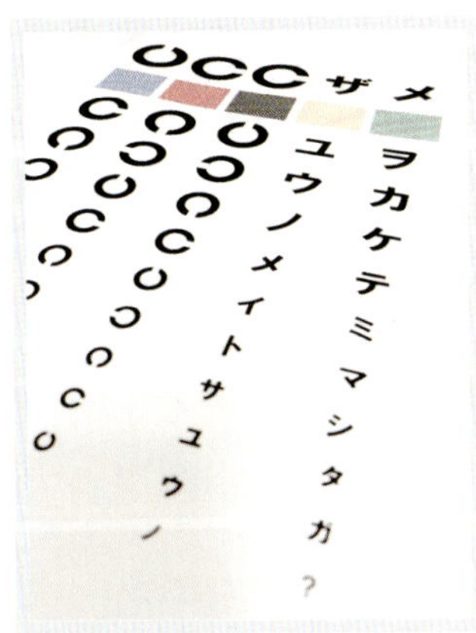

내시경의「축」

본 원은 연수지도기관으로 매일 젊은 의사의 내시경을 볼 기회가 있다.

그들 모두 제가 배우기 시작할 때보다 훨씬 잘한다. 배우고자 하면 금방 숙달하는데 1년 전에는 내시경을 만질 줄도 몰랐던 선생도 모두 일정부분 스크리닝 검사는 잘 할 수 있게 된다. 다만 그 후에 그들이 어디까지 진심으로 내시경과 함께 할 것인지, 또한 고수가 될 것인지(센스가 있는가)는 내시경의「축」을 보면 알 수 있다.

식도와 위의 촬영에는 룰이 있다. 식도에서는 좌측(좌측와위에서 물이 저류하는 위치)를 7~8시에 놓을 것, 위장에서는 소만을 꼭 12시에 놓거나 위장의 축[대만 중심선이 1시(2시)~7시(8시)]으로 똑바로 놓는 등이다. 물론 위장에서는 이 룰에서 벗어나 촬영하는 경우 및 특수한 경우도 있지만 어떤 경우라도 반드시 기본에 따라 촬영한다. 거기에는 루틴화한「축」이 존재한다.

Trainee의 술기가 그 후에도 계속 향상하는가 아니면 그대로 정체하는가는 그「축」을 습득하였는가에 달려있다고 확신한다.「축」을 습득하지 못한 내시경은 스콥이 장기(특히 위장)에 놀아나는 인상[움직임의 주체가 술자(스콥)가 아니고 제대로 제어하지 못한다는 느낌]으로 증례마다 사진이 제각각이다. 실제 이「축」은 지혈술에서도, ESD에서도, 확대에서도, 대장내시경에서도 매우 중요하다.

아직 트레이닝 중일 때 전문가의 내시경을 꼼꼼히 관찰하여 기본은 같아도 선생에 따라 축에 개성이 있음을 알았다. 모두 같지는 않아도 이치로 선수처럼 어쨌든 각자의 축이 흔들리지 않는다. 꼭 평소에「축」을 의식한 내시경을 실천해 봤으면 한다.

마지막으로 이「축」의 중요성은 내시경에 국한하지 않는다. 야구선수도, 발레리나도, 피아니스트도, 요리사도, 이 사업자도 프로들은 모두 각자 직업의「축」이 중요하다.

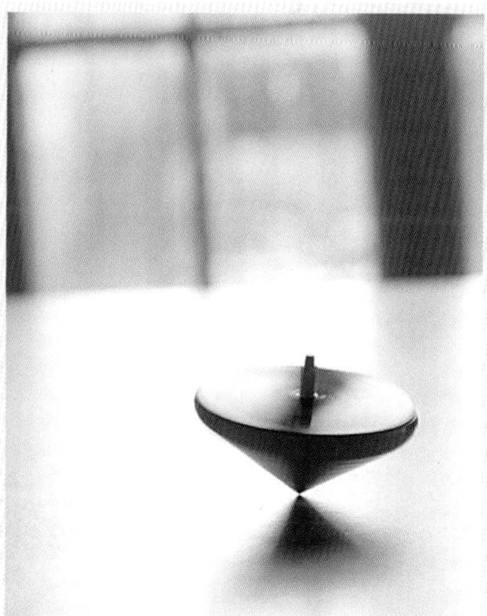

술자 관찰의 요령

기술은 보고 훔쳐라

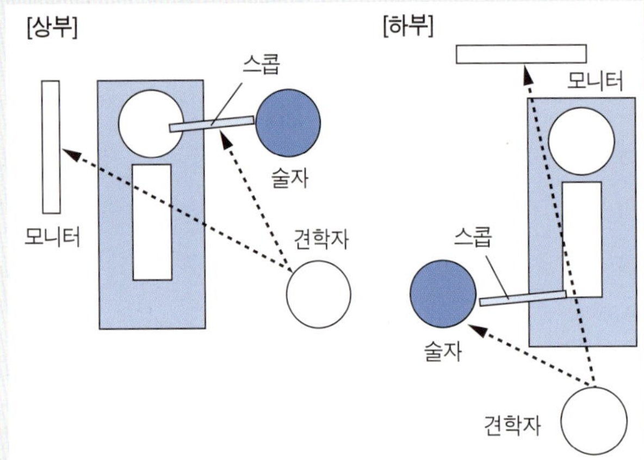

Fig.1. 견학할 때 서는 이상적 위치.

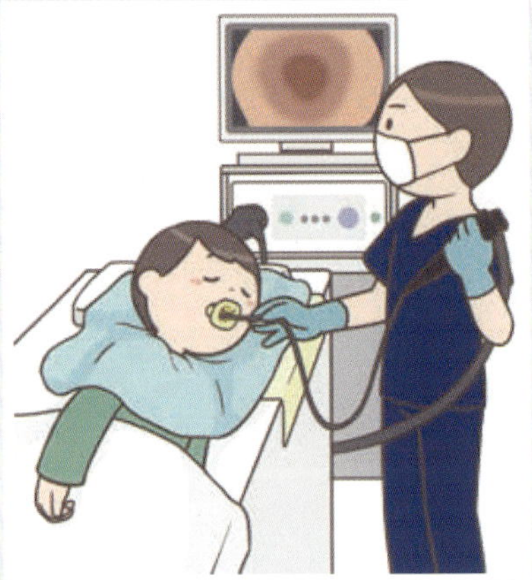
Fig.2. 상급자가 집착하는 tip을 찾아보자!

본 원에서 내시경 연수를 받는 레지던트는 전문가의 검사와 치료를 견학할 기회가 많다. 매일이 live demonstration과 hands-on training과 같아 거기서 많이 배울 수 있다.

그래서 이번엔 술자를 포함한 검사법 관찰의 요령을 소개한다.

숙련자가 시행하는 내시경검사의 화면은 항상 안정되어 있다. 관찰 순서와 대상과의 거리감, 사진의 구도를 주의 깊게 보자.

또 안정되고 깨끗한 화면에 그만 나도 모르게 넋을 잃고 보게 되는데, 술자의 자세, 손놀림, 서는 위치도 주목하자.

검사를 견학할 때는 내시경화면과 동시에 술자의 손놀림이 보이는 위치에 서는 것을 권장한다(**Fig.1**).

술자의 서는 위치, 침대 높이, 스콥잡는 법, 기구의 출입, 발밑 배치 등… 도처에 술자가 집착하는 tip들이 숨어 있다.

내가 시행하는 내시경검사의 불안정한 화면이 상급자로 교대하자마자 뚝 멎고 안정화 된다. 그런 경험이 없는가? 술자는 화면이 흔들리지 않게 여러 가지 방법들을 수행하고 있다.

술자와 그 주변을 구석구석 관찰하면 새로운 tip을 발견하게 될지도 모른다.

여러분은 간호사와 정보 공유하고 있는가?

「브리핑」 도입의 권장

Me
Mental Attitude Tips

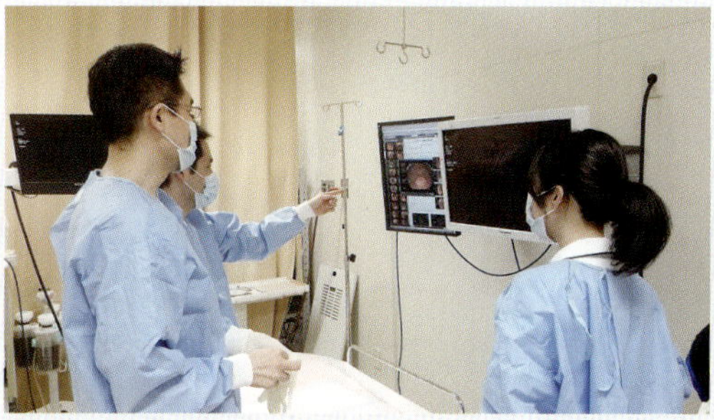

Fig.1. 브리핑의 목적.
팀으로 치료내용, 환자정보, 응급시 대책 등을 공유하여 보다 안전하고 원활한 치료를 시행할 것.

Table.1. 본 과에서의 ESD시 브리핑.

▶ 타이밍
- ✔ 마취개시 후, 스콥 삽입 전에
- ✔ 3분 이내로

▶ 내용
- ✔ 의사로부터
  - 병변 · 술기에 관한 정보
    - ✔ 병명, 병변의 위치, 특기사항 등
    - ✔ 전략, 예상난이도와 사용약품 등
  - 환자 특유의 정보
    - ✔ 배경과 기왕력
    - ✔ 예측되는 위험과 그때의 대응
- ✔ 간호사로부터
  - ✔ 출발시 바이탈사인과 병동으로부터의 인계사항 등

이번엔 조금 관점을 바꾸어 내시경 조작에 관한 tip은 아니지만 비용대비 효과가 높은 팀 의료 추진에도 도움이 되는 정보공유를 소개한다.

최근 치료내용과 술기가 복잡화하고 있고 고위험군 환자도 증가하여 내시경 치료 전에 팀 내에서 치료내용, 환자정보, 응급시 대응 등을 공유하는 것은 매우 중요하다.

이 직전의 단순한 정보공유를 「브리핑」이라고 하는데, 브리핑을 통해 간호사로부터는 "급한 사태에 대비되었다", "술중 관찰 포인트가 명확해졌다" 등, 의사로부터는 "술중 지시에 간호사의 대응이 원활해졌다" 등의 긍정적인 의견이 많았다.

특기할 만한 것은 "팀의 일체감이 얻어졌다" "간호사와 사이가 좋아졌다" 등, 내시경실의 분위기까지 좋게 되는 부차 효과도 있다.

간호연구의 소재로도 사용된다[1].

오래 계속하는 요령은 몇 분으로 단순하게 시행하여 시간이 별로 걸리지 않게 하는 것이다.

꼭 브리핑을 도입하여 「안전」「팀 의료추친」「교육」등에 도움 되길 바란다.

문헌

1) 川合万理, 他. 当院内視鏡センターにおけるブリーフィング導入の試み―チーム医療の推進を目的として―. 日本赤十字社和歌山医療センター医学雑誌 32:49-55,2015

미국에서 ESD를 실천하기 위한 요령

Me
Mental Attitude Tips

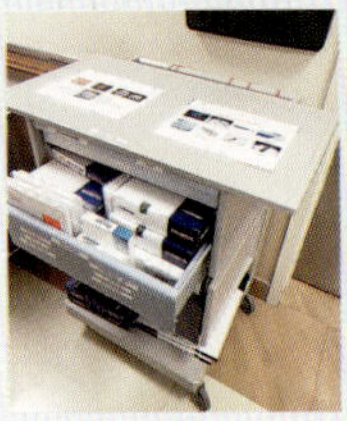

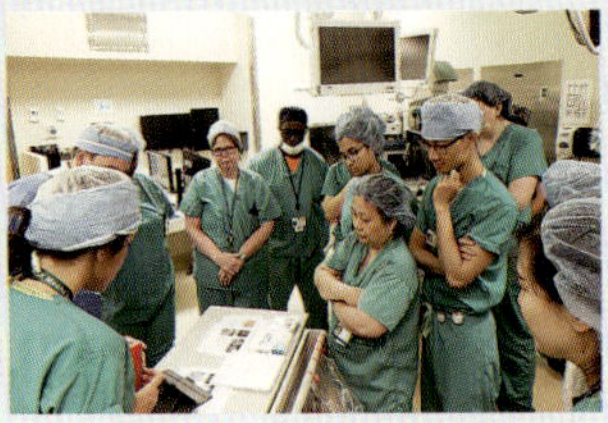

Fig.1 (좌) ESD 물품을 전부 담은 ESD 카트.
Fig.2 (우) 내시경실 간호사에 대한 ESD 강의.

나는 현재 뉴욕에서 처음으로 ESD를 시작하였고 치료내시경을 하고 있다. 일본과 다른 점이 많아 날마다 악전고투하고 있는데 지금까지 얻은 요령을 소개한다.

① 임기응변이 되다

각종 기구(IT 나이프, Dual-J 나이프, Flush 나이프) 등 대부분이 2018년 현재 미국에서도 이용가능하게 되었다. 국소주사액은 무코아푸®가 없으므로 Eleview®, Voluven® 등의 대용품을 사용하게 되었다. 본원에서는 ESD 카트를 만들고 그 안에 기구 전부를 넣어 두고 있다(**Fig.1**).

② 스탭을 교육하다

내시경실 스탭은 ESD를 본 적이 없는 사람이 많아서 반복해서 ESD 강의가 필요하다(**Fig.2**).

③ 「갑작스런 ESD」에 익숙해지다

이전 의사의 사진이 지금 달랑 하나인 경우가 대부분으로 내시경실로 부터 「갑작스런 ESD」를 해달라고 호출되는 경우도 적지 않다. 일본처럼 「우선은 직접 한 번 관찰하고 ESD를 예정한다」라는 것은 의료비가 높은 미국에서는 비현실적이다.

④ 마취는 맡긴다

마취에 관해서는 마취과의사, 마취전문간호사(CRNA)가 전부 내시경실에 배치되어 있으므로 전적으로 일임할 수 있어 안심이다. 상태가 나쁠 때는 일단 내시경 처치를 중지, 응급삽관하고 전신마취로 전환하여 내시경 처치를 재개하는 경우도 있어 고마운 존재이다.

⑤ 미국에서 활약 중인 일본인 내시경의와 협력하다

이국땅에 처음 ESD를 도입하는데는 고생이 끊이지 않았다. 흔히 그렇듯이 현재 미국에서 활약 중인 일본인의사[1,2]와 부지런히 정보교환하고 때로는 격려하면서 survival하는 것이 최대의 요령이다.

문헌

1) Fukami N. ESD around the world: United States. Gastrointest Endosc Clin N Am 24(2):313-320, 2014
2) Aihara H, et al. Endoscopic submucosal dissection pocket technique for removal of recurrent colonic lesion. Video GIE 3(2):63-64, 2017

암을 한군데 발견했다면 두 번째를 찾자!

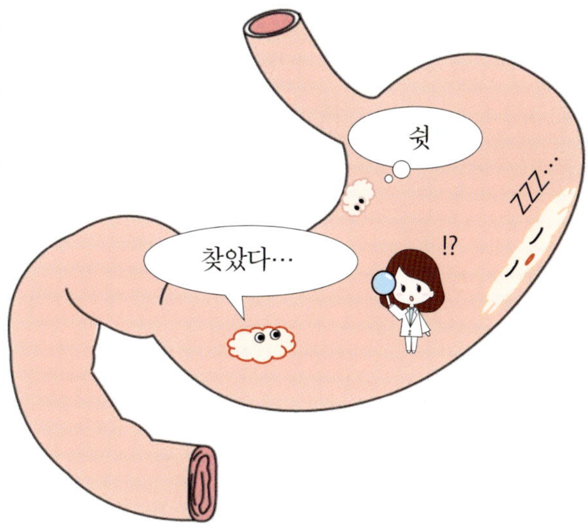

Fig.1. 위암을 한군데 찾았다면 두 번째를 찾자.

상부내시경을 배우기 시작할 무렵 스스로 조기 위암을 찾는 것이 우선 목표이다.

조기암을 발견하는 데는 빠짐없이 루틴화하는 것, 이상소견을 포착하는 것, 범위와 심달도 등의 진단을 포함하여 종합적인 능력이 필요하게 된다.

막상 발견하면 컨퍼런스에서 부끄럽지 않으려고 깨끗한 사진을 열심히 촬영하는 데 집중하게 된다.

여기서 꼭 조심했으면 하는 것은 "한군데 발견했다고 안심해서는 안 된다"라는 것이다.

잘 알고 있듯이 위암도 식도암도 동시다발하는 경우가 매우 많다는 것이다.

또 두 번째 암은 첫 번째 암과 장소와 조직이 유사한 경우가 많다.

즉, 분화형 위암이면 두번째 암도 분화형 암, 미분화형 위암이면 다른 미분화형 암이 없는지 찾아보자.

식도암의 경우엔 동시에 인후두암이 없는지도 찾아보아야 한다.

의뢰받은 환자에서 의뢰받은 병변만을 보고 내시경 치료를 해버리면 운 나쁘게도 사전에 예상치 못했던 별개의 병변이 가까이 있어 절제단단(resection margin)이 양성이 되고, 치료 후에 경과관찰 내시경검사에서 몰랐던 다른 병변이 이미 내시경 치료 적응을 벗어나는 경우도 있다.

꼭 암을 한군데 발견하였으면 두 번째도 찾는다"라는 열의를 갖고 구석구석까지 빠짐없이 관찰하자.

정신론
대장내시경의 마음가짐

Me
Mental Attitude Tips

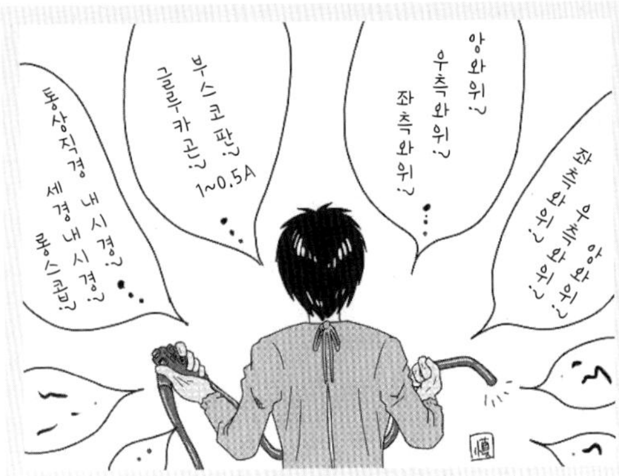

작: 콘도 신타로

대장내시경 삽입에서 중요한 것은 “이런 경우는 이렇게 한다, 그래서 안되면 이렇게 한다”는 식으로 flow chart를 머릿속에 가지고 있는가이다.

즉 기술이라기보다도 지식의 체계이다.

천재적인 기술도 예리한 반사신경도 필요 없다. 차분히 하나하나 눈앞의 허들을 클리어하면 되는 것이다.

앞의 관강이 잘 보이기 어려운 장소에서 “에잇”하면서 스콥을 빨리 크게 움직이는 사람이 있지만 어려운 장소일수록 천천히 신중하게 하는 것이 좋다. 서두를 필요가 없다.

또 삽입은 어디까지나 검사의 전제로 가장 중요한 것은 확실히 대장전체를 관찰하는 것이다. 양손의 협조 작용으로 신중히 주름을 넘기자.

그렇게 차곡차곡 쌓아나가면 결국 삽입기술의 향상으로도 이어진다.

그리고 당연하지만 환자에게 고통은 가능한 한 주지 않아야 한다.

왜냐하면 너무 고통이 강하면 다음부터 환자는 필요하여도 대장내시경을 받지 않을 가능성이 있기 때문이다.

만약 그 동안에 대장암이 생겨 원격전이 한다면 그것은 검사의의 진짜 패배이다.

「자신의 검사가 피검자의 현재뿐만 아니라 미래까지도 결정한다」라는 마음가짐을 가져야 한다.

관련 블로그

「医療のX丁目Y番地」 http://blog.medicalxandy.com/

저서

- がんで助かる人, 助からない人 専門医がどうしても伝えたかった「分かれ目」. 旬報社, 2017
- 医者がマンガで教える 日本一まっとうながん検診の受け方, 使い方. 日経BP社, 2018

Me
Mental
Attitude Tips

하부 소화관내시경 숙달요령

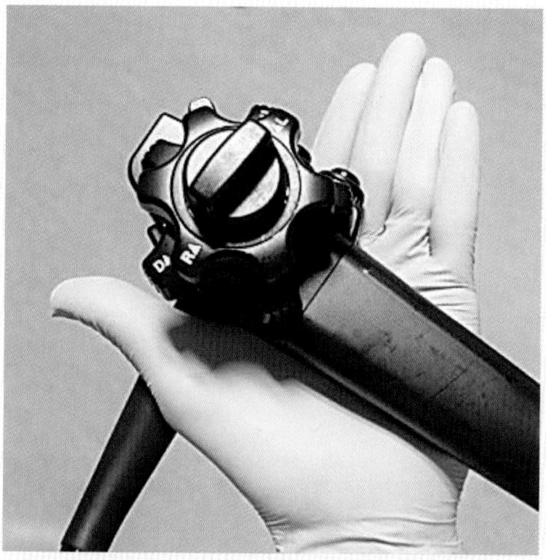

Fig.1. 스콥은 손바닥에 얹는 것만으로 고정한다.

이번에는 소홀히 하기 쉬운「기초와 마음가짐」에 대하여 적어보겠다.

① 스콥 잡는 법과 앵글 조작이 기초의 전부이다

- 스콥은 손바닥에 얹는 것만으로 고정될 것(Fig.1).
- 좌우앵글을 엄지와 중지(필요시 약지도)로 완전히 컨트롤 할 수 있을 것.
- 상하, 좌우 한쪽 앵글을 고정한 상태에서 다른 한쪽을 자유자재로 컨트롤 할 수 있을 것.
- 송기는 필요할 때 이외는 중지를 사용하지 말 것(검지만을 사용 할 것).

※ 스스로 중급자라고 생각하는 분까지도 이것을 할 수 없는 경우가 의외로 많다.

② 삽입시간에 주의한다

10분이면 합격점이라는 분위기인 내시경실이 있다. 빠를수록 좋다는 것은 아니지만 고수는 빠르다. 멍하게 검사하지 말고 시간을 의식함으로써 빨리 숙달된다. 우선 평균 5분 정도가 보통이라는 마음으로 삽입을 시행하자.

③ 무리한 축유지 조작을 하지 말자

진짜 축유지란 스콥을 휘지 않게 하는 것은 아니다. 장관의 자연스런 주행을 거스르지 않고 진행하는 것이다. 무리한 토크와 직선화로 스콥은 장관에 꽉 조이고 환자의 심한 고통으로 이어진다. 또한 나아갈 길을 알 수 없는데 공기를 주입하지 않는 것은 미덕이 아니다. 완벽한 스콥 조작과 삽입기술이 있으면 이후의 술기는 그것을 응용할 뿐이다. 힘내기 바란다.

Ad

Advice & Message

타과로부터의
조언과 메시지

소화기 전문 병리의는 내시경의가 가르친다

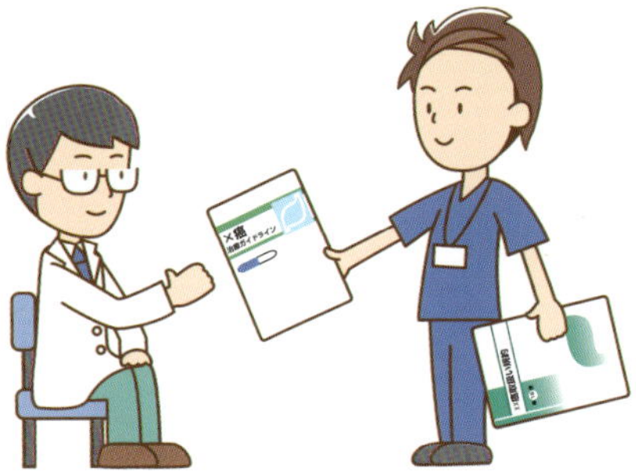

Fig.1. 병리의에게 가이드라인을 한 권 건네주자.

나는 병리의이다. 여러분이 병리의에게 얻고 싶은 것은 크게 2가지라고 생각하는데, 이것을 병리의가 원활히 수행하기 위해서는 여러분의 협조가 꼭 필요하다.

① 가이드라인에 준거한 평가

병리의는 거의 모두 암취급 규약을 갖고 있어「규약사항」은 적는다. 다만 가이드라인은 의외로 갖고 있지 않다. 홍미라든가 하는 기분의 문제가 아니라 원래 존재를 모른다. 꼭 기관의 병리의에게 가이드라인의 존재를 가르쳐 주고 한 권 건네줍시다.

책을 받으면 읽는 것이 병리사이다. 읽으면 가이드라인에 준거하여 적어둔다.

② 병리소견의 해설

병리의에게 현미경을 본 인상을 말하도록 하면 여러 깨달음이 있다. 이때 꼭 "루페상(loupe상, 돋보기상), 약확대와 강확대 각각을 설명해 주세요"라고 배율마다의 설명을 부탁한다. 병리의에게 자유롭게 말하도록 하면 대개 핵과 세포질과 같은 강확대 설명을 한다.

그렇지만 여러분이 알고 싶어하는 것은 주로 돋보기상과 약확대에 힌트가 있다. 우선은 약확대, 그 후 강확대로 설명을 부탁해 본다.

번번이 병변의 한 가운데를 확대하여 설명하는 병리의에게는 예를 들면 "최표층부 부근의 확대를 부탁한다"와 같이 관심있는 부위를 꼭 전달한다. NBI로 관찰한 혈관을 검토하고 싶다면 최표층을 보아야겠지요.

Tip은「소화기 전문 병리의는 내시경의가 가르친다」이다. 저에게도 부디 계속 가르침을 부탁드린다.

병리의로서 기쁜 병리검사 의뢰서

Ad
Advice & Message

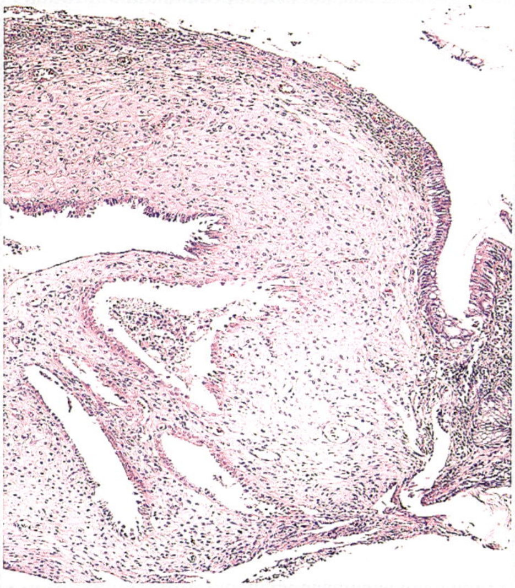

Fig.1. 장관자궁내막증의 생검조직(HE, 200배).

병리검사 의뢰서의 임상정보가 얼마나 병리 진단의 질과 속도에 영향을 미치는지 아십니까?

제 대학원생 시절 에피소드를 소개한다. 언젠가 생검 진단 중에「40대 여성, 반복 하혈. 직장의 융기성 병변으로부터 생검」으로만 적힌 의뢰서가 있었다. 많은 분으로부터 신뢰받던 내시경의로부터의 의뢰였다. 생검조직은 병리진단에 충분한 양이었다.

넓은 간질 가운데 형상부정의 선관을 확인, 선관과 표층을 형성하는 상피세포는 약간 핵이 짙고 세포질은 약간 호산성이 강한 인상이었다. 선관 주위의 간질에는 세포질이 풍부한 세포를 확인하였다(**Fig.1**).

뭐라고 진단할까를 생각하고 있을 무렵 우연히 지나가던 선배 병리의기 의뢰서와 조직을 한번 흘낏보더니 "endometriosis(자궁내막증)이네. 「40대 여성」「반복 하혈」「직장 융기성 병변」의 3가지 키워드로 추정하고 estrogen receptor를 염색해 보라"고 하셨다.

그렇다. 조직 간질에 에스트로겐 수용체가 염색되었고 진단은 intestinal endometriosis(장관 자궁내막증)으로 조금도 지체 없이 보고할 수 있었다. 제가 임상정보의 중요성을 통감한 순간이었다.

신속하고도 정확한 생검 진단에 필요한 것은 충분한 조직량은 물론이지만 필요한 임상정보가 간결히 기재된 의뢰서도 병리의를 매우 도와주게 된다.

Ad
Advice & Message

신경과의가 내시경의에게

조금 전향적인 메시지

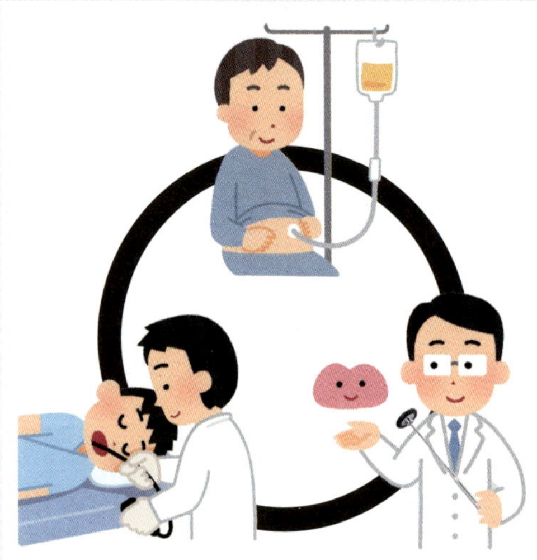

Fig.1. 의외로 가까운 내시경의와 신경과의.

「신경과와 내시경」이라고 들으면 내시경 선생님은 어떤 생각이 떠오르나요? "항혈전제를 중단하지 않고 검사해서 출혈하였다?" "인지장애로 협조되지 않아 고생하였다?" 이번은 조금 전향적인(?) 주제를 다루고자 한다. 「위루조설」이다.

위루조설이 전향적인 주제라니 날마다 암과 소화관 출혈을 치료하는 선생님들은 놀랄지도 모르겠다. 그러나 신경질환, 특히 신경난치병을 가진 환자에게 있어 위루는 문자 그대로 생명줄이다.

많은 신경난치병에 있어서 연하장해의 출현은 피할 수 없고 안정된 영양보충의 경로 확보가 주명제가 되는 시기가 찾아온다. 그리고 소화관기능은 보존되어 있는 경우가 일반적이므로 처치가 가능하다면 위루라는 말이 나오게 되는 것이 일상 진료에 많이 있다.

한편 신경난치병에서의 위루조설은 위험이 높다는 것도 우리들은 충분히 알고 있다. 호흡부전, 환자와의 의사소통, 마취의 가감 등 여러 가지 점에서 심려를 끼치는 것은 아닌가 걱정이 있다.

그래서 "이 환자 ALS(근위축성측색경화증)으로 호흡기능도 약간 안 좋은데 괜찮을까"라는 증례에서 처치가 잘 끝나면 짜릿하다.

작금에 위루조설에 대하여 비판이 강한 부분도 있지만 전향적으로 생존을 위한 수단으로서 위루를 간절히 필요로 하는 환자가 일정수 있는 것도 사실이다. 이제부터 부디 날마다 연마한 술기 솜씨를 때때로 빌려주셨으면 한다.

Benzodiazepine이 기이반응을 일으켰다면

정신건강의학과의의 조언

내시경시 진정에 미다졸람, 디아제팜, 플루니토라제팜 등 벤조디아제핀계 약제를 사용하는 선생님이 많다고 생각한다.

그러나 진정을 걸었는데 전혀 잠들지 않고 반대로 말이 많아지고 많이 움직이거나, 불안·초조가 출현하거나 심할 때에는 착란과 흥분을 나타내는 환자를 보게 되는 경우가 있다.

이것은 기이반응(paradoxical reaction)이라는 현상으로 벤조디아제핀 투여시 드물게 일어난다.

정신과 치료현장에서는 발생률 1% 미만이지만 5% 정도라는 보고도 있다. 그러나 이것들은 경구인 경우의 데이터로 정맥투여인 경우의 발생률은 불분명하다.

기이반응에 대하여 벤조디아제핀 길항제인 플루마제닐(anexate®)을 사용하면 비진정하에서 검사를 시행하는 것이 돼 버려 환자의 심리적·신체적 고통이 크게 된다.

그래서 플루마제닐 말고 할로페리돌 정맥주사를 시도해 보기 바란다. 기준은 5 mg(1amp)이다. 할로페리돌은 호흡·순환동태에 거의 영향을 주지 않고 안전하게 진정을 얻는 약제이다. 근육주사는 통증을 동반하는 것 외에도 작용발현이 느리므로 피해주기 바란다.

다만 일견 흥분하여도 호흡억제를 일으키는 환자도 있다. 그 경우는 플루마제닐의 투여를 우선하기 바란다. 플루마제닐 투여 후에도 할로페리돌은 사용 가능하다.

문헌

1) 渡辺昌祐. 抗不安薬の選び方と用い方 改訂第3 版. 金原出版, 1997
2) 井上令一, 他(監訳). 精神科薬物療法ハンドブック 第3 版, 2001
3) Lader M, et al. Benzodiazepine problems. Br J Addict 86(7):823-828, 1991

新橋 14クリニック

내시경 진정은 어렵다

마취통증의학과의의 조언

Ad Advice & Message

Table. 1. 내시경 시행시 진정방법 1례

프로포폴과 펜타닐을 병용. 단독 진정이 아니라 진통제를 추가함으로써 진정의 질이 좋아진다. ↓ 프로포폴: 최초 3~5 mL 투여 후 주사펌프를 사용하여 10~15 mL/h로 지속 투여. 이후 필요에 따라 1 mL씩 추가 투여. ↓ 펜타닐: 최초 25 ug 투여, 이후는 호흡 횟수 10~20회/분을 기준으로 25 ug씩 추가 투여.

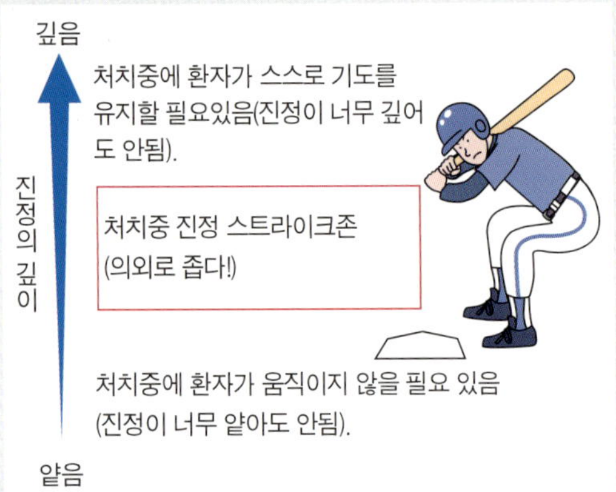

Fig.1. 기도를 확보하지 않고 환자를 재워 섬세한 내시경 처치를 시행하기 위해서는.

1년에 여러번 마취통증의학과에 내시경 진정의뢰가 온다. 개인적으로는 전부 전신마취를 하고 싶지만 내과 선생이 "그 정도 건은 아니고" "30분 정도로 끝나므로"라고 이야기하는 경우는 **Table. 1**의 방법으로 진정을 한다.

마취통증의학과의사의 입장에서 말하면 이 진정이 전신마취보다 어렵다. 기도를 확보하지 않고 환자를 재우고 섬세한 내시경 처치를 시행하기 위해서는 환자가 스스로 기도를 유지할 필요가 있고(진정이 너무 깊으면 안 됨), 동시에 처치중에 환자가 움직이지 않을 필요가 있다(진정이 너무 얕아서도 안됨).

이 2가지 조건을 만족하는 진정의 스트라이크존은 좁아서(**Fig.1**), 실제에는 환자가 때로 움직일 위험을 허용할 수 밖에 없다. 그런 점이 전신마취에서는 기관 삽관으로 기도는 확보되고 근이완제를 적절히 사용하면 환자가 움직일 위험도 거의 제로이다. 나 자신은 전신마취를 시행할 때가 더 편안하고 느긋하게 내시경 처치를 볼 수 있다. 소화기내과 선생님은 보통 내시경 처치를 하면서 직접 진정도 하여 분명 여러모로 고생이 많겠다.

마취통증의학과의가 희소했던 쇼와시대(1926~1989)는「외과의는 직접 척추마취하고 위절제하는 1인전」이었다고 수퍼 베테랑 외과의로부터 들은 적이 있다.「2시간의 내시경 처치에서도 직접 진정」과 같은 상황도 언젠가는 헤이세이시대(1989~2019)의 옛이야기가 되겠지요?

마취통증의학과의가 좀 더 늘어서「장시간의 내시경처치는 마취통증의학과의의 관리가 당연하다」라는 시대가 오기를 바란다.

항혈전제 투여 중인 환자에서 내시경전 대응의 변천

순환기내과의의 조언

Ad
Advice & Message

Table. 1. 순환기 영역에서 사용하는 주된 항혈전제의 분류

	항혈소판제	항응고제
주된 약제 (일반명)	아스피린, 티클로피딘, 실로스타졸, 클로피도그렐, 프라수그렐	와파린, 다비가트란(Pradaxa®)*, 리바록사반(Xarelto®)*, 아픽사반(Eliquis®)*, 에독사반(Lixiana®)*
주된 적응질환	허혈성심질환, 뇌경색, 말초동맥질환	심방세동, 심부정맥혈전증, 폐색전, 인공판막치환술후
	동맥경화가 관여하는 혈소판혈전(백색혈전)	심방세동, 심부정맥혈전증, 폐색전, 인공판막치환술후

*직접경구항응고제(DOAC)

내시경의사를 괴롭히는 질환의 대표선수로 순환기질환을 들 수 있겠죠.

특히 작금의 고령화로 허혈성심질환과 부정맥(특히 심방세동) 환자는 증가하고 있다. 그런 질환에 대하여 투여되는 항혈전제(항혈소판제와 항응고제) (Table.1)는 내시경의사의「적」이라 하여도 과언이 아닐지 모른다.

내시경 시행시 항혈전제를 휴약할지 말지는 오랜 과제였지만 2012년에「항혈전제 복용자에 대한 소화기내시경진료 가이드라인」[1]이 제정되어 현장에서의 대응은 매우 편해졌음을 실감하고 있다.

왜냐하면 그때까지는 "이 증례는 혈전색전증의 위험이 높으므로 헤파린으로 치환하여 내시경에 임하시오"라든가, "이 증례는 스텐트 넣고 오래 지났으므로 항혈소판제를 중단하여도 괜찮을 것입니다"등과 같은 상의를 내시경의사와 순환기내과의사 사이에 증례마다 교환하는 식이었다. 나아가 최근 직접 경구항응고제(direct oral anticoagulants; DOAC)의 빈용에 호응하여 2017년「직접 경구항응고제(DOAC)를 포함한 항응고제에 관한 추보 2017」[2]가 발표되었다.

그렇지만 현재의 DOAC에 관한 과학적 evidence는 불충분하고 아직 판단에 망설여지는 증례도 많다고 생각한다(그런 케이스에서는 순환기내과의사도 대개 방침을 결정하기 어렵겠지만). 그래도 주저 말고 상의해 주면 좋겠다.

이처럼 이후도 순환기내과의가 내시경의에게 계속 신세질 것임은 의심의 여지가 없다.

「혈전색전증의 예방」과「출혈 위험 관리」라는 소위 양극단의 입장으로부터 양자가 협력하여 내시경진료에 있어 새로운 evidence를 만드는 것이 중요하다.

문헌

1) 藤本一眞, 他. 抗血栓薬服用者に対する消化器内視鏡診療ガイドライン. Gastroenterol Endosc 54(7):2073-2102, 2012
2) 加藤元嗣, 他. 抗血栓薬服用者に対する消化器内視鏡診療ガイドライン 直接経口抗凝固薬(DOAC)を含めた抗凝固薬に関する追補 2017. Gastroenterol Endosc 59(7):1547-1558, 2017

안전한 검사를 위하여

내분비내과의의 조언

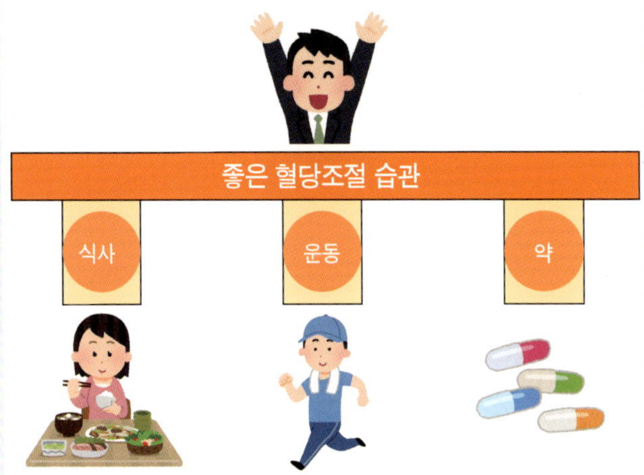

당뇨병 조절 악화시 등 내시경 검사를 부탁할 기회도 많고 신세를 많이 지고 있다.

경구당뇨병 약제의 중지지시는 철저해야 한다고 생각하는데, 복합제 사용과 한 포에 약을 모아 처방한 경우 본인의 이해가 불충분한 경우가 있어 주의가 필요하지 않나 생각한다.

또 기본적으로는 (초)속효형 또는 혼합형 인슐린은 중지하고 그 외의 인슐린은 계속 사용을 기본으로 하며, 고민되는 경우는 저혈당을 피하는 것을 제일로 생각하여 조정하는 것이 좋겠다. 사전에 검사시간, 식사재개 예정시간의 목표를 명시하고 협진을 진행하는 것이 좋지 않을까 생각한다.

부신부전으로 보충요법을 하고 있는 경우는 혈압약과 마찬가지로 취급하여 당일 기상시에 거르지 않고 복용하면 좋겠다.

검사 필요상 경구복용을 피했으면 하는 경우와 스테로이드 장기 치료 중으로 스테로이드 커버가 필요하다고 생각되는 경우, 침습이 크다고 생각되는 대장내시경에서는 hydrocortisol® 100 mg을 검사 전에 IV할 것을 권한다.

이것은 '고민되면 투여하여 부족을 피한다'라는 사고방식이다. 저나트륨혈증과 저혈당, 호산구증가 등이 있으면 부신부전의 가능성을 생각하고 특히 주의해야 한다.

전(前)투약 글루카곤은 갈색세포종에서는 금기이고 당뇨병, insulinoma, I형 당뇨병에서도 피하도록 하며 부틸스코폴라민 브롬화물은 갑상선기능항진증에서도 피하도록 한다.

이제부터라도 안전한 검사에 협력할 수 있으면 좋겠다.

진지한 환자의 드문 이야기?

신장내과의의 조언

소화관내시경 검사 전에는 금식과 설사, 경구장관세정제로 준비를 한다고 생각한다. 드물지 모르지만 이러한 처치를 계기로 급성신장애(acute kidney injury: AKI)가 생길지도 모른다.

탈수로 신혈류가 저하하여 발생하는 「prerenal」 AKI는 응급진료 등에서 만나게 되는 질환이지만, 만성신장병(chronic kidney injury; CKD)에서, 동시에 고령자와 동맥경화가 확실한 환자에서는 신혈류를 유지할 수 있는 혈압의 역치가 높은 쪽으로 shift하여 혈압이 정상범위여도「그 환자에 있어서」낮으면 신혈류가 저하하여 AKI가 발생한다(정상 혈압성 허혈성 AKI)[1].

특히 섭식불량과 이뇨제, RAS inhibitor 사용 등에서는 주의를 요한다. AKI까지는 아니더라도 검사전의 기분불쾌와 저혈압을 호소하는 환자도 있지 않을까 생각한다.

진지한 환자(?)일수록 금식지시를 엄수하여 지정시간보다 이전부터 식사와 물을 삼가고 이뇨제를 평소처럼 복용하였을 지도 모른다.

환자에 따라서는 내시경 검사전 설명시에 "○시 이후는 먹지 말아 주세요" 보다도 "○시까지는 식사(음수)는 섭취하는 것이 좋습니다(섭취하여 주세요)"라는 지도도 있지 않나 생각한다.

복막투석(peritoneal dialysis; PD) 환자는 일본 투석환자의 3%에도 미치지 않는 드문(?) 집단이지만 대장내시경 검사 때에 PD관련 복막염 예방을 목적으로 한 항균제 투여가 추천된다[2]. PD 관련 복막염은 PD 요법을 마무리할 때 일어나는 환자의 위중한 합병증으로 최대한 예방에 노력한다. 나는 대장내시경 검사 예정인 PD 환자에서 항균제를 처방하고 있는데 이해해 주셨으면 한다.

문헌

1) Abuelo JG, Normotensive ischemic acute renal failure. N Engl J Med 357(8):797-805, 2007
2) Li PK, et al. ISPD Peritonitis recommendations: 2016 Update on Prevention and Treatment. Perit Dial Int 36(5):481-508, 2016

Ad
Advice & Message

고작 게실 출혈? 그래도 게실 출혈

방사선과의의 조언

대장 게실 출혈과 IVR(intervention radiology)이라고 들으면 어떤 이미지가 떠오릅니까?

내시경적으로 지혈을 시도하기는 하였으나 보고 나오는데 피바다를 이루고 클립으로는 멎지 않으므로 angio(혈관조영검사) 의뢰하여 지혈하자라는 감으로 합니까?(아니라면 죄송합니다).

실제 혈관조영을 하여 말끔히 지혈되어 곧바로 식사를 하고 조기에 퇴원하는 경우도 있지만 그렇게 잘 되지 않는 경우도 있다. 많은 경우 CT에서 extravasation(혈관외누출)이 보여도 실제 혈관 조영해 보면 extravasation이 없는 경우가 있다. 조금 전까지 쇼크였던 것이 거짓말처럼….

원인 혈관이 spasm(수축)을 일으켜 멎었다고 생각된다.

출혈이 의심되는 부위의 근처까지 카테터를 진입하여 압력을 가하여 조영해 보기도 하고, 잠시 기다렸다가 몇 번 더 조영해 보아도 역시 나타나지 않네…. 침울한 분위기 가운데 시간과 조영제만 헛되이 소비되었다.

그렇다고 해서 하부소화관이므로 의심되는 혈관을 적당히 막을 수도 없다. 특히 보존적으로도 뭔가 되는 병태에서 무리는 금물이다. 꾹 참고 몇 번 더 조영하는 가운데 출혈이 발견되는 경우도 많지만 최종적으로는 확실하지 않은 채 철수하는 경우도 있다.

다만 서투르게 적당히 막으면 장이 괴사하게 돼 버리므로 아무것도 하지 않고 철수하는 편이 낫다고 개인적으로 생각한다. 출혈하고 있는 게실의 바로 옆에 클립을 잡아 두면 그곳으로 향하는 혈관을 잡을 수 있다.

다시 말하지만 게실 출혈의 angio는 간단한 술기라고는 할 수 없다. 전제로 장관 혈관에서의 섬세한 술기가 요구됨은 물론, 꾸불꾸불한 많은 vasa recta(직세동맥)이 복잡하게 겹쳐 있거나 하면 혈관조영의 정확한 판독과 vasa recta에 하나하나 나누어 넣을 수 있을 정도의 술기가 필요하게 된다.

증례에 따라서는 횡행결장 게실 출혈에서 상장간막동맥(SMA)으로부터의 급격한 각도로 반전하는 중결장동맥의 끝이기도 하고, S상결장 게실 출혈에서 하장간막동맥 기시부가 협착되어 있어 카테터가 불안정하기도 하는 등등 술기를 어렵게 하는 여러 가지 요인이 추가되는 경우도 있다.

내시경과 angio, 어느 것을 선택할지는 각 기관에서 증례마다 상의하여 결정하게 된다고 생각하지만 그 때 서로의 「기분」을 알아두면 도움이 되리라 믿는다.

장황하게 적어 보았는데 본 항이 인터벤션 의사와 게실 출혈 의논의 계기가 되면 좋겠다.

대장내시경 검사시 항문부 시진 · 촉진 · 항문 관찰의 권장

대장항문외과의의 조언

Ad
Advice & Message

Table. 1. 기질적 직장항문부 질환

		항문 주위와 항문부	하부직장
항문질환과 그 주변질환		피수(skin tag), 외치핵, 내치핵 열항(항문열상), 비대유두, 항문폴립 항문주위 농양, 치루 만성 습진, 항문부 정맥류	직장주위 농양 직장류, 고위치루 직장점막탈증후군 직장탈, 직장정맥류
염증성 질환		IBD의 항문병변, 농피증, 모소동(루) (pilonidal sinus), 프루니에증후군(fournier's gangrene), 약제관련성 궤양	IBD의 직장병변 직장질루 약제관련성 궤양
감염증		첨규콘딜로마(condyloma accuminata), 편평콘딜로마(condyloma lata), 단순헤르페스, 대상포진, 진균증, 매독, AIDS	아메바성직장염, 클라미디아직장염, AIDS
종양	양성	지방종, 섬유종, GIST, 낭포성질환, 림프종, 평활근종	샘종, 지방종, 과형성폴립, 섬유지방종, GIST, 낭포성 질환
	악성	샘암(직장형, 항문샘 유래) 치루암, 편평상피암, 기저세포암, 류기저세포암, Paget병, Bowen병, 샘편평상피암, 악성흑색종, GIST 내분비 세포암, 전이성 종양, 기타	직장암 Carcinoid 악성 흑색종 GIST 내분비 세포암 전이성 종양

그외 기타; 외상과 이물도

Fig.1. 항문관의 내시경상과 그 부위의 조직상
(a) 항문주위 피부, (b) 치상선 근처 (c) 이행대상피, (d) 직장상피, (e) 중층편평상피, (f) 항문음와와 항문선, (g) 편평상피와 원주상피의 혼재를 보인다. (h) 원주상피. Colonoscopy에서 스콥 삽입 전에 항문주위 시진(視診), 항문관의 촉진(rectal exam), 스콥 삽입시에 항문관의 내시경적 관찰을 충분히 시행하고 기록을 남긴다.

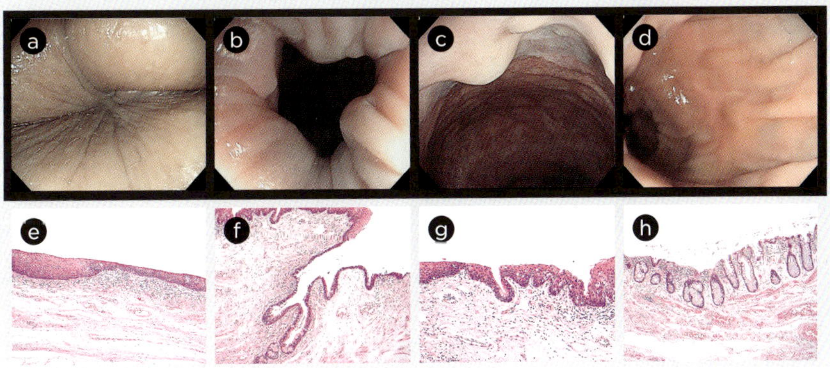

1974년부터 44년간 소화기외과의, 항문외과의 그리고 대장내시경의로 진료를 계속한 경험으로부터 대장내시경 의사에게 지금 전하고 싶은 말이 있다.

- 스콥 삽입 전에 항문을 관찰하는가?
- 항문을 진찰(rectal exam)하는가?
- 스콥을 삽입하면서 항문관을 신중히 관찰하는가?
- 항문부는 다양한 질환(**Table. 1**)이 발생하는 부위임을 의식하고 있는가?

「항문」은 대부분의 환자에 있어서 「가장 보여주고 싶지 않은 부위」 「가능하면 받고 싶지 않은 검사」라는 감정이 강하므로 한 번의 검사로 항문주위, 항문연, 항문관, 직장, 결장, 필요하면 회장말단까지 관찰, 기록, 그리고 필요한 치료가 요구된다.

이 가운데 비교적 경시되기 쉬운 것이 '항문주위, 항문연의 시진' '항문관의 촉진' '항문관의 관찰'이 아니겠는가. 항문관을 관찰할 때는 **Fig.1**처럼 관찰 부위의 조직상을 의식하여 주기 바란다.

더 상세한 것은 2019년 이후에 발매 예정인 『"엉덩이병" 감별진단과 진료 가이드(가제)』 (의학서원)을 봐 주기 바란다.

확대 내시경이 자궁경부암의 조기진단에 도움이 된다?

산부인과의의 조언

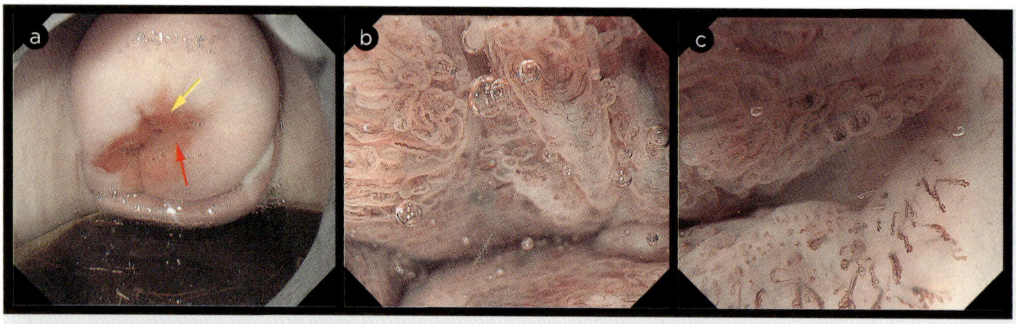

Fig.1a. 자궁경부의 통상 내시경 사진.
Fig.1b. a의 노란 화살표 확대. 이형이 없는 원주상피가 보인다.
Fib. 1c. a의 빨간 화살표 확대(CIN3). 부열게 흐린 상피와 내부에 이상혈관이 보인다. 식도암과 유사한 소견.

발단은 2014년에 카가와대학 소화기내과의 니시야마와 오하라 등이 자궁경부 종양의 원추절제 후 수평단 단부의 국소재발로 부득이하게 추가절제를 받고 내과 통원중인 젊은 여성을 경험하고 "소화관 분야의 진단도구를 이 분야에 응용할 수 없을까"하고 착안하였다.

그것을 계기로 내시경으로 자궁경부 관찰의 유용성을 생각, 윤리위원회의 승인을 얻어 자궁경부암의 NBI 확대 내시경 소견을 모아 colposcopy와 비교하였다.

연성내시경으로 근접 직시(直視)하여 매우 깨끗하게 관찰할 수 있었고, 확대 관찰과 NBI 병용기술을 응용할 수 있는 이점도 있었다.

자궁경부암의 많은 것이 편평상피암으로 소화기내시경 의사가 시행하는 식도암의 진단 경험이 활용된다. 그렇지만 생리주기와 연령에 따른 소견의 변화와 발생의 차이에 의해 다른 부분도 있어 부인과의사와 협력하여 이해를 깊이 할 필요가 있다.

더욱이 이 검사는 종래의 colposcopy와 같은 쇄석위(lithotomy position)가 아닌 대장내시경 검사와 마찬가지로 좌측와위로 시행하는 것이 가능하여 통증도 적고 피검자에서의 침습이 적은 것, 또한 수치심도 경감하여 검사 저항감의 허들을 낮출 수 있어 검진수검율의 향상에도 기여할 수 있지 않을까 생각한다.

현재는 코오치적십자병원, 카가와대학, 오사카국제 암센터의 소화기내과와 산부인과에서 자궁경부암 진단에 대한 확대 내시경검사의 유용성에 대하여 전향적 연구가 수행되고 있다.

공저자
小原英幹(香川大学 消化器内科)
上堂文也(大阪国際がんセンター 消化管内科)
平野浩紀(高知赤十字病院 産婦人科)
金西賢治(香川大学 産婦人科)

찾아보기

Index

한글

— ㄱ —

가는 종방향의 주름 …………… 66
가성췌낭포……………………114
가스콘……… 13, 19, 40, 42, 49
가슴 막히는 느낌 ……………… 67
가이드라인………… 46, 138, 143
가이드와이어… 60, 112, 114, 116
각성………………………………6
간만곡부………………………… 50
갈색세포종……………………144
갑상선기능항진증………………144
거즈……………………………9, 74
검사 빈도 ……………………… 46
검체……………… 74, 76, 78, 104
게실 출혈 … 117, 118, 120, 146
게인……………………………… 37
견학……………………………130
결과설명…………………………6
결찰……………………………118
결찰지혈법……………………118
경계진단………………………… 25
경부식도……………… 18, 20, 22
경부식도암………………… 18, 20
경비…………………………18, 124
경비담관배액…………………… 78
경피적동맥혈산소포화도…………6
고가스트린혈증………………… 71
고무밴드……………………… 9, 118
고정……………………………… 74
고주파 발생장치 ……………… 89
고통…2, 3, 5, 10, 83, 126, 134, 135, 141
곤봉상 유합 ……………… 28, 69
곤봉상 팽대 ……………… 28, 69
공기 새는 것 …………………104
공기………3, 23, 28, 34, 36, 41, 43, 52, 53, 61, 104, 113, 124, 128, 135
공기량……… 12, 28-30, 42, 122
과진정………………………………5
교액……………………… 105, 106
교육……………………… 131, 132
구강내 역류 …………………… 67
구멍……………………………… 44
구토반사……………………………3
국소주사……………… 80, 81, 132
국제 암연구기관 ……………… 21
굴곡… 4, 10, 51, 59, 102, 121, 124
궤양저…………………… 101, 119
그립…………………………………9
근섬유아세포…………………… 84
글루카곤………………… 134, 144
급성신장애……………………145
기관 삽관 …………………………7
기구…8, 11, 17, 60, 67, 85, 87, 103, 106, 109, 127, 130, 132
기도흡인………………………… 17
기이반응………………………141
기포………13, 17, 19, 30, 36, 37
길항제…………………… 6, 141

— ㄴ —

나이프… 83, 88, 91, 93, 96, 97, 99, 109
낭포……………………………114
내분비내과……………………144
내분비세포 미소포집 ………… 71
내시경
—검사 … 2-5, 7, 14, 16, 17, 20, 24, 25, 27, 34, 45, 46, 48-50, 67, 76, 81, 144, 145
—처치 …… 58, 86, 132, 142
—선단부 ……………… 11, 93
—single-balloon enteroscope 59, 92
내시경적근층절개술…………… 66
내시경적 유두괄약근절개술 …110
내시경치료…………… 74, 75, 127
—적응병변 ………………… 45
노출 혈관 ……………… 117, 119
누공……………………………66, 114
눈썹반사……………………………6

— ㄷ —

다발성내분비종양증 1형 ……… 71
단절 ………………… 29, 62, 67
단축법…………………………… 52
담관……… 58, 62, 78, 109, 113, 115, 116
—찰과 brush세포진………… 78
—삽관 ……………………110
—멀티스텐팅 ……………116
담도배액술……………………116
담도 협착 ……………………… 60
담도확장용 벌룬 ………………114
담즙 세포진 …………………… 78
담즙흡인 세포진 ……………… 78
당뇨병…………………………144
대동맥폐동맥창………………… 63
대만… 3, 7, 23, 28, 34, 43, 70, 71, 92
대물렌즈………………………… 94
「大」자 ………………………… 48
대장
—EMR … 45, 49, 81, 82, 85, 87, 101, 105-107, 111, 118
—ESD…… 13, 87, 91, 96, 99, 100, 102, 103
—확대 내시경 …… 14, 56, 57, 108, 148
—암 ……… 12, 46, 108, 134

—선종 46
—내시경 134
—내시경 검사 46, 48-50, 108, 147
—내시경 삽입 51-53, 55, 134
—폴립 107
더러움 17
두경부암 21
디아제팜 6, 141

— ㄹ —

라벤다색 38
루골 22, 97
루틴검사 13
루프 51, 52, 54, 55
링실 102

— ㅁ —

마우스피스 2, 15
마취 52, 131, 132, 140, 142
마취과 132, 142
마킹 11, 36, 37, 77, 85, 94, 97, 98
만성신장병 145
말로리바이스증후군 26
멀티스텐팅 116
메인트넌스 37
목 위화감(이물감) 20
목젖 3
무진정 3
물방울 부착 13
미국 132
미끌미끌 9
미다졸람 6, 141
미만성발적 38
미만성 식도경련 66
미분화형암 23, 24, 68, 133
미소위암 77

— ㅂ —

바이오마커(biomarker) 검색 76
박리 87-89, 99-101, 127
박리 라인 88, 100
반시계 19, 58
반전관찰 30
반전조작 72
발거 20, 115, 118
발적함요 24, 70
방사선과 146
배 8, 61, 87, 92
백색광 관찰 28, 29, 38
백색편평융기 24
밴드결찰술 120
벌룬 109, 114, 128
범위진단 33, 35, 36, 77, 108
벤조디아제핀 141
벽변형 69
벽의 경화 69
병리검사 의뢰서 139
병리소견 138
병리의 138, 139
병리조직상 44
병리진단 72, 139
보조 123
복막투석 145
복부식도 20
복부압박근접법 92
봉합 107, 122, 127
부신부전 144
부틸스코폴라민 브롬화물 144
분문부 30, 31
분화형암 24
브리핑 131
비대유두 147
비만곡 49, 50
비유두부 십이지장종양 111
비틀림 39, 58, 121, 126

— ㅅ —

산부인과 148
살포튜브 22, 34, 36
3단계법 121
삽입 2, 3, 10, 14, 17-19, 26, 31, 47-55, 59, 81, 88, 95, 100, 108, 110, 114, 118, 120, 124, 134, 135, 147
상부 소화관내시경 검사 2-4, 7, 10, 16, 19, 20, 24, 25, 27, 45, 133
상부용 스콥 12, 111
상환가격표 109
색소관찰 34, 35, 40
색소내시경 21, 33, 40, 45
색조 변화 27, 32
샘개구부 44
생검 45, 70, 72, 77, 85, 95, 107, 119, 139
생검반흔 77
생리식염수 41, 42, 49, 78, 97
선단 attachment 96
선단벌룬법 124
선단세경형 99, 100
선단투명후드 117
선단후드 57, 120
섭식불량 145
세정 19, 47, 49
세포진 78
셀릭수기 7
소장심부 124
손 사이즈 85, 86
송수기능 42, 91, 97, 117
송수버튼 17, 104
쇄석술 109
수축 7, 84, 146
순환기내과 143
술자 관찰 130
술후재건장관 59
쉰목소리 20
스네어선단자입법 106
스마트슈터® 8
스콥 고정법 15
스크리닝 19, 26, 88, 93
스테로이드 83, 84, 144
스텐트 115, 116
슬라이딩 튜브 59
삽입시간 135
시야 8, 11, 13, 15-17, 30-32, 47, 51, 52, 57, 61, 87, 89, 91, 94, 98-100, 102, 117, 118, 120
시야불량 117
식도 2, 4, 10, 17, 18, 20, 22, 29
—ESD 83, 84, 97, 98, 100
—아칼라지아 66, 67

—위접합부암 ·················· 24
—암 ··· 18, 20, 21, 133, 148
—세정 ·························· 19
—내압검사기기 ··············· 67
—표재암 ··········· 18, 21, 68
—벽 ····························· 66
신경과·······························140
신경질환····························140
신장내과····························145
신전성······························· 24
심달도 진단 ··········· 32, 68, 69
심박동·························· 15, 43
심호흡·································3
십이지장··· 26, 45, 58, 109, 111, 124
—수평각 ·······················124
—표면형종양 ················· 45

— ㅇ —

아세트알데히드···················· 21
아세트알데히드 탈수소효소2··· 21
안전······ 13, 26, 61, 63, 73, 99, 111, 131, 141, 144
알코올······························· 21
압박·····································7
앙와위················· 3, 23, 48, 54
앵글··· 9, 10, 16, 19, 31, 50, 56-58, 60, 61, 85-88, 93, 94, 96, 106, 110, 121, 126, 135
앵글락···················· 16, 56, 58
약지··········· 2, 16, 85, 88, 135
엄지 2, 16, 73, 85, 88, 112, 135
역류방지·······························7
역류성 식도염 ···················· 20
역류증상···························· 20
연동··················· 3, 10, 15, 25
연성내시경························· 39
연축································· 66
연하곤란감························· 20
염색얼룩···························· 22
오렌지색···························· 38
오른발························ 89, 90
오른손···2, 8-10, 39, 60, 61, 85, 89, 93, 104, 112
오른손 검지 ·························2
오염···························13, 118
왼발··························· 89, 90
왼손 2, 8-10, 16, 39, 73, 85-89, 93, 112
왼손목··································8
요오드······················ 20-22, 97
요오드 불염대 ···················· 21
용종········ 57, 77, 104, 107, 108
우발증··········· 12, 118, 120, 126
우측와위··························· 51
운동기능장애······················ 66
워터젯········ 17, 41, 47, 53, 83
위각 전후벽 ······················· 31
위루조설···························140
위암···23-25, 27, 35, 36, 38, 40, 42, 68-70, 75-77, 119, 133
위저선점막···················· 38, 71
위전정부······ 3, 8, 24-26, 31, 34
위점막도··························· 20
위체부 후벽 ······················· 30
위축성위염························ 24
유두······················58, 60, 110
유문선영역························ 24
유잔···························· 49, 55
유치스네어················ 118, 120
윤상연골······························7
윤상후부··························· 18
윤속단계··························· 99
음주································2, 21
응고································· 89
응급···································7
응급내시경··········· 26, 101, 123
의사소통···························140
이뇨제······························145
이미지트레이닝········ 28, 95, 127
이비인후과························· 20
이상와······························ 18
이상함요··························· 18
인두·············· 2, 3, 10, 17, 18
—위화감 ······················· 20
—암 ····························· 18
—반사 ························2, 18
—벽 ······························3
인디고칼민··· 14, 24, 25, 32-36, 40, 49
인슐린······························144
인지장애···························140

— ㅈ —

자궁경부암························148
잔사······················ 26, 40, 66
장간막유잔증례···················· 55
장관세정제···················47, 145
장상피화생··················· 38, 70
저격생검················ 72, 85, 95
전처치·············· 14, 47, 49, 117
절개································· 89
절개라인··························· 98
점막점묵법························· 49
점막하종양양 융기 ·············· 69
점보겸자···························108
점액 17, 19, 29, 30, 33, 35, 36, 40, 42, 74
정맥류··························26, 118
정보공유···························131
정신과······························141
제균 후 발견한 위암·············· 38
조기 위암 ··· 25, 27, 35, 36, 38, 42, 68-70, 133
좌앵글························· 30, 31
좌위································· 91
좌이상함요···························4
좌측와위······ 4, 19, 22, 23, 52, 129, 148
주름집중··························· 69
주사기··· 13, 17, 19, 22, 32, 34, 36, 41, 47, 49, 53, 104, 113, 124
주파수······························ 37
지도상 발적 ······················ 38
지지점·············· 15, 61, 89, 106
지진·································147
지혈···11, 72, 89, 101, 107, 118-120, 123, 127, 129, 146
지혈클립···························123
직달법······························120
직장S상 ······················ 12, 50
직장항문각························103
진정················· 5, 6, 141, 142
진정스케일···························5

진행암 23, 69, 76

— ㅊ —

책상혈관의 단절 67
천공 59, 66, 96, 106, 118, 120, 122, 126, 127
천자 61-63, 80-83, 114
천자 루트 63
체위 변환 3, 23
초산 35, 36
초음파내시경 28, 61, 114, 128
초음파내시경하 cyst drainage(EUS-CD) 114
초음파내시경하천자술 61
촬영 28, 29, 31, 40, 42, 43, 56, 75, 77, 129, 133
축 89, 90, 129
축유지 54, 55, 135
출혈 12, 17, 26, 27, 32, 40, 41, 43, 47, 57, 101, 102, 107, 117-120, 122, 127
—위험 관리 143
출혈예방 102
출혈점 101, 119, 120
췌관 62
췌관 협착 60
췌두십이지장절제증례 59
췌장 종양 62
치료술기 97, 107, 127
침수법 41-43, 52, 53
침투압 47

— ㅋ —

커뮤니케이션 5
코르크판 74
콘트라스트 37
크랭크법 63
클리너 13
클리핑 120, 121
클립 102, 107, 119-123, 146

— ㅌ —

탈기 28, 29, 34, 50, 52, 53, 73, 92, 96, 102, 122
탈기수 49
텐션 59
토크 51, 52, 54, 58-61, 88, 91, 96, 112, 126, 135
토혈 26
통상관찰 10, 11, 30, 31, 35, 40, 42, 57, 68
통전(通電) dilator 114
퇴색함요 24
투명캡 118
투명후드 99, 100, 117
트레이닝 16, 28, 87, 88, 95, 114, 115, 127, 129
트림 7, 24
팀의료추진 131

— ㅍ —

페달 83, 89
페치딘 6
페퍼민트오일 25
펜타조신 6
표본 45, 75, 77, 78, 103
푸시 8, 30, 50, 51, 54, 92, 109, 115
프로나제 42, 43
프로브 37
플라스틱 스텐트 115, 116
플루니토라제팜 141
플루마제닐 6
피브린 40
피열후두개주름 18
피오크나틴 75

— ㅎ —

하부담관암 78
하부소화관내시경 47, 81, 84, 135
하부식도괄약부 67
하인두후벽 18
하지의 혈류장애 48
할로페리돌 141
함요내 융기 69
항문 103, 147
항문 관찰 147
항문괄약근 103
항응고제 143
항혈소판제 143
항혈전제 140, 143
헤파린 143
혈관 63
혈관외누출 146
혈관조영검사 146
혈괴 101, 107, 117
혈전색전증의 예방 143
협착 60, 62, 78, 83, 84, 112, 146
협착예방 83, 84
호흡부전 140
호흡성변동 43, 72, 96
호흡억제 6, 141
홈 44
확대 관찰 15-17, 25, 32, 35, 36, 40, 43, 44, 57, 108, 148
확대 내시경 14, 15, 28, 32, 39-44, 56, 57, 70, 108, 148
황색조, 위암 27, 77
황색함요 24
회수 78, 102-104
회수네트 101
횡행결장 50, 54, 146
후두 18
후드 11, 13, 32, 41, 43, 52, 57, 67, 99-101, 117, 120
흉부 상부식도 20
흉부 중부식도 20
흉부 하부식도 20
흉통 67
흑색토혈 26
흑색변 26
흡연 2
흡인 3, 19, 22, 34, 36, 41-43, 61, 78, 103, 118
—압 104
—회수 104

영문

—A—

advanced neoplasia ··· 46
Advanix™ J ··· 114
AKI(acute kidney injury) ··· 145
aldehyde dehydrogenase-2 ··· 21
ALDH2 ··· 21
Alligator forcep ··· 101
angio ··· 146
anterior balloon method ··· 124
AP window ··· 63
A형위염 ··· 71

—B—

balloon catheter ··· 113
balloon ··· 113
biomarker 검색 ··· 76
black hood ··· 42, 43, 52
blade ··· 109
BLI ··· 15, 32, 57
brush 세정 ··· 78

—C—

cannula ··· 58, 109
CKD(chronic kidney disease) 145
Cleash® ··· 13
CleverCut3V™ ··· 109
cold polypectomy ··· 108
cold snare polypectomy ··· 49, 101, 107, 111
colposcopy ··· 148
corona appearance ··· 67
countertraction ··· 102
crystal violet ··· 14, 32, 57
γ-loop ··· 54

—D—

demarcation line ··· 40, 42, 70
DOAC(direct oral anticoagulants) ··· 143
Double lumen catheter ··· 114
Double-pigtail stent ··· 114
dumbbell stent ··· 114

—E—

EBL ··· 118
Elastic touch, slit and hole type M(long) ··· 11
EMR ··· 45, 49, 81, 82, 85, 87, 101, 105-108, 111, 118
ENBD ··· 78
endocrine cell micronest ··· 71
endoscopic band ligation ··· 118, 120
endoscopic biliary stent ··· 60
endoscopic detachable snare ligation ··· 118, 120
endoscopic sphincterotomy ··· 110
ERCP ··· 5, 58-60, 112, 115
ES Dilator ··· 114
ESD ··· 5, 9, 13-15, 36, 45, 48, 55, 61, 67, 71, 75, 77, 81, 83, -85, 87-89, 81-93, 95-103, 106, 119, 127, 128, 131, 132
ESD 후 출혈 ··· 101
EST ··· 109, 110
EUS ··· 37, 43, 94
EUS-CD ··· 114
EUS-FNA ··· 61-63
expandable metallic stent ··· 60
extravasation ··· 146

—F—

field cancerization ··· 21
foot switch ··· 91
full zoom ··· 42, 43, 119

—G—

Gastropedia ··· iii
groove ··· 44
Group 1 발암물질 ··· 21

—H—

H. pylori ··· 38
halation ··· 29
hybrid ESD ··· 106
hydrocortisol® ··· 144

—I—

IARC ··· 21
IEE ··· 33
ileus ··· 124
—tube ··· 124
inlet patch ··· 20
insulinoma ··· 144
International Agency for Research on Cancer ··· 21
IVR ··· 146

—J—

JNET 분류 ··· 108
J턴 ··· 30, 31

—L—

LCI(linked color imaging) ··· 38
left turn shortening ··· 55
LES(lower esophageal sphincter) ··· 7, 67
LST(laterally spreading tumor) 82
L-methol 제제 ··· 25

—M—

MCDL(multiple convex demarcation line) ··· 70
MEN1 ··· 71
MESDA-G ··· 70
Mini-probe ··· 94
mucosal defect ··· 122
multi-bending scope ··· 92
myofibroblast ··· 84

—N—

NBI ··· 2, 14-16, 18, 25, 29, 32, 36, 41-43, 57, 75, 148
Niflec® ··· 118
NT tube(non-traumatic tube) ··· 12, 56, 57

—O—

OFP-2 ··· 49

–P–

Papanicolaou 염색상 ············ 78
paradoxical reaction ············141
PD ···································145
PEG··································· 92
peritoneal dialysis··················145
PET 시술 ·························· 92
pit ···························· 44, 57
pit pattern 진단······················108
plastic stent ·························115
POEM(per-oral endoscopic myotomy) ················· 66, 67
precut································· 96
precutting EMR ······················106
pyoktanin tube ······················ 12

–R–

RAS inhibitor·························145
RASS ···································5
rectal exam ·························147
retrieval balloon ·················109
Rindi 분류 ························· 71
Roux-en-Y 재건 ················· 59

–S–

Scirrhous cancer ················· 24
SD junction ················· 53, 54
SD굴곡부 ·························· 50
Sellick's maneuver ··················7
sheath············ 73, 80, 102, 112, 119, 121
short needle knife ·············· 87
single balloon endoscopy ······ 59
sliding tube ······················· 59
SM 침윤암 ························· 68
snare ········· 101, 105, 107, 108, 111, 118
sniffing position ······················4
spasm ································146
SpO2 ···································6
ST hood ······················99, 100
ST short hood ····················· 67
Stonetome™ ·······················109
S상 결장 ·························51-53

–T–

T1a ··································· 69
TED법·································103
Tip-in EMR····························106
TP53 암억제유전자 ·············· 21
trouble shooting ···················127
two-fingers method ··· 8, 56, 85-87

–U–

UL ···································· 69
underwater EMR ····················111
U턴 ··································· 30

–V–

villi 모양···························· 44
VS classification system ········· 42

–W · Z–

water-jet ······················83, 118
ZEOCLIP® ····························121

기타

0–I ··························· 68, 69
0–IIa ································ 69
0–IIb ································ 69
0–IIc ································ 69
0–III ································ 68
180(one-eighty)method ·········113